Specialized N
of Cardiovascular

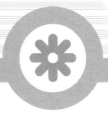

湖南省专科护理领域岗位规范化培训教材

心血管内科
专科护理

—— 韩辉武 赖娟 闫城 李芳 主编 ——

化学工业出版社

·北京·

内 容 简 介

本书紧密结合心血管内科专科护士培训大纲，以新近的医学、护理本科生教材及相关科研文献作为依据，重点介绍心血管病流行病学，心血管系统解剖与生理，心血管病护理评估，基础心电图，心血管病常见症状体征及护理，心血管常用药物，心血管内科常用护理技术，高血压等 12 类心血管常见疾病的定义、流行病学、病理解剖与生理、临床表现、治疗原则、护理诊断和护理要点，冠状动脉介入术等 24 种诊疗技术与护理，急性心力衰竭等 12 种危急症的判断与救治，以及心脏康复、教学科研等内容。本书力求符合心血管内科专科护士的知识结构和储备以及学习与接受能力。本书图文并茂，贴近临床实际，适用于心血管内科专科护士阅读参考。

图书在版编目（CIP）数据

心血管内科专科护理/韩辉武等主编 . —北京：化学工业出版社，2022.11

ISBN 978-7-122-42058-9

Ⅰ.①心…　Ⅱ.①韩…　Ⅲ.①心脏血管疾病-护理

Ⅳ.①R473.5

中国版本图书馆 CIP 数据核字（2022）第 154988 号

责任编辑：戴小玲　　　　　　　　　　　文字编辑：赵爱萍
责任校对：杜杏然　　　　　　　　　　　装帧设计：史利平

出版发行：化学工业出版社（北京市东城区青年湖南街 13 号　邮政编码 100011）
印　　装：三河市延风印装有限公司
710mm×1000mm　1/16　印张 25¾　字数 513 千字　　2022 年 9 月北京第 1 版第 1 次印刷

购书咨询：010-64518888　　　　　　　　售后服务：010-64518899
网　　址：http://www.cip.com.cn
凡购买本书，如有缺损质量问题，本社销售中心负责调换。

定　　价：99.80 元

编写人员名单

顾　问　莫　龙　钱招昕

主　编　韩辉武　赖　娟　闫　城　李　芳

副主编　陈　冲　李　幸　戴薇薇　周　诗

编　者　（排名不分前后）

李高叶　王　伟　刘　宇　覃　艳　曹立芳　郑　凤

陈华丽　王艳红　田艳珍　刘艳琼　文　娟　陈　冲

蔡　琼　陈庆娥　陈迎春　戴薇薇　段文医　代　玉

韩辉武　胡硕婷　黄　晓　贺　艳　李　芳　刘慧君

赖　娟　李　丽　李　幸　田慧霞　申　璐　王丹琦

万　咏　许　浸　闫　城　颜斯洁　张　芳　邹　蕾

周　诗　张　彦　张自力

主　审　岳丽青　邓桂元

序

我国已进入老龄化社会，人口老龄化使国内心血管疾病患病人数不断增加，呈现出"高患病率""高致残率""高病死率"等特点。《中国心血管健康与疾病报告 2020》显示在我国城乡居民总死亡原因中，排在首位的是"心血管病死亡"。由此看来，心血管病已成为国家重大公共卫生问题，心血管疾病的防治任重道远。

随着医疗水平的提高，心血管疾病的防治已经从单一学科向多学科协作发展，逐步形成集内科、外科、介入于一体的集束化治疗、护理模式，给护理专业发展带来了机遇与挑战，心血管专科护理必须走专业化发展道路。心血管专科护士的培养不但要以医学与护理学为基础，还要结合临床实践，建立专科护理理论与技术体系，为患者提供专业化的护理服务和指导，提升护理质量，并承担起护理者、决策者、教育者等多重角色，成为专科护理人才。

中南大学湘雅医院于 2013 年经过认证成为湖南省心脏专科护士培训基地，拥有丰富的临床培训经验。本书由中南大学湘雅医院心血管内科护理专家主编，根据国内外最新循证医学资料与疾病诊疗护理指南，结合临床实践经验编写而成，涵盖知识面广，指导性强，突出心血管专科护理特色，是心血管专科护理人员工作的指导工具书。此书将有助于我国培养更多的专科护士，对于提高护理专业能力、提升专科影响力具有重要的指导意义。

中南大学湘雅三医院护理学教授
湖南省护理学会心血管专业委员会主任委员
中华护理学会心血管专业委员会副主任委员
2022 年 6 月

前·言

当前，医学发展日新月异，随着互联网信息技术和医学不断专科化的发展，临床护理专业人员的角色定位和岗位能力需同步发展，而这种发展需要通过专业教育、专业经验与专业团体的共同运作，结合最新发展的理念，使从事临床工作的护理人员获得应有的专业知识和技能，以适应专业服务的需求。为此，必须重视护理专业人员的在职继续教育。自"十一五"期间开始，卫生部已明确提出"分步骤在重点临床专科护理领域开展专业护士培训，培养一批临床专业化护理骨干，建立和完善以岗位需求为导向的护理人才培养模式，提高护士队伍专业技术水平"。中华护理学会"十四五"规划中也提出需加大专科护士培养力度。

心血管内科专业护理人员同样迫切需要大力发展在职继续教育和专科护士培养，但由中南大学湘雅医院牵头编写，曾作为心血管内科护理人员继续教育培训教材的《实用专科护士丛书·心血管内科分册》已有18年，虽近年来也先后又编写了一些相关教材，但均无法满足心血管内科临床发展和护理专业发展的需求。因此，迫切需要编写与之相适应的专科护理培训教材。本书以新近的医学、护理本科生教材及相关科研文献作为依据，参考《实用专科护士丛书·心血管内科分册》《实用心脏病学》第5版、"十三五"规划教材《内科护理学》第6版和《健康评估》第4版等教材，引进了最新护理理论，尤其是与心血管科有关的护理理论，同时融入了全体编者丰富的临床护理经验与体会，力求做到理论指导有针对性，实践指导有可行性，案例指导有可操作性。并新增引入了科研创新和循证等相关内容，旨在引导心血管内科的专科护理人员在临床、教学和科研能力上齐头并进，以适应现代护理专业化发展的需要，激发心血管内科护理人员的不断创新和发展，推动护理学科不断发展壮大。

全书共6篇42章，内容丰富、涉及面广。第一篇为基础知识，共7章，重点介绍了心血管病流行病学、解剖与生理、护理评估、基础心电图、常见症状体征及护理、常用药物、常用护理技术等方面的基础知识，使心血管内科护理人员能较全面地掌握心血管系统知识。第二篇为疾病护理，共12章，详细介绍了心血管内科各种疾病的护理，并依照从护理评估—治疗原则—常见护理诊断—护理要点的顺序进行叙述，集基础与临床于一体，力求做到全面而精要，突出重点与难点，使读者不但知其然，并能知其所以然。第三篇为诊疗技术，共8章，着重从各类介入诊疗技术及有创检查技术的治疗与护理方面做了重点介绍，为心血管内科护理人员做好介入诊疗患者的围手术期护理提供指引。第四篇为危急重症，共 11 章，主要介绍了心血管内科护理人员会遇到的危急重症的判断和救治方法，为培养专科护理人员的急救能力提供参考。第五篇为心脏康复，共 2 章，随着康复医学的发展，护理人员在康复中扮演着不可或缺的角色，因此本书就心脏康复及延续护理设置了独立的篇章，重点阐述了作为心血管内科护理人员应掌握的心脏康复的概述、适应证、康复评定技术及康复实践方案等，为如何做好心脏康复和延续护理提供依据。第六篇为教学科研，共 2 章，包括护理查房、护理疑难病例讨论、循证护理、护理论文撰写。本书适合心血管内科专科护士阅读参考。

本书在编写过程中，借鉴了诸多心血管专科及危急重症相关临床书籍与资料文献，在此表示衷心的感谢。由于编写人员均为临床一线工作人员，编写时间仓促，难免有疏漏之处，恳请广大读者见谅，并给予批评指正，以更好地总结经验。

本著作的出版得到国家社科基金（19BSH076）、国家老年疾病临床医学研究中心（湘雅医院）专项基金资助（2021LNJJ22）、湖南省自然科学基金（2021JJ70143）、湖南省自然科学基金（2021JJ70140）、湖南省保健专项基金科研课题（B2021-01）中南大学湘雅医院管理研究基金（2019GL05）、中南大学湘雅医院管理研究基金（2019GL09）的支持，在此表示感谢。

韩辉武　赖娟　闫城　李芳

2022 年 6 月

目·录

第一篇　基础知识

第二篇　疾病护理

第三篇　诊疗技术

第四篇 危急重症

第五篇 心脏康复

第六篇　教学科研

参考文献 ———————————————————————

第一篇

▶▶

基础知识

第一章 ▶▶ 心血管病流行病学

一、流行概述

根据 Framingham 心脏研究的定义，心血管疾病（CVD）包括冠心病（CAD）（冠心病猝死、心肌梗死、心绞痛、冠状动脉供血不足）、脑血管病（缺血性脑卒中、出血性脑卒中、短暂性脑缺血）、外周动脉疾病（间歇性跛行）和心力衰竭等。而国际疾病分类第 10 版（ICD-10）中将心血管病编码为 I00-I99，包括急性风湿热、慢性风湿性心脏病、高血压、缺血性心脏病、肺源性心脏病、脑血管病以及其他循环系统疾病。

心血管病通常起病较隐蔽，发生、发展过程较长，早期无任何症状，患者常在出现较严重的症状时才会去医院就诊，甚至发生心脏性猝死或者来不及就医，心血管病的发生率和患病率较难统计准确。心血管病死亡率是一个较明确、客观和反映严重心血管事件的指标，国家和地区通常会有较完整的或相对准确的登记系统和ICD 编码分类，因此，医学专家建议用心血管病的死亡率来描述比较不同人群间心血管病的分布情况和流行病现状。

目前，心血管病是大多数国家 45 岁以上男性的第 1 位死亡原因，在女性中仅次于恶性肿瘤的第 2 位死亡原因。与 10 年前相比，近 10 年全球心血管病的发生率急剧上升，心血管病患者从 2.71 亿例增加到 5.23 亿例；心血管病死亡患者从 1210 万例增加到 1860 万例；健康寿命损失年（YLDs）从 1770 万增加到 3440 万。在高收入国家和部分中等收入国家，心血管病所造成的支出已经成为疾病负担第 1 位，低收入国家这个比例也在急剧上升。据世界卫生组织（WHO）预计，到 2030 年，全球每年死于心血管病的人数将达到 2330 万人。

（一）地区分布

心血管病的分布具有一定的地区性，不同国家与地区心血管病死亡率存在差异，非洲、美洲、东南亚、欧洲、东地中海区域、西太平洋地区心血管病与糖尿病总死亡率在总死亡率占比依次为 22.3%、31.8%、32.6%、38.0%、39.0%、33.8%。按照经济收入不同划分，低收入、较低中等收入、较高中等收入、高收入国家与地区呈现"U"形分别，死亡率占比依次为 27.7％、33.8％、36.6％、27.7％。

同样，《2019 中国卫生健康统计年鉴》显示，2018 年心血管病也是我国人群的首位死亡原因，高于肿瘤及其他疾病。根据最新发布的《中国心血管健康与疾病报告 2020》，我国心血管病现患人数大约有 3.30 亿，其中脑卒中现患人数有 1300 万，冠心病为 1139 万，肺源性心脏病为 500 万，心力衰竭为 890 万，房颤为 487 万，风湿性心脏病（风心病）为 250 万，先天性心脏病为 200 万，下肢动脉疾病为 4530 万，高血压为 2.45 亿。我国不同地区间高血压、冠心病事件、脑卒中的发生率和死亡率呈北高南低趋势。农村心血管病死亡率从 2009 年起超过并持续高于城市水平（图 1-1），农村、城市心血管病分别占死因的 46.66％和 43.81％。

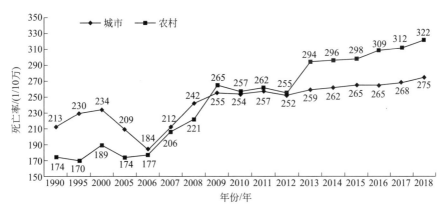

图 1-1　1990—2018 年中国城乡居民心血管病死亡率变化

（二）人群分布

在不同年龄、性别和种族间心血管病呈现出明显的差异。无论是发生率、患病率还是死亡率，人群心血管病总体趋势均随年龄增长而上升。性别差异因疾病种类和年龄而不同，一般而言，女性心血管病的死亡率相对较低，但随着年龄的增长性别间差异逐渐减小。心血管病与种族有一定的关系，如非裔美国人的心血管病死亡率明显高于白种人，种族差异反映了不同人群遗传背景、生活方式与心血管病危险因素暴露水平的差异。

二、危险因素

迄今，已知的心血管病的危险因素有近 300 种，其中最主要的有十几种。这些危险因素可归为两大类：遗传因素和环境因素，前者主要有年龄、性别和家族遗传史等，这些因素是不可改变的，又名不可改变的危险因素；后者主要有高血压、糖尿病、血脂异常、吸烟、饮酒、缺少运动、不平衡饮食（常导致超重、肥胖和血脂异常等）及精神压力等，这些因素和生活方式密切相关并且是可以改变的，又名可改变的危险因素。从我国可改变的危险因素及其在不同地区的分布差异所示，其中东北和华北地区最高，华南地区最低，非常巧合的是与我国心血管病北高南低的流行趋势相一致。

（一）不可改变的危险因素

1. 年龄

年龄增长是公认的心血管病的独立危险因素，不管是发病率、患病率还是死亡率，心血管病总体趋势均随年龄增加而升高。据美国心脏协会（AHA）的心脏病与脑卒中统计报告显示，美国有三分之一以上的成人患有 1 种或以上心血管病，且其中一半以上患者年龄≥65 岁。2010—2020 年间我国增加的心血管病患者中，＞50％可归因于老龄化和人口增长。

2. 性别

男性较女性更可能在年轻时发生心脏事件，男性患心脏病的风险明显高于绝经前的女性。随着年龄的增长，绝经期的到来，女性患冠心病的发病率明显升高。55岁以后，患冠心病的风险在男性和女性中都有相似的增长。

3. 遗传

直系亲属中有家族史者，其发生心血管病风险增加，即当双亲有一方有早发心血管病史，子女比无家族史个体患 CVD 的风险显著增加。心血管病中有至少 308 种罕见疾病，其中 2/3 已经找到致病基因。遗传变异和基因多态性是冠心病的重要发病因素，家族性高胆固醇血症（FH）是一种常见遗传性脂代谢异常疾病，也是冠心病的独立危险因素。

4. 种族

心血管病与种族有一定的关系，非洲人发生心血管病的风险高于其他种族。非裔美国人的心血管病死亡率明显高于白种人，美国白种人男性心血管病死亡率为281.4/10 万，而非裔美国男性为 387.0/10 万。

（二）可改变的危险因素

1. 高血压

高血压是导致我国居民心血管病发病和死亡增加的首要且可改变的危险因素，导致约 50％的心血管病发病和 20％的心血管病死亡。高血压病是最常见的心血管病，也是脑卒中、心肌梗死、心力衰竭及慢性肾病的主要危险因素。血压水平与心血管病及其并发症的发生危险呈剂量反应关系。

2. 糖代谢异常

糖代谢异常可分 3 个阶段：①高危人群阶段；②血糖增高阶段，即糖尿病前期；③临床糖尿病阶段。美国 Framingham 研究表明，糖尿病或糖耐量异常是心血管病事件的独立危险因素，即使血糖水平控制良好，糖尿病患者的心脏病和脑卒中的风险还是增高。如果血糖没有控制好，则风险更高。至少有 65％的糖尿病患者会死于某种心脏病或血管疾病，且其影响女性危险大于男性。

3. 血脂异常

血脂异常是指血液中脂类代谢的异常，主要包括血清总胆固醇（TC）水平过高、血清低密度脂蛋白胆固醇（LDL-C）水平过高、血清三酰甘油（TG）水平过高及血清高密度脂蛋白胆固醇（HDL-C）水平过低。血脂异常与动脉粥样硬化性心血管病呈正连续等级相关，与高血压、吸烟等其他危险因素同时存在时有协同致病作用。

4. 超重或肥胖

国际上通常使用体重指数（BMI）和腰臀比（WHR）进行肥胖的判定，参考WHO的标准：成人BMI在 $24.0 \sim 29.9 kg/m^2$ 为超重，$\geqslant 30.0 kg/m^2$ 为肥胖；成年男性 WHR $\geqslant 0.9$ 及女性 $\geqslant 0.85$ 为肥胖。超重或肥胖，尤其是向心性腹部肥胖，是心血管病的重要危险因素。BMI增加可导致所有心血管病危险因素升高，包括高血压、糖耐量异常、胰岛素抵抗、高血清三酰甘油、HDL-C降低、高血尿酸和血浆纤维蛋白原增高。超重和肥胖与心血管病危险呈正的、等级相关，在我国人群体重指数远较西方低的情况下，体重指数与心血管病发病危险以及与其他危险因素水平及其聚集性仍呈剂量反应关系。

5. 代谢综合征（MS）

MS是一组复杂的代谢紊乱综合征，是导致糖尿病和心脑血管疾病的危险因素，由遗传和环境因素共同作用所引起，包括向心性肥胖、血脂异常、高血压、胰岛素抵抗与高胰岛素血症和葡萄糖不耐受，其中内脏型肥胖、糖耐量异常、血脂异常、高血压这四个指标是组成MS的重要成分，也是公认的心血管病的危险因素，概括为"死亡四重奏"。

6. 大气和室内空气污染

空气污染物分为颗粒物（PM）和气态污染物（氮氧化物、二氧化硫、一氧化碳和臭氧等）。空气污染是损害心血管健康的首要环境危险因素，也是排名第四的致死性危险因素。环境因素能够显著地影响人体心血管健康，污染物和化学物质能增加CVD的患病风险，空气污染物水平的增加与心血管病的发病率和死亡率呈正相关。很多研究发现PM2.5能够促进冠心病（CAD）、高血压、心力衰竭（HF）、心律失常的发展，还对其预后产生不良影响。

7. 吸烟和二手烟

吸烟是心血管病的主要危险因素之一，而被动吸二手烟也会增加患心血管病的危险。吸烟的危害是低剂量、长期持续的慢性化学物质累积中毒过程，往往是在开始吸烟以后十几年或几十年后才表现出来。吸烟与心血管病发病和死亡有明显的剂量反应关系，全球烟草（包括吸烟、二手烟和咀嚼烟草）导致871万人死亡，其中36.7%死于心血管病，伤残调整生命年为2.3亿。《中国吸烟危害健康报告2020》中有充分证据说明，吸烟可以导致动脉粥样硬化、冠心病、脑卒中、高血压、糖尿病及外周血管疾病等。

8. 不健康膳食

饮食风险是指 15 类食物摄入不利作用的总和，其中 10 类食物（水果、蔬菜、豆类、全谷物、坚果和种子、乳类、植物纤维、钙、海鲜中的 omega-3 脂肪酸、多不饱和脂肪酸）摄入不足有害，5 类食物（红肉、肉制品、加糖饮料、反式脂肪酸、钠盐）摄入过多有害。不健康的饮食不但引起高血压、高血脂、肥胖等疾病，而且增加了 CVD 的发病风险，其中高盐、高脂、高糖以及机体摄入量与消耗量不平衡等是主要的原因。

9. 身体活动不足

身体活动不足是指每周＜3000～4500 代谢当量（METs）。身体活动不足是缺血性心脏病、脑卒中、糖尿病、乳腺癌、结肠癌和其他多种非传染性疾病的重要危险因素。中国慢性病前瞻性研究中指出总身体活动量与心血管死亡呈显著负相关。与活动量最低组（≤9.1MET·h/d）相比，最高 5 分位组（≥33.8MET·h/d）心血管病死亡风险降低 41.0%（表 1-1）。

表 1-1　总身体活动量与心血管死亡的关系

总身体活动量/(MET·h/d)	心血管死亡例数/例	死亡率/[1/(1000 人·年)]	HR/(95%CI)
≤9.1	3611	3.12	1.00(0.96～1.04)
9.2～14.7	1830	2.10	0.75(0.72～0.79)
14.8～22.4	1206	1.84	0.67(0.63～0.71)
22.5～33.7	1061	1.63	0.60(0.56～0.64)
≥33.8	729	1.69	0.59(0.55～0.64)

注：死亡率为人年率[1/(1000 人·年)]，并调整年龄、性别和地区；Cox 分析时按年龄、性别和地区分层，并调整基线经济收入、受教育水平、饮酒、吸烟、收缩压、新鲜水果摄入量、久坐不动时间和自我健康评价。

10. 精神压力

心理应激常会引起神经内分泌功能失调，诱发血压升高和心律失常以及引起血小板反应性升高等，这些都是促进动脉粥样硬化的因素。另外，长期负性情绪或过度的情绪波动会诱发冠状动脉收缩，粥样斑块破裂从而引发心脑血管急性事件。对已有心血管病的患者，心理应激会使病情恶化、不利于康复和引起心脑血管急性事件复发等。

11. 其他

尚还有许多危险因素与心血管病发生之间的关系尚没有明确定论。例如纤维蛋白原和凝血因子Ⅶ、高同型半胱氨酸血症、左心室肥厚、白细胞计数升高和睡眠呼吸暂停综合征等。

（三）危险因素的聚类

高血压、肥胖、胰岛素抵抗、血脂异常等多种心血管病危险因素常常出现（聚集）在同一个体身上，即个体的多重心血管病危险。在糖尿病患者中，有 75%～85%合并高血压，70%～80%合并 LDL-C 增高，60%～70%合并肥胖。"MS"是多重心血管病危险的一个特例，其实质就是与代谢有关的危险因素在个体身上的聚集。危险因素在个体的聚集不是偶然的巧合，而是因为各种因素之间有着千丝万缕的因果联系。有时一种危险因素诱发另一种危险因素，有时一种危险因素同时诱发多种危险因素。其致病作用互相协同，互为因果，加速了心血管病的发生与发展。美国Framingham 研究发现，个体同时具有高血压、血脂异常和吸烟 3 个危险因素者，冠心病发病危险比只有 1 个危险因素者增加 10 倍以上。

（四）心血管病发病风险评估和危险分层

心血管病风险评估和危险因素管理是预防心血管病的重要基础，个体心血管病发病风险的评估对心血管病防治（尤其是早期一级预防）有重要指导意义。心血管病总体风险是指根据多个心血管病危险因素的水平和组合来评估个体在未来一段时间内发生心血管病的概率，可分为短期风险和长期风险，其中短期风险一般指 10 年风险，长期风险一般指 15～30 年以上或终生风险。国际上最常用的心血管风险评估工具有 Framingham 风险评分（FRS）、AHA 开发的针对动脉粥样硬化性心血管病（ASCVD）风险评估的多队列合并方程（PCE）模型、欧洲系统性冠心病风险评估（SCORE）计划、英国 QRISK 心血管风险评估等，以上均为心血管病 10年风险评估模型。

我国学者自 20 世纪 80 年代进行了冠心病风险预测模型的初步研究，先后开发了冠心病、缺血性心血管病 10 年风险评估模型，以及心血管病和脑卒中终生风险评估模型。2016 年，我国学者又利用中国 ASCVD 风险预测（China-PAR）研究新近随访的大样本队列数据，建立了用于心血管病 10 年风险和终生风险评估的 China-PAR 模型，并提出了适合国人的风险分层标准，即 20 岁以上成人心血管病 10 年风险≥10.0%、5.0%～9.9%、＜5.0% 分别界定为高危、中危和低危。其次，对于年龄 20～59 岁且 10 年风险中、低危的个体，还应进行心血管病终生风险评估。终生风险＜32.8%，视为低危；终生风险≥32.8%，视为高危，具体流程见图 1-2。

三、预防策略与管理措施

CVD 风险筛查和评估的最终目的是 CVD 一级预防，减少发病率和死亡率，提高生活质量，同时减少财政医疗支出。心血管病的一级预防是指在心血管事件发生之前，通过控制吸烟、高血压、血脂异常和糖尿病等心血管病的主要危险因素，降低心血管临床事件发生风险的预防措施。生活方式干预和危险因素防控是心血管病一级预防的核心，也是心血管病防控体系的关键。

（一）通过多学科合作控制心血管病危险因素

《中国心血管病一级预防指南》中强调对心血管病危险因素的防控应以团队合作为基础，以患者为中心，以医患沟通为手段，充分评估患者的社会相关因素，结合患者意愿，制定合理、有效、可行的个体化干预策略。以团队为基础的防治实践

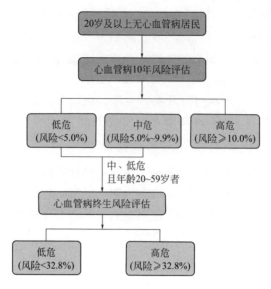

图 1-2 20 岁及以上居民心血管病风险评估流程

心血管病 10 年风险指个体在 10 年内首次发生心血管病的风险；心血管病终生风险指个体终生（至 85 岁）首次发生心血管病的风险

是指通过多学科专业人员的努力以及与患者和家属的合作共同提高心血管病预防的质量，这种多方合作的实践模式可促进临床决策的制订。既往研究证实，与常规模式相比，以团队为基础的模式可更好地降低高血压、糖尿病和血脂异常患者的心血管病风险。

（二）通过医患沟通确定适当的干预策略

只有通过充分的医患沟通才能获得最佳的干预策略。医师应邀请患者参与针对其本人的个体风险评估，与患者一起讨论治疗目标及各种干预措施的获益和风险。患者直接参与临床决策的制订有利于避免治疗过程中可能遇到的障碍。

（三）评估与患者健康相关的社会相关因素

社会经济状况对危险因素的发生发展和治疗的依从性都有较大影响，是心血管病发病和死亡风险的重要决定因素。已有大量观察性研究显示，低收入、低教育程度、失业、社区生活环境差等因素均显著增加心血管病发病风险。因此，临床医师应通过医患沟通，根据患者的经济状况、教育程度、文化背景、工作环境和生活环境等因素来制订最适合患者的干预措施。

（四）生活方式干预

生活方式是一把"双刃剑"（图 1-3），不良生活方式是主要危险因素，健康生活方式是预防的上游措施。《中国心血管病一级预防指南》中指出所有 ASCVD 中高危人群均需生活方式干预，如戒烟、控制体重、增加身体活动及平衡膳食等。长期坚持健康生活方式者（戒烟限酒；坚持中至高水平的身体活动；饮食以蔬菜水果为主，并限制红肉；BMI 保持在 18.5～23.9kg/m² ）发生冠心病事件和缺血性脑卒中的风险较对照者分别降低 58% 和 39%。

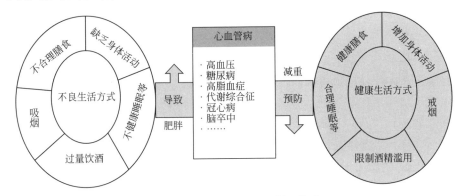

图 1-3　生活方式"双刃剑"模式

合理的膳食习惯有助于预防心血管病，应注意日常饮食中食物品种的多样性，多吃蔬菜水果、乳类、大豆等，适量吃动物性食物，控制盐、油、糖的摄入量。《中国健康生活方式预防心血管代谢疾病指南》中推荐的食物类型搭配和所占比例（图 1-4）：约一半是蔬菜，四分之一是富含蛋白质的食物（肉、鱼、蛋、乳制品和豆类），最后四分之一是碳水化合物。水果（苹果、草莓等）显示在盘子的边缘，表示可以在两餐之间食用。

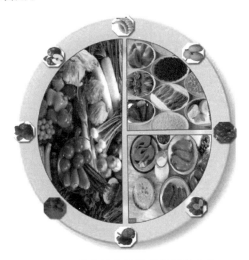

图 1-4　推荐的食物类型搭配及占比

规律身体活动是维持和改善心血管健康的基石，每日 4MET 或更高强度的身体活动可使各种心血管病风险降低 5%～12%。建议成人每周应进行至少 150min 中等强度有氧身体活动，或 75min 高强度有氧身体活动，或中等和高等两种方式相当量的结合。超重和肥胖者，推荐采用限制热量摄入、增加身体活动等综合管理措施减轻并维持体重，从国家政策层面加强引导，尤其应重点增加儿童和青少年的身体活动量，由此降低罹患心血管病风险。戒烟是预防心血管病及其他慢性病的重要措施，避免吸烟及二手烟暴露，应从青少年开始。研究表明戒烟 5 年后心血管病风险可降至正常水平。

（五）药物干预

抗血小板治疗在心血管病防治中具有重要地位。阿司匹林用于心血管病的一级预防可能不适用于所有人群。医师和患者需要综合多方面的因素才能做出启用或使用阿司匹林治疗、预防心血管病的决定，且用药前必须评估出血风险。他汀类药物用于 ASCVD 一级预防证据最为充分。大量研究证实他汀类药物可显著降低高、中甚至低危人群的 ASCVD 风险。此外，还应合理用药管理好目标患者的血压、血糖和血脂水平，这对心血管病的一级预防同样重要。

（六）进行基因遗传风险评分（GRS）

单/多基因遗传学检测和药物基因组学检测是现阶段冠心病及其相关危险因素预测、诊断和治疗的主要内容和方向。遗传风险分层不仅可有效区分冠心病高危人群，且可有效区分他汀类药物的受益人群。新近研究显示。GRS 的应用具有巨大优势，通过初级和二级预防均可改善冠心病的结局。在遗传高危人群中，良好生活方式组比不良生活方式组冠心病的发生率降低了 46%。

（七）其他

在心血管病防控工作中，医务人员还需要正确认识空气污染对心血管健康的急性和慢性损害，加强健康宣教，提高心血管高危人群在重污染天气的防护意识，指导公众采取必要防护措施，如减少外出、佩戴口罩、使用空气净化器等。

第二章 ▶▶ 心血管系统解剖与生理

一、心血管系统解剖

（一）心脏外观

心脏是人体内泵血的肌性动力器官，形似前后略扁的倒置圆锥体。心脏外观一般稍大于本人的拳头，正常心脏的重量约为体重的 1/200。但其重量可因年龄、身高、体重、体力活动等因素而有个体差异，一般认为超过 350g 者则为异常。心脏长轴为 12~14cm，横径 9~11cm，前后径 6~7cm。4 个心腔的体积大致相等，安静时每个心腔容积为 60~70mL。

从外观上看，心脏通常被描述为有一尖、一底、4 面、4 缘和 4 条沟，见图 2-1。

心尖：游离，圆钝，朝向左前下方，由左心室构成。在左侧第 5 肋间隙距锁骨中线内侧 1~2cm 处贴近胸壁，可在此处扣及心尖搏动。

心底：略呈方形，朝向右后上方，主要由左心房和小部分的右心房构成。

胸肋面：隆凸，朝向前上方，主要由右心房、右心室和部分左心耳、左心室组成。

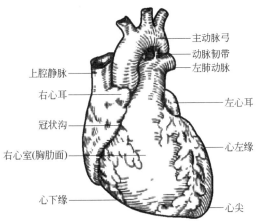

图 2-1 心脏的形态结构

膈面：较平坦，朝向后下方，主要由左心室构成。

左面：朝向左后上方，几乎完全由左心室钝缘构成，仅有小部分由左心房及其上方的心耳参与。

右面：为一圆形隆凸面，由右心房构成。

上缘：由心房上缘构成，前方是升主动脉和肺动脉干，其上有上腔静脉注入右心房。

下缘：薄而锐利，近于水平，自右缘下界至心尖，主要由右心室构成。

左缘：圆钝，介于胸肋面与左面之间，主要由左心室构成，一小部分由左心耳构成。

右缘：相当于右心房处，其侧面轻度凸向右侧。

冠状沟：又称房室沟，心的表面近心底处分隔心房与心室的沟。是心脏表面区分心房和心室的标志。此沟环行，内含冠状动脉的主干，自心的胸肋面下行至右侧，将右心室右缘及漏斗部与右心房分开。

前、后室间沟：在心室部的胸肋、膈面各有1条，自冠状沟向下达心尖右侧的纵行沟，也称为前、后纵沟，它们是左、右心室在心表面的分界。前、后室间沟在心尖右侧的会合处稍凹陷，称心尖切迹。前室间沟内有左冠状动脉的前室间支及心大静脉行走，后室间沟内有右冠状动脉的后室间支及心中静脉行走，两沟内都填有脂肪。

房间沟：在心底后面上、下腔静脉和右肺静脉之间的纵行浅沟，为左、右心房在后表面分界标志线，也是房间隔或左心房手术的进路。房间沟、后室间沟与冠状沟的相交处称房室交点，是心脏表面的重要标志，此处是4个心腔在膈面的临界区域，其深面有重要的血管和神经等结构。此处左、右房室沟不在一个水平上，而是左侧高于右侧。后房间沟与后室间沟也不在一条垂线上，而是后室间沟偏右，后房间沟偏左。

（二）心脏位置和毗邻

心脏斜位于中纵隔内，周围裹以心包。成人心脏约2/3居正中线的左侧，1/3位于右侧，心底被大血管根和心包返折线所固定，而心室部分较为活动。由于原始心血管的盘曲和逆时针方向扭转的结果，右半心占据心的前部，而左半心位居心的后部。心的长轴贯穿主动脉根部至左心室心尖部，位于自右肩到左肋下区之连线上，与正中线约成45°。

前面与胸骨及第2（3）～6肋软骨相对，仅胸骨体的下半和左侧第4～5肋间才直接与心包相接触，其余大部分均被肺的前缘和胸膜覆盖。左肋纵隔窦在左心耳和左心室的前方。后方与第5～8胸椎体相对，左心房与其后方的左主支气管、食管、左迷走神经和胸主动脉相邻。右心房向后与右主支气管相邻。左、右侧面分别与左肺、左侧纵隔胸膜和右肺、右侧纵隔胸膜相接触，两肺的心压迹均在肺根的前方，故呼吸时肺体积的改变对心活动会有所影响。肺根前方有膈神经和心包膈动、静脉自上而下穿行。膈面紧贴膈中心腱，并与其下面的肝左叶、胃底，有时也可与结肠左曲相邻。

（三）心脏内结构

心脏的内腔分为左半心和右半心，左半心又分为左心房和左心室，右半心分为右心房和右心室。两半心由房间隔和室间隔分开，同侧的心房和心室经房室口相通。左心房、左心室通过二尖瓣相通，右心房、右心室通过三尖瓣相通，左心室与主动脉通过主动脉瓣相通，右心室与肺动脉通过肺动脉瓣相通。

右心房：壁薄腔大，近乎四边形，构成心右缘，最靠右侧，其主轴几乎呈垂直位。

右心室：居右心房的左前下方，前壁在胸骨左缘第 4、5 肋软骨后方。壁较薄，供应血管相对较少。

左心房：构成心底的大部分，位居其他心腔的最后方，被前方的升主动脉、肺动脉及其他心腔遮挡。食管和胸主动脉与左心房后面紧邻。分为前部的左心耳和后部的左心房窦。

左心室：位于右心室的左后方，左心房的左前方，居最左侧，构成心左缘、心尖和心膈面的大部分，壁的厚度约为右心室的 3 倍，腔呈圆锥形，心尖处的心壁肌最薄。

心的间隔：将左心内的动脉血和右心内的静脉血分隔开来。分隔左、右心房的是房间隔，左、右心室的是室间隔，右心房与左心室之间为房室隔，其中房室隔的重要结构是房室结和房室束。

心脏瓣膜：生长在心房与心室之间、心室与大动脉之间，起到单向阀门的作用，保证血流单方向运动，阻止血液逆流。表面覆以内皮，内部为致密结缔组织，并与纤维环相连。

① 主动脉瓣：位于左心室与升主动脉之间，在心脏收缩期主动脉瓣的开放使左心室的射血通过主动脉瓣口进入升主动脉，然后进入体循环的动脉系统。主动脉瓣由 3 个半月瓣组成，为左瓣、右瓣和后瓣。

② 二尖瓣：位于左心房与左心室的交通口上，在心室舒张期开放，允许心房内的血液流入相应的心室，在心室收缩期则关闭，以阻止心室内的血液反流。是附于左心房室口周缘的二片瓣膜、借腱索连于乳头肌。

③ 肺动脉瓣：与主动脉瓣结构相似，但肺动脉瓣下有动脉圆锥结构，将肺动脉瓣与三尖瓣瓣环隔开。肺动脉瓣为 3 个半月瓣，瓣叶和瓣环都比较薄弱，瓣环和右心室漏斗部肌肉相连，与三尖瓣没有直接纤维性连续。3 个瓣叶可分为左瓣、右瓣和前瓣。

④ 三尖瓣：三尖瓣如同一个"单向活门"，保证血液循环由右心房一定向右心室方向流动和通过一定流量。当心脏右心室收缩时，挤压室内血液，血液冲击瓣膜。三尖瓣关闭，血液不倒入右心房。

血液循环过程：左心室收缩，泵血经主动脉瓣入主动脉，二尖瓣关闭，靠左心室收缩产生的压力使血流经过各动脉分支到达各组织和器官的小分支和毛细血管，经静脉回到右心房，右心房的血在右心室舒张时通过三尖瓣流入右心室，右心室收缩时血流冲开肺动脉瓣进入肺动脉，三尖瓣关闭。血液在肺内毛细血管进行气体交换后，回到肺静脉，返回左心房，左心房在心室舒张时血流冲开二尖瓣进入左心室，准备第二轮心室收缩。左右心室收缩舒张是同步的，同时收缩排血进入人体及肺循环，又同时舒张接受相应心房来的血充盈心室腔。

（四）心壁

心壁由心内膜、心肌层和心外膜组成，心肌层是构成心壁的主要部分。

（1）心内膜　被覆于心腔内面的一层膜，由内皮和内皮下层构成。

（2）心肌层　心肌纤维聚集成束，心房肌和心室肌借心传导系统联系，心房肌和心室肌可不同时收缩。心房肌较薄，由深、浅两层肌组成。心室肌较厚，尤以左心室为甚，可分为浅、中、深三层。

（3）心外膜　浆膜性心包的脏层，包裹在心肌表面。表面被覆一层间皮，由扁平上皮细胞组成。间皮深面为薄层结缔组织，在大血管与心连接处，结缔组织与血管外膜相连。心包的脏层与心包壁层形成心包腔，腔内含少量浆液（约 30mL），起润滑作用。

（五）心脏血管

心脏血管由冠状动脉和心静脉构成。大部分心肌和传导组织的血供从冠状血管获得，冠状血管一般位于心外膜下的脂肪组织中，小部分深埋于心肌组织中，并同时接受交感和副交感神经的支配。

1. 冠状动脉

冠状动脉为主动脉的第一分支，行于房室沟（或冠状沟）内相互吻合成斜冠状位的动脉环。左、右冠状动脉分别起源于主动脉升部相应的主动脉窦，见图 2-2。

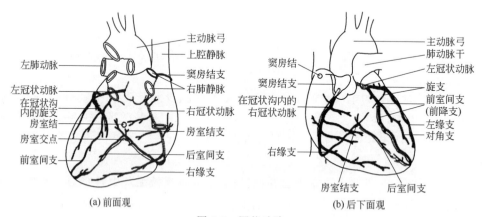

图 2-2　冠状动脉

冠状动脉窦口的形态可为圆形、卵圆形或一狭窄的裂隙。一般认为左冠状窦口开口于左后窦的中 1/3，开口离窦底距离为 1.5～2cm，左冠状窦口外径为 0.5～0.7cm，最大可达 0.75cm。右冠状窦口开口于右前窦的中 1/3，开口离窦底距离为 1.5～2cm，右冠状窦口外径相对较左侧小，为 0.15～0.3cm。

（1）右冠状动脉　起源于升主动脉的右前窦，先在右心耳与肺动脉干之间向右侧行，进入房室沟（冠状沟）垂直下降至心右缘，至膈面越过房室交界形成 U 形弯曲，其终末支与左冠状动脉进行吻合。右冠状动脉可分为 3 段：第一段从起始处至心右缘，第二段从心右缘至房室交界，第三段从房室交界至末梢。右冠状动脉可供应右心房、大部分右心室、部分左心室膈面、部分室间隔（后 1/3）和房间隔、窦房结（60%）和房室结（80%）。

（2）左冠状动脉　起源于升主动脉的左后窦，较右冠状动脉粗大且起始处无脂肪组织覆盖，它的主干很短，行于主肺动脉后方时不易暴露，经过左心耳和肺动脉干间的冠状沟内仅 10～15mm 就分为前降支、旋支和两者间的对角支。其总干平均为 (6.48±2.57)mm。左冠状动脉总干的直径为 (3.58±0.59)mm，外径平均值为 5.3mm。左冠状动脉分段为：第一段从起始处至发出第一分支间，往往较短，位于左心耳和肺动脉干行于冠状沟内；第二段从三大分支开始至末梢。左冠状动脉供应左心房，左、右心室前壁，室间隔的前下 2/3 和下 1/3 区域，左心室前、侧壁和膈面，窦房结（40%）。

2. 心脏的静脉

心脏的静脉（图 2-3）包括浅静脉和深静脉。浅静脉起源于心肌各部，在心外膜下汇合成网、干，最后大部分汇流到冠状窦，部分可通过小静脉回流至右心房，在心肌内的深静脉血可直接注入房室内。

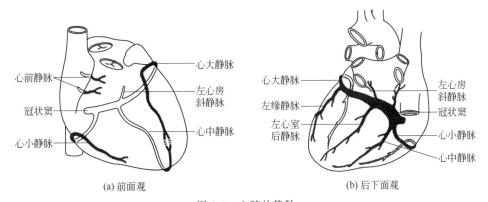

(a) 前面观　　　　　　　　(b) 后下面观

图 2-3　心脏的静脉

冠状窦位于心脏后面的冠状沟内，在左心房和左心室之间向右越过房间隔，于下腔静脉口和右房室口之间的冠状窦口注入右心房。冠状窦左端接受心脏大静脉（或前室间静脉），右端接受心脏中静脉（或后室间静脉）和心脏小静脉，左心室后静脉和左缘支直接开口于冠状窦。心脏大静脉是冠状窦的主要属支，起源于心尖和前室间沟下 1/3 段，与左冠状动脉的前室间支伴行，在冠状沟内转向左侧与旋支同行，在心膈面时续于冠状窦，主要收集左冠状动脉所供应区域的静脉血。心脏中静脉在膈面的后室间沟内与后室间动脉伴行，心脏小静脉位于右侧的冠状沟内，此两者主要收集右冠状动脉所供应区域的静脉血。左心房斜静脉行于左心房后壁，相对小而不重要，可与心脏大静脉汇合或直接汇入冠状窦。一些小的心脏前静脉起源于右心室前壁，通常跨过右冠状沟直接汇入右心房或心脏小静脉。

（六）心脏淋巴管

心脏的淋巴管对心肌的新陈代谢和营养具有重要作用。包括心内膜下淋巴管、心肌淋巴管和心外膜下淋巴管，在此三层结构中它们都是相互形成丛和网状结构。淋巴的回流主要经过气管、支气管、淋巴结和气管旁淋巴结，最后至左、右淋巴干。

（1）心内膜的淋巴管　位于内皮下层的结缔组织内，网眼较大，毛细淋巴管的管径及走形均不规则。毛细淋巴管汇合成淋巴管后，穿入心肌层与心肌层的淋巴管汇合，也可与心肌层的毛细淋巴管或淋巴管相通。

（2）心肌层的淋巴管　位于心肌纤维束间的结缔组织内，沿肌纤维长径分布，并汇合成网。该网发出的淋巴管，与肌束间结缔组织内血管伴行，并与来自心内膜的淋巴管汇合后，外行至心外膜。

（3）心外膜的淋巴管　位于心外膜下的结缔组织内。浅层的毛细淋巴管与深层的相通，深层的毛细淋巴管注入心外膜下的淋巴管。心外膜下的淋巴管互相吻合成丛，心内膜和心肌层的淋巴管也汇入此丛。自心外膜下淋巴管丛发出集合淋巴管，沿冠状动脉细小分支经行，汇成更大的集合淋巴管，至前后室间沟或冠状沟，继续沿左、右冠状动脉经行，分别形成心脏的左、右淋巴干。

心包壁层的结缔组织内也有浅、深两层毛细淋巴管网，但较心包脏层的稀疏。这些淋巴管可与纵隔、胸膜、膈、腹膜以及心、肺的淋巴管相吻合。

（七）心脏传导系统

心脏传导系统是由位于心肌内能够产生和传导冲动的特殊心肌细胞构成，包括窦房结、结间束、房室结、房室束、左右束支和浦肯野纤维网等，见图2-4。

1. 窦房结

窦房结是心脏正常起搏点，自律性最高。窦房结位于上腔静脉与右心房交界处的界沟上端的心外膜下，位置较浅，一般在外膜下约1mm。窦房结的细胞主要有起搏细胞（P细胞）和过渡细胞（T细胞），后者从形态上是P细胞和普通心肌细胞之间的各种过渡形式的特化心肌细胞。除了细胞外，结内还有丰富的胶原纤维、无髓神经纤维、成纤维细胞等。

2. 心房内的传导束

（1）结间束　分为前、中、后结间束。前结间束起自窦房结的头端，

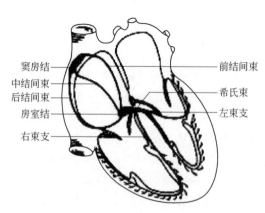

窦房结
中结间束
后结间束
房室结
右束支

前结间束
希氏束
左束支

图2-4　心脏传导系统

弓状绕过上腔静脉的前方和右心房前壁。中结间束由窦房结的右上缘发起，向右呈弓状绕过上腔静脉的后方，而后进入房间隔，经卵圆窝前缘，下行止于房室结的上端。后结间束由窦房结下端发出，向下进入界嵴内，沿该嵴行转向下行，经下腔静脉瓣，跨过冠状窦口的上方到达房室结的后上端，急转向下入房室结的后缘，该束沿途尚有分支经右心房梳状肌散布于右心房壁。

（2）房间束　分为上、下房间束。上房间束为前结间束的一个分支，它发自窦房结前端，向左横行达左心房前壁和左心耳的心肌束内。下房间束由 3 组结间束在房室结的上方相互交织，且发出分支与房间隔左侧的左心房肌纤维相连，从而冲动到达左心房。

3. 房室交界区

房室交界区又称为房室结区，是心脏传导系统在心房与心室互相连接部位的特殊分化心肌结构，位于房室隔内。房室交界区的功能如下。

（1）传导作用　冲动从心房向心室传导的必经之路，其传导功能有两个特点：一是双向传导，即冲动从心房传向心室，可以顺传和逆传，形成折返环路；二是双路传导，即冲动下传经该区时分离成快通道和慢通道。

（2）延搁作用　该区将来自窦房结的兴奋延搁下传至心室，使心房和心室肌依次先后顺序分开收缩。

（3）起搏作用　是重要的心脏次级起搏点。

（4）过滤冲动作用　在某些情况下，如房颤时，由心房传来的冲动不但频率快，而且强弱不一，但由于此区结纤维相互交织，一些弱小的冲动可以减轻乃至消失，进入心室的冲动大为减少，可保证心室基本以接近正常的心率收缩。

4. 心室内传导束

（1）房室束　又称希氏束（His 束），房室束的室内部可分为未分叉部和分叉部。未分叉部已归于房室交界区，而分叉部是左、右束支的起始部。房室束在室间隔肌部可居中或偏向一侧（常偏左），偶见穿经室间隔顶的肌层。从左侧看，房室束分叉部的前端恰在主动脉右、后半月瓣交界处；从右侧面看，三尖瓣隔瓣的前端斜跨房室束。

（2）左束支　呈瀑布状由房室束分出，宽短扁带状，经主动脉右、后半月瓣交界处的下方心内膜下，此处有一小凹，左束支主干宽约 5mm，自此小凹处沿室间隔左心室侧心内膜下向下逐渐变宽，约下行 16mm，于室间隔左侧面的中、下 1/3 交接处分为 3 组分支，即前组（左前分支）、后组（左后分支）和间隔组（间隔支）。

（3）右束支　是一个单一的细长束，从房室束分出后沿室间隔右心室侧的心内膜深面呈弓形弯向前方，在室间隔前上部的圆锥乳头肌的后下方，转向外下面而入节制索，通过节制索到达前乳头肌的根部，然后分散开在心内膜下交织成网状而分布于右心室壁内。

（4）浦肯野纤维网　左、右束支在心室壁内膜下形成心内膜下支且交织成内膜下浦肯野网，再发出纤维以直角或钝角进入心室肌内，呈放射状向心外膜方向分布而构成心肌内网，由网发出分支与心肌相连。

（八）心脏神经

支配心脏的神经主要有三部分：交感神经、副交感神经和感觉神经。

（1）交感神经的低级中枢位于脊髓 $C_6 \sim T_6$ 侧角的中间外侧核，其节前纤维在交感神经节换元成为节后纤维后，分别经心脏上、中、下神经和胸心神经至心脏参加组成心脏浅丛和心脏深丛。交感神经兴奋，可使心率加快，心肌收缩力增加，与人体应急的功能有关。

（2）副交感神经的低级中枢位于迷走神经背核、疑核和孤束核等，它们的节前纤维组成迷走神经的主要成分，经心上支、心下支和胸心支参加心脏浅丛和深丛的组成。迷走神经的节后神经小部分位于心脏浅丛的 Weisberg 神经节内，大部分位于心脏壁内的神经节内，节后纤维分布于心房心室肌、心血管和心传导系。副交感神经兴奋，可使心率减慢，减少冠状动脉血流量，与机体的热量储备有关。

（3）感觉神经在形态上不成系统，而是行走于交感和副交感神经内，它的胞体位于脊神经节和迷走神经的下神经节内，一般痛觉纤维行走于交感神经中，而其他感觉纤维则行走于迷走神经中。

（九）心包

心包是包裹心和出入心的大血管根部的纤维浆膜囊，分内、外两层，外层为纤维心包，内层是浆膜心包。

（1）纤维心包　由坚韧的纤维性结缔组织构成，上方包裹出入心的升主动脉、肺动脉干、上腔静脉和肺静脉的根部，并与这些大血管的外膜相延续，下方与膈中心腱相连。

（2）浆膜心包　位于纤维心包囊之内，可分脏、壁两层。壁层衬贴于纤维性心包的内面，与纤维心包紧密相贴。脏层包于心肌的表面，称心外膜。脏壁两层在出入心的大血管根部互相移行，两层之间的潜在腔隙称心包腔，内含少量浆液起润滑作用。

二、心血管系统生理

人体血液循环系统由心脏和血管组成。心脏的节律性收缩和舒张活动起着"泵"的作用，推动血液不断循环，血管的收缩与舒张起到调节血液分配和保证心脏舒张期组织获得足够血液灌注的作用。

心脏可被看成是两个并列的但是互相串联的泵。左心室将血液射入体循环，血液流经身体各个器官，然后回到右心房；右心室再将血液射入肺循环，血液流经肺后进入左心房。整个血管系统是由动脉、毛细血管和静脉相互串联构成的复杂的网络。在体循环中，供应各个器官的血管床相互间又呈并联关系。

血液循环是维持机体生命活动的基本条件，其主要的生理功能是作为体内各种物质的运输系统和交换场所，保证机体内环境的稳态和新陈代谢的正常进行。心脏泵血是血液循环的原动力，动脉是将血液分配给各个器官、组织的管道，静脉是将各个器官的血液引回心脏的管道，而毛细血管则是血液和组织、细胞之间进行物质交换的场所。

血液循环的动力细胞，即心肌细胞和平滑肌细胞，都是可兴奋细胞，其兴奋性的发生和传播主要通过电活动形式。

（一）体循环

心室收缩时，含氧较高和营养物质丰富的新鲜血液（动脉血），自左心室流入主动脉，再沿各级动脉分支到达全身各部的毛细血管。血液在此与周围的组织和细胞进行物质交换，血中的营养物质和氧气被细胞和组织吸收，它们的代谢产物和二氧化碳等则进入血液，通过这种交换，鲜红色的动脉血变成了暗红色的静脉血。再经各级静脉，最后沿上、下腔静脉流回右心房。血液沿上述路径的循环称体循环。特点是路程长，流经范围广，以动脉血滋养全身各部，而将其代谢产物运回心脏。

（二）肺循环

从体循环回心的静脉血，从右心房进入右心室。当心室收缩时，血液由右心室射出，经肺动脉入肺，再经肺动脉分支进入肺泡周围的毛细血管网。通过毛细血管壁和极薄的肺泡壁，血液与肺泡内的空气进行气体交换，排出二氧化碳，吸进氧气，使静脉血变成含氧丰富的动脉血，再经肺静脉出肺后注入左心房。血液沿上述路径的循环称肺循环。特点是路程短，只通过肺，主要是使静脉血转变成含氧丰富的动脉血。

人的心脏由于左半心和右半心被房、室间隔完全分开，使动脉血和静脉血完全分流而不相混。体循环起于左半心而止于右半心，肺循环则起于右半心而止于左半心。两个循环通过左、右房室口互相衔接，见图 2-5。

（三）心肌细胞电生理

心肌细胞分为两种：一种是有收缩功能的细胞；另一种是一些特殊分化了的心肌细胞，它们能发出和传导冲动，即心脏传导系统的细胞，具有自律性、兴奋性和传导性。①自律性：指心肌细胞在无外来刺激的情况下，能自动发生节律性的特征。②兴奋性：指心肌细胞受适当刺激后产生动作电位的能力。心

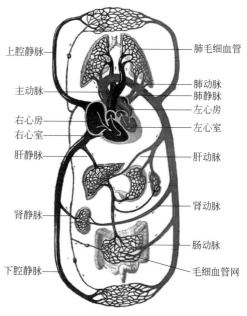

图 2-5 人体血液循环系统

上腔静脉
肺毛细血管
主动脉
肺动脉
肺静脉
右心房
左心房
右心室
左心室
肝静脉
肝动脉
肾动脉
肾静脉
肠动脉
下腔静脉
毛细血管网

肌细胞兴奋性的高低可用刺激阈值的大小来衡量，阈值大表示兴奋性低，阈值小表示兴奋性高。③传导性：指心肌细胞具有传导兴奋的能力，心肌细胞某处发生的兴奋，能沿细胞膜传导到相邻的心肌细胞，从而引起整块心肌兴奋。

心肌细胞的兴奋-收缩耦联：心肌细胞动作电位的发生和传导，最终的目的是引起心肌细胞的收缩，把电信号转化为机械收缩的过程，称为心肌细胞的兴奋-收缩耦联。电信号和心肌细胞的机械功能不是完全对等，如存在电信号则不一定存在机械收缩，但存在机械收缩则一定存在电信号，这种电信号与机械收缩之间的不匹配，称为电-机械分离。

在体内心脏传导系统受交感与副交感神经的调节。交感神经使心脏搏动加快，副交感神经使心脏搏动变慢。心脏传导系统的细胞均能自动除极，自律性最高的是窦房结，也是心脏每次搏动的起始点，然后依次为房室结、房室束及左、右束支。

整个心室兴奋的基本过程是：①从心内膜向心外膜扩布；②从心室中下部分开始向心尖和心底扩布；③各壁的激动先后顺序为由室间隔扩向前壁、侧壁，再扩至心尖、下壁，最后是基底壁和右心室流出道。

第三章

心血管病护理评估

护理评估是以患者为中心，对患者进行身体、心理和社会文化在内的健康评估。具体内容包括：评估、收集、综合、分析患者健康资料。其目的是为了进一步确立护理目标，为制订护理措施奠定基础。护理评估作为护理程序的首要环节，无论对护理对象或护士都十分重要，作为一名心血管内科专科护理人员应能对心血管病患者做出完整、全面和正确的护理评估。具体评估内容和方法见后续章节。

第一节 · 入院评估与病史采集

一、生理评估

（一）主诉

主诉是指患者此次就医的主要原因。从主诉中可评估患者对目前病情的理解程度，护士应采用开放式方法让患者自由地陈述自己的问题。以患者所用的话语做记录，并用引号标注，不可任意改动。记录时语句要简要，记录主要症状及其持续时间，如"胸痛 3 天"。1 个患者的主诉可能有 1 个或多个。注意和医疗记录保持一致。

（二）现病史

现病史是对主诉做进一步的了解，以利于护士按顺序提出护理问题和实施护理措施。护士需具备熟练的交流技巧及足够的知识和经验，协助患者按照时间先后顺序，对其主要问题及其相关问题作叙述性描述。内容包括问题发生的时间、背景、主要症状、处理方法以及对患者造成的影响或意义。主要症状的描述要点包括性质、部位、严重程度、持续时间、频率和促进/缓解因素。心血管疾病患者常见症状与特点见本篇第四章。

（三）系统评估

1. 神经系统

评估患者的神志。因为神志清醒程度可反映大脑血氧的供应情况。头晕或晕倒可能因低血压、短暂性心律失常所致。

2. 呼吸系统

包括评估呼吸频率和节律。夜间阵发性呼吸困难、咳嗽与咳出带血的分泌物表示患者可能有肺水肿、肺栓塞或充血性心力衰竭。听诊肺部时评估呼吸音，有无干湿性啰音及其部位。

3. 消化系统

严重心肌缺血或心肌梗死患者常出现恶心与呕吐。右心衰竭患者常因胃肠道淤血、水肿而出现纳差、腹胀等。

4. 泌尿系统

如果无泌尿系统疾病而出现夜尿增多的情形，可能是因充血性心力衰竭所致。其机制为患者夜间平躺后使右心回心血量增加，同时增加了肾的血流量致使尿量增加。还可能是高血压损害了肾小管的功能所致。

二、健康史评估

健康史评估是一个动态的过程，从护士第一次接触患者开始应始终贯穿于护理措施的实施中。

1. 一般资料

护士应对患者个体的一般资料进行全面、完整的了解和评估，通常是在患者初诊或刚入院时收集。内容包括姓名、年龄、性别、民族、宗教信仰、婚姻状况、职业、文化程度以及身高、体重、地址、电话号码（易于联系的电话号码）等。

2. 既往健康史

收集过去健康状况资料的主要目的是了解患者过去主要的健康问题（如糖尿病、肾脏病、贫血、高血压、脑卒中、痛风、出血性疾病、慢性呼吸道疾病、癫痫等）、求医经验（包括上次住院史或门诊就医经验，尤其上次心血管方面的有关检查，如心电图、心导管检查等），从中了解患者对本身健康照顾的态度，并常常可以发现与目前健康有关的线索，有助于确定日后护理方案及干预措施。

3. 用药史和变态反应史

因为许多药物可以影响心血管系统，所以必须对患者目前和过去的用药情况（包括急诊用药）进行详细询问，尤其要询问以下几种药物：抗高血压药、利尿药、血管扩张剂、强心剂（如地高辛）、抗凝剂、支气管扩张剂、避孕药以及激素类等。同时还需询问患者的药物变态反应史，为住院用药和防止药物过敏作参考。

4. 日常生活形态

日常生活形态包括吸烟、饮酒摄入量、体能活动、肥胖或体重改变、饮食等，这些都被视为心血管疾病危险因素的可控制因素或可逆因素。

5. 家族健康史

收集的目的是了解患者家人的一般健康状况或死因，借此可发现患者家族中是否有具遗传倾向的疾病。通常在询问患者家族史时要以其本人为基准，至少要包括三代。仔细询问患者其家族中可曾有患心绞痛、高血压、急性心肌梗死、脑血管意外、糖尿病或肾脏疾病等的家族史。

三、心理社会评估

患有心脏疾病，不论是急性的还是慢性的，对于个人来说都是一个重要的生活事件。护士在确定患者的健康问题时，除了需要了解其身体状况外，对其心理社会方面的问题亦不可忽略，要以整体的观念对待，帮助患者获得最佳的治疗效果和健康水平。社会评估包括患者的职业、婚姻状况、子女人数、供养家庭的人数、居住条件等。心理评估可采用简短的三问法，初步筛出可能有问题的患者，详细内容见本章第七节心理评估。

第二节·体格检查

体格检查是指护士运用自己的感官，或借助体温表、血压计、听诊器和叩诊锤等检查器具，客观地了解和评估患者身体状况的最基本的检查方法，一般于采集完健康史后开始。体格检查的目的是进一步验证问诊中所获得的有临床意义的症状，发现患者存在的体征。心血管系统的体格检查包括心脏检查和血管检查两个部分。

一、心脏检查

心脏检查是全身格检查的重要部分，对于初步判断有无心脏病以及疾病的病因、性质、部位及程度有重要意义。检查时，按视诊、触诊、叩诊和听诊的顺序进行。

（一）视诊

患者取仰卧位或坐位，充分暴露胸部。护士立于患者的右侧，视线与患者胸廓同高。视诊的主要内容包括心前区外形、心尖搏动及有无心前区其他部位的搏动（图 3-1）。

1. 心前区外形

正常人心前区外形与右侧相应部位对称，无异常隆起或凹陷。心前区异常隆起，常见于先天性心脏病，如法洛四联症，或儿童期患风湿性心脏病伴右心室增大者。成人大量心包积液时，可表现为心前区饱满。

2. 心尖搏动

心室收缩时，心尖向前撞击心前区胸壁，使相应部位肋间软组织向外搏动，称为心尖搏动。正常成人心尖搏动位于左侧第 5 肋间锁骨中线内侧 0.5～1.0cm 处，搏动范围直径约 2.0～2.5cm，距前正中线 7.0～9.0cm。体胖或女性乳房悬垂者不明显。

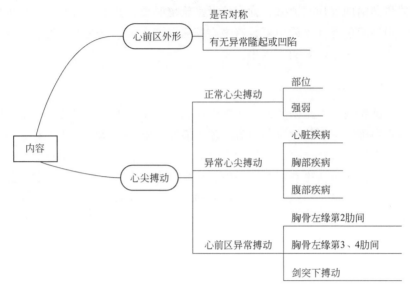

图 3-1　视诊的主要内容

心尖搏动位置可因体型、体位、年龄、妊娠等生理因素而有所差异。矮胖体型者心尖搏动向外上移位，可达第 4 肋间；瘦长体型者心尖搏动向内下移位，可达第 6 肋间；仰卧位时，心尖搏动位置稍上移；左侧卧位时，心尖搏动可向左移位 2.0～3.0cm；右侧卧位时，心尖搏动可向右移位 1.0～2.5cm。小儿或妊娠者，因横膈位置较高，心脏呈横位，心尖搏动可向上外移位。除生理因素所致的心尖搏动移位外，病理情况下见于以下 3 种情况。①心脏疾病：左心室增大时，心尖搏动向左下移位；右心室增大时，心尖搏动向左移位；全心增大时，心尖搏动向左下移位，伴心界向两侧扩大。②胸部疾病：一侧胸腔积液或气胸，纵隔被推向健侧，心尖搏动移向健侧；一侧肺不张或胸膜粘连，纵隔被拉向患侧，心尖搏动移向患侧。③腹部疾病：大量腹水或腹腔巨大肿块使膈肌抬高，心尖搏动向左上移位。

心尖搏动的强弱及范围与胸壁厚度、肋间隙宽窄及心脏活动强度等有关。体胖或肋间隙较窄者，心尖搏动较弱，范围较小；体瘦或肋间隙较宽者，心尖搏动较强，范围也较大；剧烈运动或情绪激动时，心脏活动增加，心尖搏动也增强。除生理因素影响外，病理情况下可出现：①心尖搏动增强、范围增大，见于左心室肥大、甲状腺功能亢进症、发热和严重贫血，尤以左心室肥大明显，可呈抬举性心尖搏动；②心尖搏动减弱，见于扩张型心肌病、心肌梗死等；③心尖搏动减弱或消失，见于心包积液、左侧胸腔大量积液、气胸或肺气肿。

3. 心前区异常搏动

常见情况有以下几种。

（1）胸骨左缘第 2 肋间搏动　见于肺动脉高压，也可见于少数正常的青年人在体力活动或情绪激动时。

（2）胸骨左缘第 3、4 肋间搏动　多见于右心室肥大。

（3）剑突下搏动　见于肺气肿、右心室肥大或腹主动脉瘤等。

（二）触诊

心脏触诊除可进一步验证视诊的结果外，还可发现心脏病特有的震颤和心包摩擦感。通常先将右手全手掌置于患者心前区进行触诊，必要时，可用手掌尺侧或并拢的食指与中指指腹进行触诊以准确定位。

1. 心尖搏动

对于确定心尖搏动及心前区其他搏动的位置、强弱和范围，触诊较视诊更准确。左心室肥大时，触诊的手指可被强有力的心尖搏动抬起，称为抬举样心尖搏动，是左心室肥厚的可靠体征。

2. 震颤

震颤是触诊时手掌或手指指腹感觉到的一种细微震动感，与猫喉部触到的呼吸震颤相似，又称为"猫喘"。震颤的发生是由于血液流经狭窄的口径或异常方向流动形成湍流（漩涡），使瓣膜、血管壁或心腔壁震动传导至胸壁所致。震颤的强度与瓣膜狭窄的程度、血流速度及心脏两腔室间压力差的大小有关。发现震颤时，应注意其出现的部位、处于心动周期中的时相（收缩期、舒张期或连续性）。震颤是器质性心血管疾病的特征性体征，多见于心脏瓣膜狭窄或某些先天性心脏病（表 3-1）。

表 3-1　震颤的部位、时相及常见病变

部位	时相	常见病变
胸骨右缘第 2 肋间	收缩期	主动脉瓣狭窄（风湿性、先天性、老年性）
胸骨左缘第 2 肋间	收缩期	肺动脉瓣狭窄（先天性）
胸骨左缘第 3～4 肋间	收缩期	室间隔缺损（先天性）
胸骨左缘第 2 肋间	连续性	动脉导管未闭（先天性）
心尖区	舒张期	二尖瓣狭窄（风湿性）
心尖区	收缩期	重度二尖瓣关闭不全（风湿性与非风湿性）

3. 心包摩擦感

心包摩擦感是一种与胸膜摩擦感相似的心前区摩擦振动感，以胸骨左缘第 4 肋间处最易触及，多呈收缩期与舒张期双相，以收缩期、前倾坐位或深呼气末明显。常见于急性心包炎，由于炎症而变得粗糙的壁层与脏层在心脏收缩时相互摩擦产生振动传导至胸壁所致。当心包渗液增多时，壁层与脏层心包分离，则摩擦感消失。

（三）叩诊

心脏叩诊可确定心界大小、形状及其在胸腔内的位置。心脏为不含气器官，其不被肺遮盖的部分，叩诊呈绝对浊音（实音）；其左右缘被肺遮盖的部分，叩诊呈相对浊音。叩诊心界是指叩诊心脏相对浊音界，反映心脏的实际大小。

1. 叩诊方法

患者取仰卧位或坐位。仰卧位时，护士的叩诊板指与肋间平行，坐位时叩诊板指与肋间垂直。叩诊时以轻叩为宜，力度适中，用力均匀。先叩左界，后叩右界，按自下而上，由外向内的顺序进行。叩诊心左界时，从心尖搏动最强点外 2～3cm 处（一般为第 5 肋间左锁骨中线稍外）开始，沿肋间由外向内叩诊，当叩诊音由清音变为浊音时，提示已达心脏边界，用笔作一标记，如此逐一肋间向上叩诊，直至第 2 肋间。叩诊心右界时，先沿右锁骨中线自上而下叩出肝上界，然后在其上一肋间（通常为第 4 肋间）开始，由外向内叩出浊音界，作一标记，再逐一在肋间向上叩至第 2 肋间。用硬尺测量前正中线至各标记点的垂直距离，再测量左锁骨中线至前正中线的距离，以记录心脏相对浊音界的位置。

2. 正常心脏浊音界

正常心脏左界在第 2 肋间几乎与胸骨左缘一致，第 3 肋间以下向左下逐渐形成一外凸弧形，直至第 5 肋间。心脏右界几乎与胸骨右缘平齐，仅在第 4 肋间处稍向外偏离 1～2cm。正常成人心脏相对浊音界与前正中线的距离见表 3-2。

表 3-2　正常成人心脏相对浊音界与前正中线的距离

右心界/cm	肋间	左心界/cm
2～3	II	2～3
2～3	III	3.5～4.5
3～4	IV	5～6
	V	7～9

注：正常成人左锁骨中线距前正中线 8～10cm。

3. 心脏浊音界的各部组成

心脏左界第 2 肋间处相当于肺动脉段，第 3 肋间为左心耳，第 4、5 肋间为左心室，主动脉与左心室交界处向内的凹陷称心腰部。心脏右界第 2 肋间相当于升主动脉和上腔静脉，第 3 肋间以下为右心房（图 3-2）。

4. 异常心脏浊音界

浊音界的大小、形态和位置可因心脏本身病变或心外因素而发生改变。

（1）心脏本身病变

① 左心室增大：心左界向左下扩大，心腰部加深近似直角，心浊音界呈靴形。常见于主动脉瓣关闭不全，又称为主动脉型心或靴形心（图 3-3）。也可见于高血压性心脏病。

② 右心室增大：轻度增大时，心脏绝对浊音界扩大，相对浊音界无明显变化；显著增大时，相对浊音界向左右两侧扩大，由于心脏沿长轴顺时针转位，因而以向左扩大明显。常见于肺源性心脏病。

③ 左、右心室增大：心浊音界向两侧扩大，心左界向左下扩大，呈普大型心。

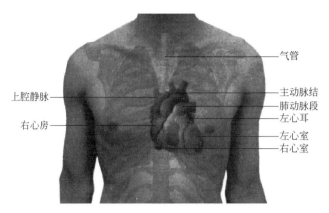

图 3-2　心脏各部位在胸壁的投影

常见于扩张型心肌病、重症心肌炎和全心衰竭等。

④ 左心房增大与肺动脉段扩大：左心房显著增大时，胸骨左缘第 3 肋间心浊音界扩大，使心腰消失。当左心房与肺动脉段均增大时，胸骨左缘第 2、3 肋间心浊音界向外扩大，使心腰部饱满或膨出，心浊音界呈梨形。常见于二尖瓣狭窄，又称为二尖瓣型心或梨形心（图 3-4）。

⑤ 心包积液：心包积液达一定量时，心浊音界向两侧扩大，并且随体位而改变。坐位时心浊音区呈三角烧瓶形（图 3-5），仰卧位时心底部浊音区明显增宽呈球形，此为心包积液的特征性体征。

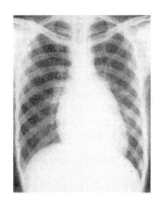
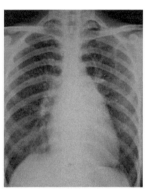
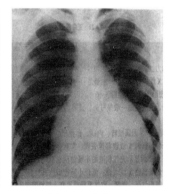

图 3-3　靴形心　　　　　　图 3-4　梨形心　　　　　　图 3-5　烧瓶心

（2）心外因素　一侧胸腔大量积液或气胸时，患侧心界叩不出，健侧心浊音界向外移位；肺气肿时，心浊音界变小或叩不出；腹腔大量积液或巨大肿瘤，横膈上抬，心脏呈横位，叩诊时心界向左扩大。

（四）听诊

听诊是心脏检查最重要和较难掌握的方法。听诊时患者取仰卧位或坐位，必要时可改变体位，或做深吸气、深呼气，或适当运动后听诊，以更好地辨别心音或杂音。

1. 心脏瓣膜听诊区

心脏各瓣膜开放与关闭时产生的声音，沿血流方向传导至胸壁不同部位，在体表听诊最清楚的部位即为该瓣膜听诊。心脏各瓣膜听诊区与其瓣膜口在胸壁上的投影并不完全一致，通常有 5 个心脏瓣膜听诊区（图 3-6）。

（1）二尖瓣听诊区　位于心尖搏动最强点，心脏大小正常时，多位于第 5 肋间左锁骨中线稍内侧。

（2）肺动脉瓣听诊区　位于胸骨左缘第 2 肋间。

（3）主动脉瓣听诊区　位于胸骨右缘第 2 肋间。

（4）主动脉瓣第二听诊区　位于胸骨左缘第 3、4 肋间。

（5）三尖瓣听诊区　位于胸骨体下端左缘，即胸骨左缘第 4、5 肋间。

2. 听诊顺序

心脏听诊通常自二尖瓣区开始，然后循逆时针方向按二尖瓣区、肺动脉瓣区、主动脉瓣区、主动脉瓣第二听诊区和三尖瓣区的顺序进行。也可依病变好发部位按二尖瓣区、主动脉瓣区、主动脉瓣第二听诊区、肺动脉瓣区和三尖瓣区的顺序进行。

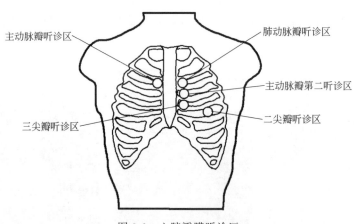

图 3-6　心脏瓣膜听诊区

3. 听诊内容

听诊的内容包括心率、心律、心音、额外心音、杂音和心包摩擦音。

（1）心率　为每分钟心搏的次数。一般在心尖部听取第一心音，计数 1min。正常成人心率为 60～100 次/min，3 岁以下儿童多在 100 次/min 以上，老年人稍慢。常见的心率异常有以下 2 种。①心动过速：安静状态下，成人心率超过 100 次/min，婴幼儿心率超过 150 次/min，称为心动过速。生理情况常见于运动、情绪激动时；病理情况见于发热、贫血、甲状腺功能亢进症、心力衰竭和休克等。②心动过缓：心率低于 60 次/min，称为心动过缓。生理情况可见于运动员或长期从事体力劳动的健康人。病理情况见于颅内压增高、胆汁淤积性黄疸、甲状腺功能减退症、房室传导阻滞或普萘洛尔、美托洛尔等药物作用。

（2）心律　为心脏跳动的节律。正常成人心律基本规则，部分青年和儿童的心律在吸气时增快，呼气时减慢，这种随呼吸而出现的心律不齐称为窦性心律失常，一般无临床意义。听诊能发现的最常见的心律失常是期前收缩和心房颤动。

① 期前收缩：是指在规则心律基础上突然提前出现的心跳。听诊特点为：a. 规则的节律中心音提前出现，其后有一个较长的间歇（代偿间歇）；b. 期前收缩第一心音增强，第二心音减弱；c. 长间歇后出现的第一个心跳的第一心音减弱，第二心音增强。每一次正常心跳后期前收缩规律出现，可形成联律，如每一次正常心跳后出现一次期前收缩称为二联律，每两次正常心跳后出现一次期前收缩或每一次正常心跳后出现两次期前收缩称为三联律。二联律和三联律多为病理性，常见于器质性心脏病、洋地黄中毒及低钾血症等。

② 心房颤动：由于心房内异位节律点发出异位冲动产生的多个折返所致。听诊特点为：a. 心律绝对不规则；b. 第一心音强弱不等；c. 脉率少于心率，这种脉搏脱漏的现象称为脉搏短绌。心房颤动常见于二尖瓣狭窄、冠心病或甲状腺功能亢进症等。

（3）心音　心音按其在心动周期中出现的先后顺序，依次命名为第一心音（S_1）、第二心音（S_2）、第三心音（S_3）和第四心音（S_4）。通常只能闻及第一和第二心音，在部分儿童和青少年中可闻及第三心音，第四心音多属病理性，一般不易闻及。

第一心音出现于心室收缩早期，标志着心室收缩期的开始，主要由二尖瓣和三尖瓣关闭引起的振动所产生。第二心音出现于第一心音之后，标志着心室舒张期的开始，主要由主动脉瓣和肺动脉瓣关闭引起的振动所产生。正确区分第一和第二心音是心脏听诊的首要环节，具体区分特点见表 3-3。

表 3-3　第一心音和第二心音的听诊特点

项目	第一心音	第二心音
音调	较低	较高
强度	较响	较 S_1 弱
性质	较钝	较清脆
时限	较长,持续约 0.1s	较短,约 0.08s
S_1 与 S_2 间隔	S_1 与 S_2 间隔较短	S_2 与下一个心动周期的 S_1 间隔较长
听诊部位	心尖部最响	心底部最响
与心尖搏动关系	同时出现	之后出现

（4）额外心音　指在正常 S_1 和 S_2 之外出现的附加心音，多为病理性。可出现于收缩期，也可出现于舒张期，以舒张早期额外心音最多见，临床意义也较大。因额外心音发生在 S_2 之后，与原有的 S_1 和 S_2 组成三音律，在心率＞100 次/min 时，犹如马奔跑的蹄声，又称为舒张早期奔马律，其发生是由于心室舒张期负荷过重，心肌张力减低，顺应性减退，当舒张早期心房血液快速注入心室时，引起已过度充盈的心室壁产生的振动所致。舒张早期奔马律是心肌严重损害的重要体征之一，常见于心力衰竭、急性心肌梗死、重症心肌炎和扩张型心肌病等。此外，由于心血管病治疗技术的发展，人工器材在心脏的置入，也可产生相应的额外心音，常见的如人工瓣膜音、人工起搏音等。

（5）杂音　心脏杂音是指除心音与额外心音以外，在心脏收缩或舒张过程中出现的异常声音，其特点为持续时间较长，强度、频率不同，可与心音完全分开或连续，甚至完全掩盖心音。杂音是由于血流速度加快、瓣膜口狭窄或关闭不全、心脏或大血管之间血流通道异常或心腔内有漂浮物等，使血流由正常的层流变为湍流，进而形成漩涡，撞击心壁、瓣膜、腱索或大血管壁，使之振动，从而在相应部位产生的声音。杂音最响部位与病变部位位于该区相应瓣膜密切相关。如杂音在心尖部最响，提示二尖瓣病变；杂音在主动脉瓣区或肺动脉瓣区最响，提示主动脉瓣或肺动脉瓣病变；室间隔缺损的杂音在胸骨左缘第 3 肋间最响；房间隔缺损的杂音在胸骨左缘第 2 肋间最响；动脉导管未闭的杂音在胸骨左缘第 2 肋间稍外侧处最响。杂音可沿血流方向传导，不同病变部位产生的杂音在传导上也有其特性，如二尖瓣关闭不全产生的杂音向左腋下、左肩胛下传导，主动脉瓣狭窄的杂音向颈部传导，二尖瓣狭窄的杂音则局限于心尖区。

（6）心包摩擦音　正常心包膜表面光滑，壁层与脏层之间有少量液体起润滑作用，不会因摩擦而发出声音。当心包因炎症或其他原因发生纤维蛋白沉着而使心包膜变得粗糙，在心脏搏动时，壁层与脏层心包互相摩擦产生振动而出现的声音称心包摩擦音。听诊特点为音调高，音质粗糙，类似于用指腹摩擦耳郭的声音，与心搏一致，与呼吸无关，屏气时摩擦音仍存在。可在整个心前区闻及，但以胸骨左缘第 3、4 肋间最清楚，坐位前倾及呼气末更明显。当心包腔积液达到一定量时，心包摩擦音消失，心包摩擦音常见于各种感染性心包炎，也可见于尿毒症、急性心肌梗死等。

二、血管检查

血管检查内容包括脉搏、血压、周围血管征和血管杂音。

（一）脉搏

脉搏是指在每个心动周期中，动脉内的压力随着心脏的收缩和舒张而发生的周期性波动所引起的动脉管壁搏动。触诊浅表动脉是检查脉搏的主要方法，成人和儿童首选桡动脉（图 3-7），婴儿首选肱动脉（图 3-8），必要时还可选择股动脉、足背动脉等，以并拢的食指、中指和环指的指腹进行触诊。触诊的主要内容包括脉率、脉律、紧张度与动脉壁状态、强弱和波形，注意两侧脉搏强弱及出现时间是否相同，一般两侧的差异很小。

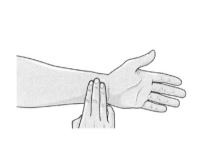

图 3-7　成人桡动脉脉搏

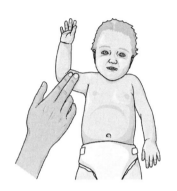

图 3-8　婴儿肱动脉脉搏

1. 脉率

正常人脉率与心率一致，安静状态下为 $60\sim100$ 次/min，脉率的生理和病理变化及临床意义与心率基本一致。但在某些心律失常，如心房颤动、频发室性期前收缩等时，由于部分心搏的心排血量显著减少，不能使周围血管产生搏动，以至脉率少于心率，称为脉搏短绌。

2. 脉律

脉搏的节律反映心脏冲动的节律。正常人脉律规则。窦性心律不齐者的脉律可随呼吸改变，吸气时增快，呼气时减慢。心律失常可影响脉律，有时有一定的规律，如期前收缩呈二联律或三联律时；有时完全无规律，如心房颤动时；二度房室传导阻滞时可有脉搏脱漏，称为脱落脉。

3. 紧张度与动脉壁状态

脉搏的紧张度与动脉收缩压的高低有关，可依据手指按压桡动脉所施加的压力大小以及感觉的血管壁弹性来估计。检查时以并拢的食指、中指和环指的指腹置于桡动脉上，用近心端手指用力按压阻断血流，如需较大力量按压方可使远端手指触不到脉搏，提示脉搏的紧张度较大。正常人动脉壁光滑、柔软，并有一定弹性；动脉硬化时，可触知动脉壁硬、弹性消失呈条索状，严重硬化时，动脉壁迂曲或呈结节状。

4. 强弱

脉搏的强弱与心排血量、脉压和周围血管阻力的大小有关。心排血量增加、脉压增大、周围血管阻力减低时，脉搏有力、振幅大，称为洪脉，见于高热、甲状腺功能亢进症、严重贫血等；反之，脉搏减弱，称为细脉，见于心力衰竭、休克、主动脉瓣狭窄等。

5. 脉搏波形

脉搏波形是用脉搏示波仪描记血流通过动脉时,动脉内压力上升和下降的曲线。通过仔细触诊动脉也可粗略地估计脉搏波形。常见异常脉搏波形的特征和临床意义如下。

(1) 水冲脉　护士用手紧握患者手腕掌面桡动脉处,将患者前臂高举过头,感受桡动脉的搏动。若感知脉搏骤起骤降,急促而有力,如潮水冲涌,即为水冲脉。主要见于主动脉瓣关闭不全、甲状腺功能亢进症、严重贫血等,为脉压增大的表现。

(2) 交替脉　指节律规则而强弱交替的脉搏。主要见于高血压性心脏病、急性心肌梗死和主动脉瓣关闭不全等,因心肌收缩力强弱交替所致,为左心衰竭的重要体征之一。

(3) 奇脉　指吸气时脉搏明显减弱或消失的现象。常见于大量心包积液、缩窄性心包炎等,是心脏压塞的重要体征之一。心包积液或缩窄性心包炎者,吸气时由于右心舒张受限,回心血量减少,无法弥补肺循环血流量增加的需要,致使肺静脉流入左心房的血量减少,形成吸气时脉搏减弱或消失的现象。

(4) 无脉　即脉搏消失,主要见于严重休克、多发性大动脉炎或肢体动脉栓塞。

(二) 血压

血压通常指体循环动脉血压,是血管内流动的血液对单位面积血管壁的侧压力,为重要的生命体征之一。

1. 血压的标准

按照《中国高血压防治指南 (2010 年修订版)》的标准,对我国成人血压水平的定义和分类见表 3-4。

表 3-4　成人血压水平的分类标准

类型	收缩压/mmHg		舒张压/mmHg
正常血压	<120	和	<80
正常高值	120～139	和(或)	80～89
高血压	≥140	和(或)	≥90
1级高血压(轻度)	140～159	和(或)	90～99
2级高血压(中度)	160～179	和(或)	100～109
3级高血压(重度)	≥180	和(或)	≥110
单纯收缩期高血压	≥140	和	<90

注:当患者的收缩压与舒张压分属不同级别时,以较高的分级为准,单纯收缩期高血压也可按收缩压水平分为 1、2、3 级。

2. 血压变动的临床意义

(1) 高血压　血压高于正常标准称为高血压。高血压原因不明者称为原发性高血压,临床所见的高血压患者大多为原发性。高血压也可为某些疾病的临床表现之一,称为继发性高血压，多见于肾动脉狭窄、慢性肾炎、嗜铬细胞瘤、原发性醛固酮增多症、皮质醇增多症和妊娠期高血压综合征等。

（2）低血压　血压低于90/60mmHg，称低血压。部分健康人，其血压长期低于90/60mmHg，但无任何不适症状，属于生理性低血压状态。病理性低血压根据其起病形式分为急性和慢性两类。急性低血压常见于休克、急性心肌梗死、心脏压塞等；慢性低血压根据病因不同可分为直立性低血压、体质性低血压和继发性低血压等。

（3）双侧上肢血压差异常　正常人双侧上肢血压相似或有轻度差异，两上肢血压相差大于10mmHg则属异常。主要见于多发性大动脉炎、先天性动脉畸形、血栓闭塞性脉管炎等。

（4）上下肢血压差异常　采用袖带法测量时，正常人下肢血压较上肢血压高20～40mmHg，若出现下肢血压等于或低于上肢血压，提示相应部位动脉狭窄或闭塞。见于主动脉狭窄、胸腹主动脉型大动脉炎、闭塞性动脉硬化、髂动脉或股动脉栓塞等。

（5）脉压增大或减小　脉压大于40mmHg为脉压增大，多见于甲状腺功能亢进症、主动脉瓣关闭不全、严重贫血和主动脉硬化等。脉压小于30mmHg为脉压减小，见于主动脉瓣狭窄、心力衰竭、低血压、心包积液、缩窄性心包炎等。

（三）周围血管征

水冲脉、枪击音、杜柔双重杂音和毛细血管搏动征等阳性体征，统称为周围血管征阳性。主要见于脉压增大的疾病，如主动脉瓣关闭不全、甲状腺功能亢进症、严重贫血等。

1. 枪击音

枪击音是指在四肢动脉处闻及的一种短促的、与心跳一致如同开枪的声音。听诊部位常选择股动脉，部分病例在肱动脉、足背动脉处也可闻及。

2. 杜柔双重杂音

将听诊器体件置于股动脉上，稍加压力，在收缩期与舒张期可听到连续性的吹风样杂音，称为Duroziez杂音。

3. 毛细血管搏动征

用手指轻压指甲末端，或以清洁的玻片轻压口唇黏膜，若受压部分边缘有红、白交替的节律性微血管搏动现象，称毛细血管搏动征。

（四）血管杂音

血管杂音的产生机制同心脏杂音，由于血流加速或血流紊乱，形成湍流，致血管壁震动而引起。由于静脉压力较低，不易出现湍流，因而静脉杂音一般不明显。临床上以动脉杂音较多见，如甲状腺功能亢进症患者，在肿大的甲状腺侧叶可闻及连续性动脉杂音；多发性大动脉炎患者在受累动脉的狭窄部位可闻及收缩期动脉杂音；肾动脉狭窄患者，在上腹部或腰背部闻及收缩期杂音。

第三节 · 实验室检查

心血管内科涉及的实验室检查种类繁多，但其中大多数为内科的常规检查。本节仅介绍具有心血管内科专科特殊性的几种检查，包括血浆凝血时间、血清心肌酶学、心肌肌钙蛋白以及血清脂质及脂蛋白等检查。

一、血浆凝血时间检查

1. 血浆凝血酶原时间测定（PT）

在被检血浆中加入 Ca^{2+} 和组织因子（组织凝血活酶），观测血浆的凝固时间，其目的是检测外源性凝血系统各凝血因子总的凝血状况。

2. 活化部分凝血活酶时间判定（APTT）

在被检血浆中加入 APTT 试剂（凝血因子 XII 激活剂和部分磷脂）和 Ca^{2+} 后，观察其凝固时间，其目的是观测内源性凝血系统各凝血因子总的凝血状况，同时也是监测肝素抗凝的首选指标。

3. 参考值

（1）PT　11～13s。超过正常对照值 3s 以上为异常。

（2）APTT（手工法）　32～43s。较正常对照值延长 10s 以上为异常。

（3）凝血酶原时间比值（PTR）（1.0±0.05）（0.82～1.15）s。

（4）国际标准化比值（INR）　INR＝PTR，参考值依不同组织凝血活酶试剂的国际灵敏度指数（ISI）值不同而异。

4. 护理注意事项

抽取抗凝血 3mL，抽血后摇匀并尽快送检，以免凝血，避免在输液端采血。

二、血清心肌酶学检查

心肌细胞损伤坏死时，细胞膜的完整性遭到破坏，细胞内的酶被释放入血。通过对血液中相关酶学检查，对急性心肌梗死、心肌炎、心肌病等有协助诊断和（或）鉴别诊断意义。

1. 血清氨基转移酶

用于心肌酶学检查，主要是丙氨酸氨基转移酶（ALT）和天冬氨酸氨基转移酶（AST）。ALT 主要分布在肝脏，其次是骨骼肌、肾脏、心肌等组织中；AST 主要分布在心肌，其次是肝脏、骨骼肌和肾脏等组织中。

比色法（Karmen 法）	连续监测法（37℃）
ALT：5～25U	10～40U/L。
AST：8～28U	10～40U/L。

2. 肌酸激酶

肌酸激酶（CK）主要存在于骨骼肌、心肌、平滑肌和脑组织中，是由两种不同亚基 M 和 B 组成的二聚体，包括 CK-MM、CK-MB 和 CK-BB 3 种同工酶。正常血清中绝大部分为 CK-MM，有极少量的 CK-MB，CK-BB 含量甚微。

酶偶联法：37℃时：男性，38～174U/L；女性，26～140U/L。

　　　　　　30℃时：男性，15～105U/L；女性，10～80U/L。

肌酸显色法：男性，15～163U/L；女性，3～135U/L。

连续监测法：男性，38～174U/L；女性，26～140U/L。

3. 肌酸激酶异型（CK-MB）

CK-MB 主要存在于心肌中，占心肌中总 CK 含量的 20%～30%，其他组织中含量甚少。对诊断急性心肌梗死具有更大的特异性。

参考值：$CK-MB_1 < 0.71U/L$，$CK-MB_2 < 1.01U/L$；MB_2/MB_1 比值 < 1.4。

4. 乳酸脱氢酶及同工酶测定

乳酸脱氢酶（LD 或 LDH）是一种糖酵解酶，主要存在于心肌、骨骼肌和肾脏。红细胞内含量丰富，为健康人血清含量的 280 倍。LDH 是由两种不同的亚基（M、H）构成的四聚体，形成 5 种同工酶，即 LDH_1（H_4）、LDH_2（H_3M）、LDH_3（H_2M_2）、LDH_4（H_3M）和 LDH_5（M_4）。LDH_1 和 LDH_2 主要存在于心肌中，可占总酶的 50%，也存在于红细胞内；LDH_3 存在于肺和脾；LDH_4 和 LDH_5 主要存在于肝脏，其次为横纹肌。当上述组织损伤时，则可进入血液，使血中 LD 水平升高。

连续监测法：104～245U/L。

速率法（30℃）：95～200U/L。

LDH 同工酶比例：$LDH_2 > LDH_1 > LDH_3 > LDH_4 > LDH_5$。

5. 护理注意事项

（1）心肌酶学对急性心肌梗死有着重要的诊断意义，其中 CK-MB 具有更大的特异性。

① CK 在起病 6h 内升高，24h 到达高峰，3～4 天恢复正常。

② AST 在起病 6～12h 后升高，24～48h 到达高峰，3～6 天降至正常。

③ LDH 在起病 8～10h 后升高，达高峰时间在 2～3 天，持续 1～2 周恢复正常。

④ CK-MB 在起病后 4h 内增高，16～24h 达高峰，3～4 天恢复正常，其增高程度能较准确地反映梗死的范围，其高峰出现时间是否提前有助于判断溶栓治疗是否成功。

（2）CK 含量和肌肉运动密切相关，其量和人体肌肉总量有关，运动后可导致 CK 明显增高，且运动越剧烈、时间越长，CK 升高越明显。

（3）在心肌梗死时，上述心肌酶升高恢复迟缓或恢复正常后又出现升高，提示梗死范围扩大或再梗死。

（4）心绞痛、慢性心房纤颤、心包炎、安装起搏器、冠状动脉造影、心脏手术、心肌炎、心肌病等也可使心肌酶升高，应注意分析判断。

三、心肌肌钙蛋白检查

1. 心肌肌钙蛋白（cTn）

为肌丝调节蛋白，由肌钙蛋白 T（TnT，调节蛋白的部分）、肌钙蛋白 C（TnC，与钙结合的蛋白）和肌钙蛋白 I（TnI，含抑制因子，在骨骼肌中无表达）3 个亚单位构成，对心肌收缩起重要的作用。虽然 TnT 和 TnI 在心肌和骨骼肌中存在，但由于有不同的基因编码，不同的氨基酸排列顺序，因此可用抗心肌肌钙蛋白 T（cTnT）、抗心肌肌钙蛋白 I（cTnI）的特异抗血清进行测定。cTnT 和 cTnI 的浓度可反映心肌受损的严重程度，对诊断心肌梗死有重要价值。

2. 参考值

① cTnT 0.02～0.13μg/L；＞0.2μg/L 为诊断临界值；＞0.5μg/L 可诊断急性心肌梗死；② cTnI＜0.2μg/L 为正常；＞1.5μg/L 为诊断临界值（每家医院的检测方法不同，参考值范围可能会有所不一）。

3. 护理注意事项

（1）急性心肌梗死（AMI）发病后 3～6h，cTnT、cTnI 升高超过参考值上限，峰值 cTnT 为 10～24h，cTnI 为 14～20h；恢复至正常时间 cTnT 为 10～15 天，cTnI 为 5～7 天；其灵敏度分别为 50％～59％、6％～44％；特异性分别为 74％～96％、93％～99％。故其特异性明显强于 CK-MB 等心肌酶。

（2）不稳定型心绞痛时肌钙蛋白也可升高，提示有小范围的梗死可能。

（3）其他微小心肌损伤，如钝性心肌外伤、心肌挫伤、甲状腺功能减退症患者的心肌损伤、药物的心肌毒性、严重脓毒血症和脓毒血症导致左心衰竭、骨骼肌疾病和肾衰竭时 cTnT 可呈假阳性升高。

（4）目前肌钙蛋白与 CK-MB 等血清心肌标志物逐渐用于急症室早期诊断急性冠脉综合征，急性冠脉综合征患者的危险度分层，判断 AMI 的范围和预后，估计 AMI 溶栓后冠脉再通和急性冠脉综合征患者的近期和远期预后，诊断非缺血心肌损伤等。

（5）用于溶栓疗效的判断。溶栓治疗后 90min cTn 明显升高，提示再灌注成功。

（6）疑为 AMI 的患者，建议入院时、入院 6h 和 12h 各测定一次 cTn。

四、肌红蛋白测定

1. 肌红蛋白（Mb）

肌红蛋白是一种氧结合蛋白，含有亚铁血红素，能结合和释放氧分子，有贮氧和输氧的功能。Mb 主要在肾脏代谢和清除。正常人血清中含量甚微，当心肌或骨骼肌受损时，可从受损肌细胞中释放入血，所以血清 Mb 测定常被用作 AMI 的早期诊断指标。

2. 参考值

男性：28～72μg/L。女性：25～58μg/L。

3. 护理注意事项

（1）检查前禁止进行剧烈运动、肌肉创伤、心导管术等，以免引起肌红蛋白升高。

（2）不同厂家试剂盒对标本的要求也不同，应按要求取血。如使用抗凝剂，通常采用肝素抗凝。

（3）血清 Mb 是早期诊断 AMI 的标志物之一，也是判定溶栓治疗效果，确定冠状动脉有无再灌注的较敏感而准确的指标之一。

五、血清脂质和脂蛋白检查

1. 分类

用于检查患者的血脂水平，为冠心病等动脉粥样硬化疾病提供诊断依据和治疗参考。血液中所有脂质总称为血脂，包括以下四种。

（1）总胆固醇（TC） 其中 30％是游离胆固醇（FC），70％是胆固醇酯（CE）。细胞内主要为 FC，血浆内以 CE 含量较多。胆固醇是细胞膜的重要组成成分，也是胆酸、肾上腺和性腺激素的前体。

（2）三酰甘油（TG） 包括由食物经肠道摄取的外源性 TG 和由肝脏合成的内源性 TG。TG 主要存在于乳糜微粒和前 β-脂蛋白中，是体内脂肪组织的主要成分。TG 参与 TC 和 CE 的形成，并与血栓形成有密切关系。

（3）磷脂（PL） 是细胞膜的重要组成成分，存在于神经组织、细胞膜和血浆中。

（4）游离脂肪酸（FFA） 为血浆中未与甘油及胆固醇酯化的脂肪酸，又称为非酯化脂肪酸。

2. 意义

血脂既是重要的生理物质，又与许多疾病，尤其是动脉粥样硬化和由其引起的心脑血管疾病的发生、发展有着密切的关系，成为这些疾病的危险因素。因此，血脂检查对于动脉粥样硬化及心脑血管疾病的诊断、治疗和预防都有重要意义。

3. 参考值

（1）TC 合适范围：＜5.18mmol/L（200mg/dL）。边缘升高：5.18～6.19mmol/L（200～239mg/dL）。升高：≥6.22mmol/L（240mg/dL）。

（2）TG 合适范围：＜1.7mmol/L（150mg/dL）。边缘升高L：1.7～2.25mmol/L（150～199mg/dL）。升高：≥2.26mmol/L（200mg/dL）。

（3）HDL-C 合适范围：≥1.04mmol/L（40mg/dL）。升高：≥1.55mmol/L（60mg/dL）。降低：＜1.04mmol/L（40mg/dL）。

（4）LDL-C 合适范围：＜3.37mmol/L（130mg/dL）。边缘升高：3.37～4.12mmol/L（130～159mg/dL）。升高：≥4.14mmol/L（160mg/dL）。

4. 护理注意事项

由于血脂与饮食运动等关系密切，其标本采集要求：①素食或低脂饮食 3 天；②采血前 24h 内禁酒、避免剧烈运动；③红色、黄色或绿色管帽真空采血管采集空腹静脉血；④采血过程中止血带结扎时间不可过长，防止标本溶血。

六、脑钠肽和氨基端脑钠肽前体检查

1. 脑钠肽（BNP）

又称 B 型利钠肽，主要来源于心室，是调节体液、钠平衡和血压的重要激素，具有排钠、利尿、扩血管的作用。心室肌细胞为 BNP 主要储存和释放部位，当容积负荷增大，心室压力增高时心肌细胞合成 B 型利钠肽前体（proBNP）释放入血，于心肌细胞外生成具有利尿利钠等生理活性的 BNP 和非活性的 N-末端 BNP（NT-proBNP）。BNP 与 NT-proBNP 是临床常用的、最稳定的心功能损伤标志物，有助于心力衰竭的诊断和鉴别诊断、危险分层及预后判断。NT-proBNP 不具有生物学活性，在心力衰竭患者血液中的浓度较 BNP 高数倍，与 BNP 相比更有利于实验室检测。

2. 参考值

BNP 为 1.5～9pmol/L；判断值为＞22pmol/L（100ng/L）。NT-proBNP：年龄＜50 岁为 450pg/mL；50～70 岁为 900pg/mL；＞70 岁为 1800pg/mL；＜300pg/mL（非年龄依赖性），可基本排除心力衰竭。

3. 护理注意事项

（1）心力衰竭诊断和分级指标　心力衰竭患者无论有无心力衰竭症状，BNP/NT-proBNP 水平均明显升高，且升高幅度与心力衰竭严重程度呈正比，因此，BNP/NT-proBNP 水平升高可作为心力衰竭早期诊断的筛选指标，结合临床表现和 BNP/NT-proBNP 升高水平可进一步对心力衰竭严重程度进行分级。

（2）呼吸困难鉴别指标　心源性呼吸困难与肺源性呼吸困难很难鉴别，但前者 BNP 水平升高，后者不升高，以此可用于两者的鉴别诊断。

第四节 · 影像学检查

一、X 线检查

（1）心脏大血管的正常投影　心脏的四个心腔和大血管在 X 线上的投影彼此重叠，仅能显示各房室和大血管的轮廓，不能显示心内结构和分界。正常情况下心包缺乏对比，不显影。后前位见心脏有左、右两个缘。

（2）心脏形态　后前位上正常心脏形态可分为横位心、斜位心、垂位心。

（3）心脏大小　测量心胸比率是确定心脏有无增大的最简单的方法。心胸比率为心影最大横径与胸廓最大横径之比。正常成人心胸比率≤0.50。

二、CT检查

（1）横轴位　横轴位是常用的标准体位。它可以清楚地显示心脏的结构，各房室间的解剖关系以及心脏房室的大小。心包呈1～2mm厚的弧线状软组织密度影，其内见低密度脂肪影。

（2）短轴位　主要用于观察左心室壁心肌，结合电影软件还可动态了解心肌收缩运动和各室壁厚度。

（3）长轴位　主要用于观察瓣膜，左心室流出道及心尖部。

（4）三维重组及冠状动脉探针　三维重组能够立体、直观地显示心脏与大血管的解剖毗邻关系。冠状动脉探针融合了曲面重组技术，通过沿冠状动脉长轴不同角度的解剖和截面，了解其管壁、管腔情况。

三、DSA检查

（1）静脉和右心房　下腔静脉位于右后心膈角处，在膈上立即进入右心房；正位观上腔静脉在上纵隔右缘，侧位位于气管前方，直接与右心房连通。右心房呈椭圆形，正位观位于脊柱右缘，侧位居中下方略偏后。

（2）右心室和肺动脉　正位观右心室呈圆锥状，底居膈面，左缘为室间隔，内部肌小梁粗大，右缘是三尖瓣口，流出道为圆锥的尖。主肺动脉位于升主动脉的左前方，在脊柱左缘分为左、右肺动脉。

（3）肺静脉和左心房　肺静脉在近肺门部汇合成左右两支，在肺门下方进入左心房。左心房呈横置椭圆形，正位居中偏左，在支气管分叉部的下方，左心耳向左心缘突出。

（4）左心室和主动脉　在正位像上左心室呈斜置椭圆形，上与主动脉相连，前缘为室间隔，下缘为左心室膈面，后缘为二尖瓣前瓣，左心室内部肌小梁纤细。侧位像上，左心室略呈三角形。侧位和左前斜位可以显示主动脉全貌。

四、MRI检查

各解剖结构MRI表现与CT表现相同。

（1）心肌　在自旋回波序列中，心肌呈中等信号强度，与横纹肌相似。右心室壁较薄，仅相当于左心室壁的1/3。

（2）心内膜　MRI上心内膜比心肌信号略高，呈一细线状影。

（3）瓣膜　MRI可清晰地显示二尖瓣、三尖瓣和主动脉瓣，一般呈中等信号强度，比心肌信号略高。

（4）心包　心包在SE序列上呈线样低信号，周围有高信号脂肪衬托。在MRI上正常心包厚度不超过4mm。

（5）冠状动脉　冠状动脉显示不稳定，重复性差，还处于研究阶段。

第五节 · 常规护理评估

一、日常生活自理能力评估

日常生活自理能力（ADL）对于每个人来说都是至关重要的，慢性病伤、关节障碍、神经损伤是日常功能状况最主要的影响因素。ADL 是一个人为了满足日常生活的需要每天所进行的必要活动。它包括了基本和躯体性日常生活活动和工具性活动，是人们为了维持生存及适应生存环境而每天必须反复进行的，最基本的、最具有共性的活动，即进行衣、食、住、行、个人卫生等的基本动作和技巧。常采用 Barthel 指数评定量表进行评定。

二、跌倒风险评估

跌倒风险评估是临床护理工作中的重要内容。运用正确的跌倒风险评估工具筛选跌倒高危人群，及早识别跌倒的高危因素并给予护理干预，可以有效降低住院患者跌倒发生率。国内外已有大量的跌倒风险评估工具，各评估工具的适用场所及适用人群有所不同，准确选择跌倒风险评估工具成为跌倒风险评估领域的关键点。目前临床常采用 Morse 跌倒评估量表，该量表包括跌倒史、多于 1 个诊断、使用行走辅助用具、静脉输液、步态及认知/意识状态 6 个条目，量表总分范围 0～125 分。0～24 分，轻度危险；25～44 分，中度危险；≥45 分，高度危险，得分越高表示跌倒风险越大。

三、压力性损伤风险评估

压力性损伤是发生皮肤和（或）潜在皮下软组织的局限性损伤，通常发生在骨隆突处或与医疗及其他医疗设备有关的损伤。表现为局部组织受损但表皮完整或开放性溃疡，可能伴有疼痛感。损伤是由于强烈和（或）长期存在的压力或压力联合剪切力导致。评估工具采用 Braden 评分法，总分 6～23 分，得分越低，发生压力性损伤的危险性越高。通过评估，筛检出风险患者，给予预防措施，降低压力性损伤的发生，同时筛检出无风险的患者，以免过度预防，造成资源浪费。

四、VTE 风险评估

1. DVT 风险评估

用一个标准化的 VTE 风险评估工具（采用 Caprini 评估量表）准确地检测出具有发展为深静脉血栓形成（DVT）风险的所有患者，从而为每个级别的风险提供合适的 VTE 预防选择方案提供依据。

2. PTE 筛查

当已确诊为 DVT 或伴有急性肺栓塞（PTE）临床表现（呼吸困难、气促、胸闷、晕厥等）的患者，可用 Wells-PTE 评估量表筛查急性 PTE 的风险。

五、疼痛评估

疼痛是一种与组织损伤或潜在的损伤相关的不愉快的主观感受和情感体验。换言之，疼痛既是一种生理感觉，又包括对这一感觉的情感反应。前者即痛觉，是个人的主观知觉体验，受性格、情绪、经验及文化背景等因素的影响；后者又称为痛反应，是机体对疼痛刺激产生的生理及心理变化，如呼吸急促、血压升高和不愉快的情绪等。根据患者情况选用合适的疼痛评估工具，常用评估工具有以下 3 种。①数字评分法：使用数字评估工具，向患者解释"0 分为无痛，10 分是您想象的最剧烈的疼痛，即痛到实在无法忍受，请在 0～10 分之间选择一个合适的数字表达您目前的疼痛强度"。②语言描述法：使用语言描述法评估工具，向患者解释疼痛强度，由轻到重分别是无痛、有点痛、轻微疼痛、疼痛明显、疼痛严重、剧烈疼痛，请患者选择一个适合表达当前疼痛强度的词语。③Wong-Banker 面部表情图：向患者解释六个表情表达不同程度的疼痛强度，请患者选择一个适当表达当前疼痛强度的脸谱（图 3-9）。评估结果可如生命体征一样描绘在体温单上。

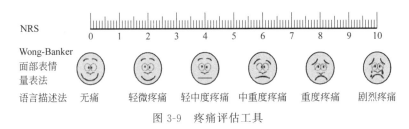

图 3-9　疼痛评估工具

六、导管风险评估

我们常见的一些导管类型包括：胸腔引流管、胃管、尿管、气管插管、中心静脉导管等，为防止导管滑脱，应本着预防的原则，认真评估是否存在导管滑脱危险因素。对患者进行导管风险评估时，可参照患者导管风险评估表进行评估。风险判断：低度风险，合计评分≤10 分，有发生导管滑脱的可能；中度风险，合计评分 11～14 分，容易发生导管滑脱；高度风险，合计评分≥15 分，随时会发生导管滑脱。

第六节·专科护理评估

作为心血管专科护理人员，还应掌握一些与心血管病相关的专科护理评估方法或工具，具体总结如下。

一、基础代谢率（BMR）

基础代谢率是指人体维持心搏、呼吸等基本生理活动所消耗的热量。BMR 指在自然温度（18~25℃）环境中，清醒、静卧、空腹、思想放松状态下，维持生命（心搏、呼吸、腺体分泌、肾脏过滤排泄、解毒等）所需消耗的最低能量。目前最常采用 Mifflin-St 公式来计算 BMR，这是最适合中国人体质、最为准确的基础代谢率计算方法。具体计算公式是（1kcal＝1000cal，1cal≈4.2J）：

男性基础代谢率（kcal/d）＝9.99×体重（kg）＋6.25×身高（cm）－5×年龄（周岁）＋5

女性基础代谢率（kcal/d）＝9.99×体重（kg）＋6.25×身高（cm）－5×年龄（周岁）－161

二、体重指数（BMI）

标准体重是反映和衡量一个人健康状况的重要标志之一。过胖和过瘦都不利于健康，也不会给人以健美感。不同体型的大量统计材料表明，反映正常体重较理想和简单的指标，可用身高体重的关系来表示。BMI 是用体重（千克数）除以身高（米数）平方得出的，是国际上常用的衡量人体胖瘦程度以及是否健康的一个标准。当我们需要比较及分析一个人的体重对于不同高度的人所带来的健康影响时，BMI 值是一个中立而可靠的指标。具体计算公式是：体重指数（BMI）＝体重（kg）÷身高（m²）。

三、体表面积（BSA）

BSA 一般指人体体表的总面积，是反映人体生理状态的重要指标之一。在体质监测和评价中的实践证明，人体体表面积又与反映人体体质强弱的身体形态、身体功能和身体素质指标具有一定的相关性。在实践中，人体体表面积指标还与运动训练、体育教学、体育锻炼等许多研究领域相关联。计算公式为：BSA（m²）＝0.0061×身高（cm）＋0.0128×体重（kg）－0.1529。

四、心指数（CI）

对于不同身材的个体来说，CI 更能客观地反映心脏功能。人体静息时的心排血量与个体表面积成正比。因此，以每平方米体表面积计算的每分输出量，称为心指数（CI），是比较不同个体之间心脏泵血功能的较好指标，一般中等身材的成人体表面积为 1.6~1.7m²，静息时每分输出量为 4.5~6.0L，心指数则为 3.0~3.5L/(min·m²)。心指数可以随不同生理条件而改变，一般 10 岁左右的静息心指数最大，可达 4.0L/(min·m²) 以上，以后随年龄增长而下降。若心指数小于 2.2L/(min·m²) 则须考虑心力衰竭的可能。在劳动、运动、情绪激动及妊娠时心指数可增大。故比较时应选用静息心指数，具体计算公式：CI＝心排血量（CO）/体表面积（BSA）。

五、10 年内发生 ASCVD 危险度评估（China-PAR）

中国人群心血管病的 10 年风险预测研究，整合了覆盖我国南北方、城乡地区最新的中国人群前瞻性队列随访数据，总样本超过 12.7 万人，最长随访超过 23 年，开发了用于预测心血管病 10 年发病风险的 China-PAR 模型。该模型除了纳入年龄、收缩压、TC 等传统危险因素外，还首次纳入地域、腰围等特色预测变量，创建了适宜国人的心血管病风险预测模型，提出并验证了不同风险分层的切点。心血管病 10 年风险分层：应用 China-PAR 模型，评估心血管病 10 年风险≥10.0% 为高危，10 年风险在 5.0%～9.9% 为中危，10 年风险<5.0% 为低危。中国心血管病风险评估和管理指南推荐通过网站或手机应用软件进行心血管病风险评估，在浏览器中输入 http//www.cvdrisk.com.cn/ASCVD/Eval；进入"心脑血管病风险评估"网站主页，可见 6 个栏目：风险评估、项目介绍、健康指导、相关研究、关于我们、登录和注册（图 3-10）；用户登录"心脑血管病风险评估"网站后，可使用手机扫描网站主页最下方的二维码，IOS 系统或安卓系统均将自动链接到浏览器，打开浏览器，可以看到"心脑血管病风险"软件的下载界面。即可下载安装该APP（图 3-11）。

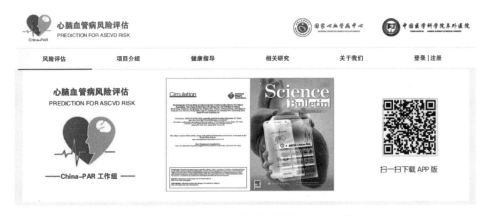

图 3-10 "心脑血管病风险评估"网站主页

六、CRUSADE 出血风险评分或 HAS-BLED 出血风险评分

CRUSADE 出血风险评分用于急性冠脉综合征（ACS）抗血小板和抗凝治疗出血风险的评价，其中包含：性别、血压、心率、血细胞比容、肌酐清除率、糖尿病、充血性心力衰竭、既往血管系统疾病病史八个预测因子。风险评估结果：极高危>50；高危 41～50；中危 31～40；低危 21～30；极低危，≤20。

HAS-BLED 出血风险评分是用于心房颤动患者使用抗血小板和抗凝治疗出血

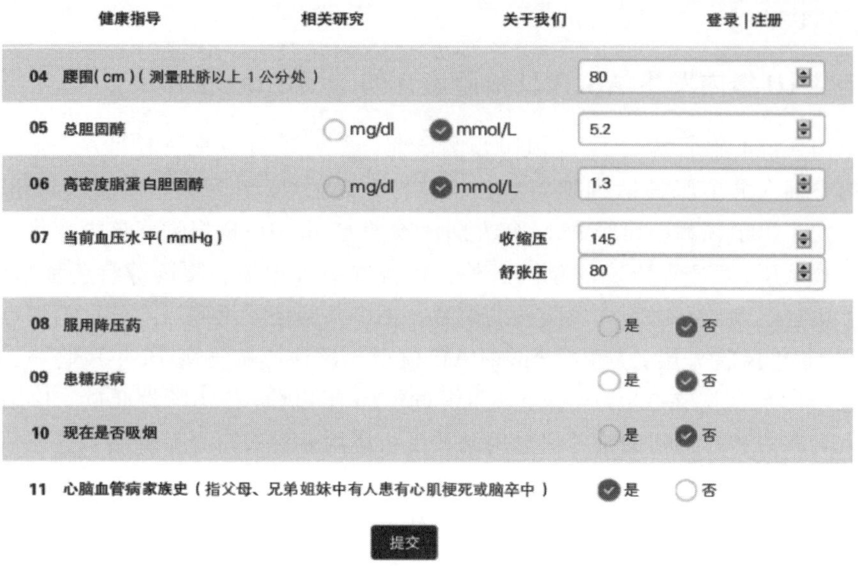

健康指导	相关研究	关于我们	登录|注册

04 腰围(cm)（测量肚脐以上1公分处） 　　　　　　　　　80

05 总胆固醇　　　　○ mg/dl　　⊘ mmol/L　　5.2

06 高密度脂蛋白胆固醇　○ mg/dl　⊘ mmol/L　1.3

07 当前血压水平(mmHg)　　　　　收缩压　145
　　　　　　　　　　　　　　　　舒张压　80

08 服用降压药　　　　　　　　　　　○是　⊘否

09 患糖尿病　　　　　　　　　　　　○是　⊘否

10 现在是否吸烟　　　　　　　　　　○是　⊘否

11 心脑血管病家族史（指父母、兄弟姐妹中有人患有心肌梗死或脑卒中）　⊘是　○否

提交

图 3-11　手机 APP 上风险评估中信息输入和提交示意

风险的评价，具体评分指标有：H—高血压（收缩压＞160mmHg）1分；A—肾和肝功能异常（各1分）1或2分；S—脑卒中1分；B—出血［指既往出血史（或）出血易感性］1分；L—服用华法林的患者国际标准化比值（INR）不稳定1分；E—高龄（如年龄＞65岁）1分；D—药物或乙醇（各1分）1或2分：伴随使用抗血小板药物或非甾体类抗炎药（NSAIDs）1分，滥用酒精1分；最高9分。

七、GRACE 缺血风险评估

对非 ST 段抬高型急性冠脉综合征（NSTE-ACS）患者应当进行危险分层，根据危险分层决定是否行早期血运重建治疗。首次推荐采用全球急性冠状动脉事件注册（GRACE）危险评分作为危险分层的首选评分方法。建议根据 GRACE 评分是否＞140 及高危因素的多少，作为对 NSTE-ACS 患者选择紧急（≤2h）、早期（24h）以及延迟（72h 内）有创治疗策略的依据。

八、西雅图心绞痛量表（SAQ）

SAQ 测定共 19 项问题，评估过去 4 周内，由于胸痛、胸部紧缩感和心绞痛所致下列各项受限程度，包括躯体活动受限程度、心绞痛稳定状态、心绞痛发作频率、治疗满意程度、疾病的认识 5 个维度。其中躯体活动受限程度（PL，问题1）；心绞痛稳定状态（AS，问题2）；心绞痛发作频率（AF，问题3～4）；治疗满意程度（TS，问题5～8）；疾病认知（DS，问题9～11）。对 5 大项 19 个条目逐项评分以及 SAQ 总分，再将得分按下面公式转化成标准积分，标准积分＝（实际得分－该方面最低得分）/（该方面最高分－该方面最低分）×100，评分越高患者生活质量及机体功能状态越好。

九、心功能不全生活质量量表（LHFQ）

LHFQ 是评价心功能不全患者生活质量（QOL）的专用生命质量量表。LHFQ 由美国明尼苏达大学 Jay Cohn 博士于 1987 年开发，LHFQ 中文版是由朱燕波等根据量表汉化方法研制而成的专门针对心功能不全患者生命质量测定的特异性量表，是目前国内心功能不全患者生命质量的测评工具。LHFQ 含有疲倦等身体领域条目 8 个、沮丧等情绪领域条目 5 个和其他领域条目 8 个，共 21 个问题。原始综合分是 0 分（最好）～105 分（最坏），得分越高，生命质量越差。转化分数最高 100 分，按逆向转换法计算，转化分换算的基本公式为：转化分＝（该领域可能的最高得分－原始分)÷该领域可能的最高得分×100。原始分如是 0 分，则转化分为 100 分；原始分如果是 105 分，则转化分为 0 分。转化分越高生命质量越好。

十、理想心血管健康指标

为促进心血管健康、降低心血管疾病发病风险，AHA 提出了 7 项心血管健康指标（不吸烟、正常体重指数、积极体育锻炼、健康饮食、正常胆固醇水平、正常血压水平、正常空腹血糖水平），如图 3-12，并将每项指标分为理想、一般、差 3 等级，分别为 2、1、0 分。理想心血管健康的评价指标均属于可防可控因素，可以通过强化生活方式干预来改善或优化，因此认为其动态变化可能与心血管疾病的亚临床病变相关。有多研究表明：理想心血管健康指标对心、脑血管具有保护作用。

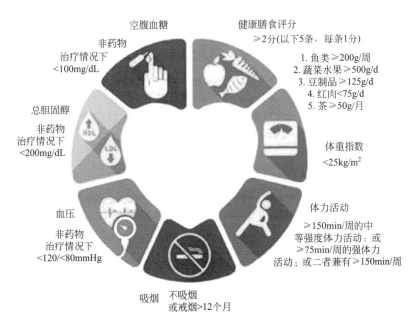

图 3-12 理想心血管健康指标（数据来源：梅斯医学）

第七节·心理评估

心内科就诊的患者中存在大量有或同时有精神心理问题的，由于传统的单纯医学模式，常忽视精神心理因素，使患者的治疗依从性、临床预后和生活质量明显降低，成为目前心血管医护人员在临床工作中必须面对又迫切需要解决的问题。如果不能及时识别与处理心血管疾病患者伴有的心理障碍，容易造成过度检查和治疗，不但会增加患者的经济负担和心理负担，而且不利于心血管疾病患者的治疗效果和预后。为尽早识别心血管疾病合并心理障碍者，医护人员首先要掌握基本的"双心"医学知识，采用简短的三问法，初步筛出可能有问题的患者。3个问题是：(1) 是否有睡眠不好，已经明显影响白天的精神状态或需要用药？(2) 是否有心烦不安，对以前感兴趣的事情失去兴趣？(3) 是否有明显身体不适，但多次检查都没有发现能够解释的原因？3个问题中如果有2个回答是，符合精神障碍的可能性达80%左右。也可采用评价情绪状态的量表筛查，心理量表是检测心理障碍患者非常直接且有效的方法，具体有：

一、躯体化症状自评量表

本量表是专门设计用来检查发病过程中可能存在的情绪问题及相应的躯体化症状，所选项目分值相加，具体判定标准：(1) <30分，无心理情绪问题；(2) 30～38分，疑有心理情绪问题；(3) 38～46分，存在轻中度心理情绪问题；(4) ≥46分，存在重度心理情绪问题。

二、患者健康问卷9项（PHQ-9）

PHQ-9用于筛查和评估抑郁症状，0～4分为正常，5～9分为轻度抑郁症，10～14分为中度抑郁症，15～19分为中重度抑郁症，20～27分为重度抑郁症。

三、广泛焦虑问卷7项（GAD-7）

GAD-7用于广泛性焦虑的筛查及症状严重度的评估，0～4分为正常，5～9分为轻度焦虑症，10～13分为中度焦虑症，14～18分为中重度焦虑症，19～21分为重度焦虑症。

四、综合医院焦虑抑郁筛查量表（HAD）

HAD量表给出了2套测定题，可分别评定焦虑和抑郁的状况，每个项目分4级评分。将2套项目分别叠加即得出各自的总分。总分0～7分代表正常，8～10分表示轻度抑郁和（或）焦虑，11～14分表示中度抑郁和（或）焦虑，总分15～21分表示严重抑郁和（或）焦虑。

如对上述心理量表仍无法确定的患者，应及时请心理专科医生会诊。

第八节·营养评估

《国民营养计划（2017—2030年）》中推荐开展临床营养行动，建立、完善临床营养工作制度，全面推进临床营养工作，开展住院患者营养筛查、评价、诊断、治疗，推动营养相关慢性病的营养防治。临床护士应具备对患者进行准确的营养风险筛查、膳食评估和营养评价，正确实施膳食指导和营养支持所需的综合能力。心血管疾病患者中营养不良普遍存在，营养不良是一个复杂的机体状态，被认为是心血管疾病预后的危险因素。早期营养不良的筛查可致早期营养干预及改善临床结局，提高生活质量。常用的营养评估工具有：

一、主观营养状态评估工具

欧洲肠外和肠内营养学会推荐袖珍营养评价简表（MNA-SF）作为老年住院患者或疗养院患者的营养状态评估工具。MNA-SF由6个项目组成：食物摄取、体重丢失、活动能力、应激或急性疾病、神经精神疾病和BMI，是一种主观营养状态评估工具，其评分越低，营养状态越差（表3-5）。

二、客观营养状态评估工具

1. 老年营养风险指数（GNRI）评分

GNRI是一种客观的营养状态评估工具，涉及血清白蛋白水平及体重与理想体重的比值，GNRI＝（14.89×血清白蛋白，g/dL）＋41.7×（当前体重/理想体重）（表3-5）。目前已经应用于外周动脉疾病、老年缺血性心肌病及慢性心力衰竭等患者的营养状态评估。

2. 预后营养指数（PNI）评分

PNI最初用于肝脏疾病患者的营养状态评估，涉及血清白蛋白、淋巴细胞计数，是一种基于临床检验数据的客观营养状态评估工具，因其简便、易于实施而应用于临床，PNI＝（10×血清白蛋白，g/dL）＋（0.005×血液淋巴细胞计数，个/L）。目前已应用于慢性心力衰竭和ST段抬高型心肌梗死（STEMI）等患者的营养状态评估（表3-5）。

3. 控制营养状态（CONUT）评分

包括3个方面：血清白蛋白（g/dL）、血清总胆固醇（mg/dL）、血液总淋巴细胞计数（个/L），涉及体内蛋白储备、卡路里消耗及免疫防御3个方面。可以作为住院患者营养不良的早期筛查工具及治疗过程中连续的营养状态监测，适用于所

表 3-5　营养状态评分标准

营养状态评估工具	评分及营养状态			
MNA-SF 评分				
近3个月有无食欲减退、咀嚼、吞咽困难	严重(0分)	轻度(1分)	无(2分)	
近3个月体重丢失/kg	>3(0分)	不知道(1分)	1~3(2分)	无(3分)
活动能力	卧床(0分)	不愿活动(1分)	外出活动(2分)	
近3个月有无应激或急性疾病	无(0分)	—	有(2分)	
神经精神疾病	严重(0)	轻度(1分)	无(2分)	
体重指数/(kg/m^2)	<19(0分)	19~21(1分)	21~23(2分)	>23(3分)
营养状态(总分)	正常(≥11分)	营养不良(<11分)		
GNRI 评分	>98	92~98	82~91	<91
营养状态(总分)	正常	轻度	中度	重度
PNI 评分	>38		35~38	<35
营养状态(总分)	正常		中度	重度
CONUT 评分				
血清白蛋白/(g/dL)	3.5~4.5(0分)	3.0~3.49(2分)	2.5~2.9(4分)	<2.5(6分)
血清总胆固醇/(mg/dL)	>180(0分)	140~180(1分)	100~139(2分)	<100(3分)
血液总淋巴细胞计数/(个/L)	>1600(0分)	1200~1599(1分)	800~1199(2分)	<800(3分)
营养状态(总分)	正常(0~1分)	轻度(2~4分)	中度(5~8分)	重度(9~12分)

注：(1)GNRI=(14.89×血清白蛋白,g/dL)+41.7×(当前体重/理想体重),理想体重=22×身高(m)的平方；(2)PNI=(10×血清白蛋白,g/dL)+(0.005×血液淋巴细胞计数,个/L)。

有人群（表3-5）。有研究表明CONUT评分与急性心力衰竭患者疾病严重性、再住院率、远期预后相关，与冠心病和慢性心力衰竭患者预后及其心力衰竭并发症相关。相比其他营养状态评估方法，具有简易、低成本、较全面等优势，可以为心血管住院患者的营养状态评估提供依据，也可用于心血管病患者长期营养状态的监测，以及时发现营养不良及相应的干预方法，以改善心血管疾病预后及提高患者生活质量，促进心脏康复。

第四章 >> **基础心电图**

第一节·心电图基本知识

一、心电图的原理

心肌兴奋与恢复时有微小的生物电产生，由此产生的电活动称为心电，心脏电激动产生的微小电流可以经过人体组织传导至体表。将金属质的探查电极置于人体表面不同部位可以感应因电场强度和方向改变所产生的电位差，用心电图机对其进行记录，即为体表心电图。

二、心电图导联系统

在人体体表相隔一定距离的任意两点分别放置正、负电极，通过导联线与心电图机连接形成电路，即可描记一系列心电波形，这种连接和记录的方法称为心电图导联。由于电极位置和不同的连接方法，可组成许多不同的导联，描记出来的波形也不同，这样可从不同角度记录出心脏电活动的变化。目前，临床上广泛应用的是由 Einthoven 创设的国际通用导联体系，称为常规 12 导联体系。为了便于对同一患者不同时期所做的心电图进行比较，对电极的放置部位和导联的连接方式进行了明确的规定。

（一）肢体导联

肢体导联包括标准肢体导联Ⅰ、Ⅱ、Ⅲ（图 4-1）和加压肢体导联 aVR、aVL、aVF（图 4-1）。标准肢体导联为双极肢体导联，反映两个肢体之间的电位差变化。加压肢体导联属单极导联，基本上代表的是正极（探查电极）所置部位的电位变化，其负极为连接其余两个肢体的电极各串联 5000Ω 电阻后并联起来构成的中心电端或无干电极。肢体导联的电极主要放置于右臂（R）、左臂（L）和左腿（F），连接此 3 点所形成的等边三角形即 Einthoven 三角，其中心点相当于中心电端。

（二）心前区导联（胸导联）

心前区导联属单极导联，反映检测部位的电位变化，包括 $V_1 \sim V_6$ 导联（图 4-2），又称胸导联。心前区导联的正极置于胸壁规定的标准部位，其负极为肢体导联 3 个电极各串联 5000Ω 电阻后并联起来构成的中心电端或无干电极，该处的电位接近零电位且较稳定。

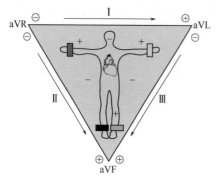
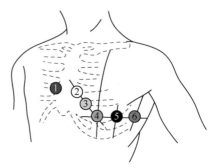

图 4-1　肢体导联示意　　　　图 4-2　心前区导联示意

临床对疑有后壁心肌梗死、左心室肥大或心脏移位等患者，一般采用加做 $V_7 \sim V_9$ 导联：V_7 位于左腋后线 V_4 水平处；V_8 位于左肩胛骨线 V_4 水平处；V_9 位于左脊旁线 V_4 水平处。小儿心电图或诊断右心病变（如右心室心肌梗死）酌情选用 $V_{3R} \sim V_{6R}$ 导联，电极放置右胸部与 $V_3 \sim V_6$ 对称处。

三、心电图波段

正常心脏的电激动起源于窦房结，兴奋心房的同时，激动沿结间束传导至房室结（激动传导在此延迟 $0.05 \sim 0.07s$），然后循希氏束→左、右束支→浦肯野纤维顺序传导，最后兴奋心室。这种先后有序的电激动传播，引起一系列电位变化，形成了心电图的相应波、段和间期（图 4-3）。

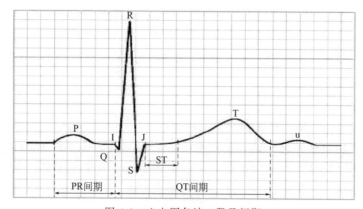

图 4-3　心电图各波、段及间期

（1）P波　最早出现振幅较小的波，代表心房除极的电位变化。

（2）PR段　P波终点至QRS波群起点间的线段，代表心房复极及房室结、希氏束、束支的电活动。

（3）P-R间期　P波起点至QRS波群起点间的距离，代表自心房除极至心室除极开始的时间。

（4）QRS波群　振幅最大的主波，代表心室除极过程的电位变化。

（5）J点　QRS波与ST段的交点，用于ST段偏移的测量。

（6）ST段　QRS波群终点至T波起点间的线段，代表心室缓慢复极过程的电位变化。

（7）T波　ST段后一个圆钝的波，代表心室快速复极过程的电位变化。

（8）Q-T间期　QRS波群的起点至T波终点的距离，代表心室除极和复极的总时间。

（9）u波　T波之后0.02～0.04s出现的振幅很小的波，代表心室后继电位。

第二节·正常心电图

一、心电图的测量

心电图描记在心电图记录纸上。当走纸速度为25mm/s时，横线代表时间，每一横格（1mm）表示0.04s，用于计算各波和各间期所占的时间。当标准电压1mV＝10mm时，纵线代表电压，每一竖格表示0.1mV，用于计算各波振幅的大小。

1. 心率的测量

60除以1个R-R或P-P间期的秒数即为心率，即心率＝60/R-R或P-P间期（s）。心律不齐时，则需测量5个以上连续的R-R或P-P间期，求平均值再按照心率＝60/R-R或P-P平均值（s），也可以数30大格内QRS波群或P波的个数乘以10。

2. 振幅的测量

P波振幅的测量以P波起始前的水平线为参考。测量QRS波群、J点、ST段、T波和u波振幅均以QRS波群起始部水平线为参考。

3. 各波段时间的测量

12导联心电图（图4-4）：P波和QRS波群以最早的P波起点测至最晚的P波终点以及从最早的QRS波群起点测至最晚的QRS波群终点。P-R间期以最早的P波起点测至最早的QRS波群起点。Q-T间期为最早的QRS波群起点至最晚的T波终点的间距。单导联心电图：P波及QRS波群以最宽的P波及QRS波群进行测量；P-R间期以P波宽大且有Q波的导联进行测量；Q-T间期以最长的Q-T间期的导联进行测量。

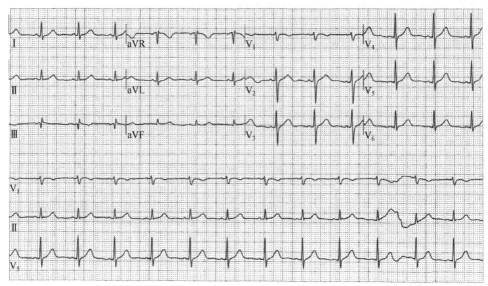

图 4-4　正常心电图

二、正常心电图的特点

（1）P波　方向：P波一定出现在 QRS 波之前，Ⅰ、Ⅱ、aVF、$V_4 \sim V_6$ 直立，aVR 倒置，其余导联呈双向、倒置或低平。形态：呈钝圆形，偶尔出现轻度切迹而呈双峰型。振幅：肢导联＜0.25mV，胸导联＜0.2mV。时限：成人＜0.12s，儿童＜0.09s。

（2）P-R 间期　正常 0.12～0.20s，老年人及心动过缓者略延长，但＜0.22s。幼儿或心动过速者相对缩短。

（3）QRS 波群　正常时限：0.06～0.10s，不超过 0.11s。波形与振幅：正常Ⅰ导联的 R 波＜1.5mV，Ⅰ、Ⅱ、Ⅲ导联的 QRS 波群在没有心电轴偏移的情况下，主波向上，aVR 导联的 QRS 波群主波应向下，可呈 QS、Qr、rS、rSr′型，aVL 与 aVF 导联的 QRS 波群常呈 qR、Rs 或 R 型，也可呈 rs 型。aVL 导联的 R 波＜1.2mV，aVF 导联的 R 波＜2.0mV，胸导联 V_1、V_2 导联多呈 rS 型，V_1 的 R 波一般＜1.0mV；V_5、V_6 导联的 QRS 波群可呈 qR、qRs、Rs 或 R 型，R 波一般＜2.5mV。正常胸导联的 R 波逐渐增高（自 $V_1 \sim V_5$ 导联），而 S 波逐渐变小。R 峰时间：在 V_1、V_2 导联＜0.04s，在 V_5、V_6 导联不应大于 0.05s。

（4）ST 段　正常 ST 段在等电位线上，但亦可轻度偏移：在肢体导联抬高＜0.10mV，少数可达 0.15mV；在胸导联 V_1、V_2＜0.3mV；V_3 导联＜0.5mV；其余导联＜0.1mV。各导联压低均＜0.05mV。

（5）T波　振幅：＜1.3mV，＞1/10R 波。方向：与 QRS 主波一致。形态：顶端圆钝型，上升支较缓，下降支较陡。

（6）Q-T 间期　心率在 60～100 次/min 时，Q-T 间期正常范围为 0.32～0.44s。

（7）u 波　振幅在 V_3 导联一般<0.2～0.3mV，其他导联均<0.05mV，且方向与 T 波一致。

三、心电图的分析流程

（1）检查每个心动周期是否有 P 波，以及 P 波与 QRS 波群关系如何，以确定心脏节律是否正常。

（2）测量 P-P 或 R-R 间距，计算心率。如果房率及室率不一致，则应分别计算后记录。

（3）测量 P-R 间期、V_1 及 V_5 室壁激动时间、心电轴等。

（4）观察 P 波、QRS 波群形态、振幅及间期，观察有无高电压及低电压，注意各波之间的关系及比例。

（5）注意 ST 段有无移位，移位的程度及形态，T 波形态及幅度。

（6）测量 Q-T 间期，观察 u 波的幅度与方向。

（7）参考患者的年龄、性别、临床诊断及用药情况可做出初步诊断。

第三节·异常心电图

一、心房肥大

1. 右心房肥大

P 波振幅异常，但时限正常，包括：①P 波高尖，振幅≥0.25mV，以 Ⅱ、Ⅲ、aVF 导联明显，又称"肺型 P 波"。常见于肺心病、先心病患者。②Ⅰ、V_1 导联 P 波直立时，振幅≥0.15mV，P 波正负双向者，其振幅的算术和≥0.20mV（图 4-5）。

2. 左心房肥大

P 波时间延长，包括：①P 波增宽，时间≥0.12s，常呈双峰型，两峰峰距≥0.04s，常见于风湿性心脏病二尖瓣狭窄，故又名"二尖瓣型 P 波"，以 Ⅰ、Ⅱ、aVR 及心前区导联明显。②V_1 导联 P 波常呈正负双向，P 波终末电势（$PtfV_1$）的绝对值≥0.04mm·s（图 4-6）。

二、心室肥大

1. 左心室肥大

（1）QRS 波电压增高，包括：肢导联 R_I>1.5mV，R_{aVL}>1.2mV，R_{aVF}>2.0mV 或 $R_I + S_{Ⅲ}$>2.5mV；心前区导联 R_{V_5} 或 R_{V_6}>2.5mV，或 $R_{V_5} + S_{V_1}$>4.0mV（男）或>3.5mV（女）。

（2）QRS 时间延长到 0.10～0.11s，但一般<0.12s。

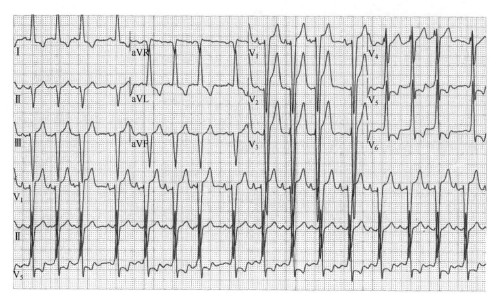

图 4-5　左、右心房肥大、左心室肥厚、频发房性早搏、完全性左束支传导阻滞

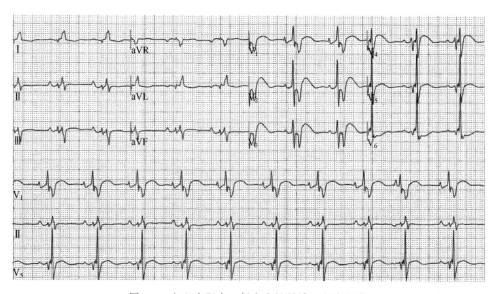

图 4-6　左心房肥大，偶发房性早搏，室内阻滞

（3）伴电轴左偏在 −30° 以上。

（4）伴 ST-T 改变，V_5、V_6 导联 ST 段压低 0.05mV 以上，T 波与主波方向相反（图 4-7）。

2. 右心室肥大

（1）QRS 波形态及振幅改变。V_1 导联呈 R 型或 Rs 型，R/S≥1；V_6 导联 S 波加深，R/S≤1；$R_{V_1}>1.0mV$ 或 $R_{V_1}+S_{V_5}>1.05mV$（重症 >1.2mV）；aVR 导联

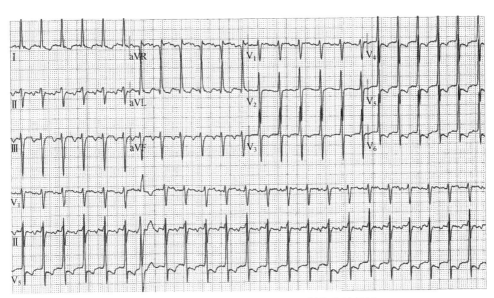

图 4-7 左心室肥大，房扑呈 2∶1，偶发性早搏

以 R 波为主，＞0.5mV 或 R/q 或 R/s≥1，R$_{aVR}$＞0.5mV。

（2）电轴右偏≥＋90°（重症＞＋110°）。

（3）伴继发性 ST-T 改变：V$_1$、V$_2$ 导联 ST 段下移，T 波双向或倒置。

（4）QRS 时限＞0.03s（图 4-8）。

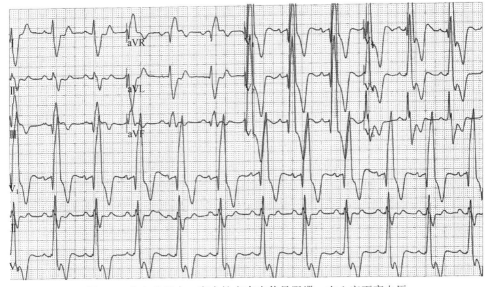

图 4-8 右心室肥大，完全性右束支传导阻滞，左心室面高电压

3. 双侧心室肥大

（1）胸前导联分别呈左或右心室肥大的改变。

（2）单纯右心室肥大的改变＋部分左心室肥大的条件。

（3）单纯左心室肥大的改变＋部分右心室肥大的条件。

（4）正常或正常范围心电图（左右心室电压相互抵消）。

三、冠状动脉供血不足

冠状动脉供血不足的心电图表现为 ST 段改变或 T 波改变，也可同时出现 ST-T 改变。

1. 心内膜供血不足

心内膜心肌缺血时，缺血区的导联表现为直立高大的 T 波，如下壁心内膜心肌缺血时，下壁导联Ⅱ、Ⅲ、aVF 出现直立高大的 T 波。心内膜心肌损伤时，位于心外膜面的导联表现为 ST 段压低。

2. 心外膜供血不足

心外膜心肌缺血（包括透壁性心肌缺血）时，缺血区的导联 T 波呈倒置，如下壁心外膜心肌缺血时，下壁导联Ⅱ、Ⅲ、aVF 出现倒置的 T 波。心外膜心肌损伤时，表现为 ST 段抬高。

四、心肌梗死

1. 心肌梗死分期及心电图波形的动态演变

（1）超急性期 主要为高耸、巨大型 T 波。

（2）急性期 异常 Q 波＋ST 段弓背向上抬高，T 波倒置逐渐加深。

（3）亚急性期 异常 Q 波＋T 波倒置。

（4）陈旧期 仅留有异常 Q 波，T 波恢复正常，或为静止的倒 T，不再演变（图 4-9）。

2. 心肌梗死定位

判断心肌梗死的部位主要依据心电图坏死型图形（异常 Q 波或 QS 波）出现的导联，多与冠状动脉供血区域有关（表 4-1）。

表 4-1　心电图导联与心室部位及冠状动脉供血区域的关系

导联	心室部位	供血的冠状动脉
Ⅱ、Ⅲ、aVF	下壁	右冠状动脉或左回旋支
Ⅰ、aVL、V_5、V_6	侧壁	左前降支的对角支或左回旋支
$V_1 \sim V_3$	前间壁	左前降支
$V_3 \sim V_5$	前壁	左前降支
$V_1 \sim V_5$	广泛前壁	左前降支
$V_7 \sim V_9$	正后壁	左回旋支或右冠状动脉
$V_{3R} \sim V_{4R}$	右心室	右冠状动脉

五、心律失常

（一）快速性心律失常

1. 心动过速

（1）窦性心动过速　是一种对适当的生理刺激（如运动）或过度刺激（如甲状腺功能亢进症）的正常反应。心电图特点（图4-9）：①窦性P波规律出现，呈拱形，圆钝、较光滑。P波在Ⅰ、Ⅱ、aVF导联直立，aVR导联倒置。②P波频率>100次/min，基本整齐。③P-R间期0.12~0.20s。④同导联P-P及R-R间距差<0.12s。

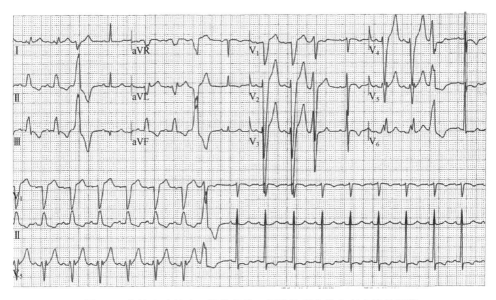

图4-9　窦性心动过速，偶发室早，间歇性完全性左束支传导阻滞

（2）房性心动过速（简称房速）　根据发生机制与心电图表现的不同，可分为自律性房速、折返性房速、紊乱性房速，分别由自律性增高、折返和触发活动所致。心电图特点（图4-10）：①连续3次房性期前收缩构成短阵房速。②频率快而规则，160~250次/min为阵发性房速，70~130次/min为非阵发性房速。心率快时P'与前面T波重叠，形成P'-T融合。③P-R间期>0.12s，异位P'波形态与窦P不同。④QRS时限及形态正常。⑤可有继发性ST-T改变。诊断房速时需注意，房速伴不规则传导时，心室率可不规则；房速伴室内差异传导时，QRS可增宽及畸形；房速伴2∶1传导时，注意与窦速鉴别。

（3）交界性心动过速　发生机制与房室交界区组织自律性增高或触发活动有关。最常见病因是洋地黄中毒，其他为下壁心肌梗死、心肌炎、急性风湿热、低钾血症、心脏手术后或慢性阻塞性肺疾病，射频导管消融慢通道时亦可出现，偶见于

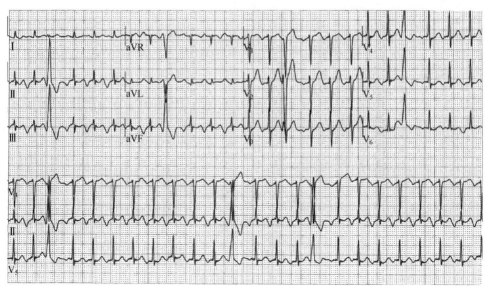

图 4-10　房性心动过速，频发室性早搏，ST-T 改变

正常人。心电图特点：①连续 3 次交界性期前收缩构成短阵交界性心动过速。②可见逆行 P′波，P′-R＜0.12s，R-P′＜0.20s，亦可无逆行 P′波。③心室率快而规则，QRS 形态正常，突发突止，持续时间长短不一。④频率 150～250 次/min 为阵发性交界性心动过速，70～130 次/min 为非阵发性交界性心动过速。房速与交界性心动过速不易分清时统称为"阵发性室上性心动过速"简称"室上速"（图 4-11）。

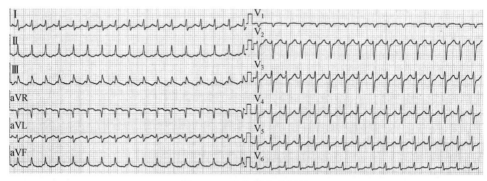

图 4-11　室上性心动过速

（4）室性心动过速　是指连续出现≥3 个、频率＞100 次/min、且起源于房室结以下的激动。心电图特点（图 4-12）：①连续 3 次以上的室性期前收缩为短阵室性心动过速。②QRS 波群宽大畸形，时限＞0.12s。③频率 130～180 次/min 为阵发性室性心动过速，可见突起骤停；41～120 次/min 为非阵发性室速，室率多不规整，有继发性 T 波改变。④偶尔室上激动可下传至心室，发生心室夺获，其 QRS 间期较短，畸形不明显。⑤有时室性异位激动与窦性激动形成室性融合波。

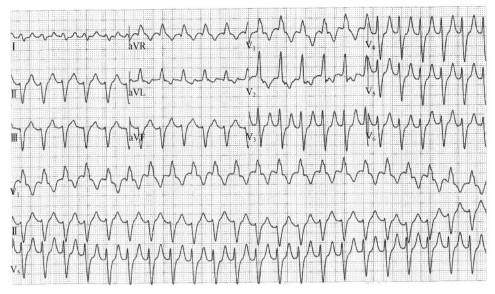

图 4-12　室性心动过速

2. 过早搏动（期前收缩）

（1）**房性早搏**　是指起源于窦房结以外心房的任何部位，提前出现的心房激动。正常成人进行 24h 心电监测，大约 60％有房性期前收缩发生。心电图特点（图 4-13）：①提前出现的 P′波，其形态与窦性 P 波有或多或少的不同。②P′-R 间期＞0.12s。③QRS 时间及形态正常。④代偿多不完全。

（2）**交界性早搏**　是指起源于房室交界区的激动形成的期前收缩。心电图特点

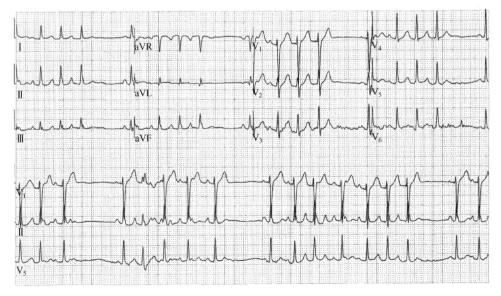

图 4-13　频发房性早搏形成短阵速，ST 段压低

（图 4-14）：①提前出现的 QRS-T 波群，其形态与窦性者基本相同，变形者为室内差异传导所致。其前无窦性 P 波。②配对时间常固定。③逆行 P′波可有可无。如有逆行 P′波，可出现在 QRS 之前或之后或在 QRS 之中；在之前者 P′-R 间期 < 0.12s，在之后者 R-P′ < 0.20s，若在其中则见不到逆行 P′波。④代偿间歇多完全。

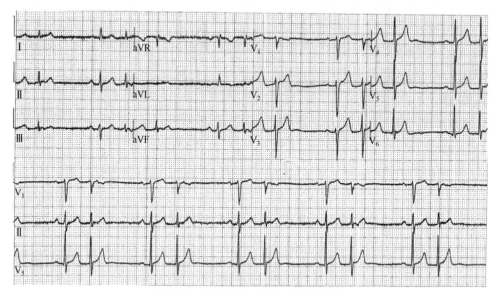

图 4-14　窦性心律，频发交界性早搏

（3）室性早搏　是指起源于希氏束以下部位的期前收缩。心电图特点（图 4-15）：①提前出现的 QRS 波群、宽大、畸形、其前后无相关 P 波。②大多数 T 波与 QRS

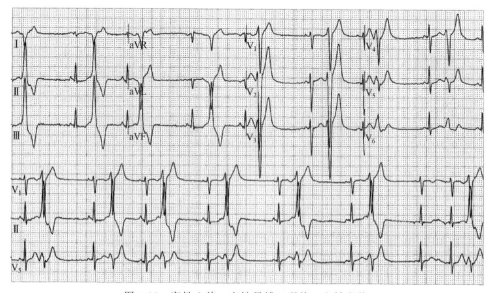

图 4-15　窦性心律，室性早搏二联律，电轴右偏

主波方向相反。③代偿间歇完全。

3. 扑动与颤动

（1）心房扑动 是指快速、规则的心房电活动。心电图特点（图4-16）：①P波消失，以心房扑动波（F波）代替，间距及振幅均匀齐。常呈连续的锯齿状，升支较陡，降支较平。在Ⅱ、Ⅲ、aVF、V_1、V_2导联常较清楚。F-F之间无等电位线。②心房频率在250～350次/min。③心室率大多规则，2∶1下传时，心室率多在150次/min左右，快而规则，且F-R间期固定；传导比例增大时，心室率慢而规则；传导比例不规则时，心室率可不规则（常为伴隐匿传导或文氏现象）。④QRS波群形态基本正常，呈室上性型。在伴有完全性房室传导阻滞时，其QRS形态取决于异位起搏点的部位。

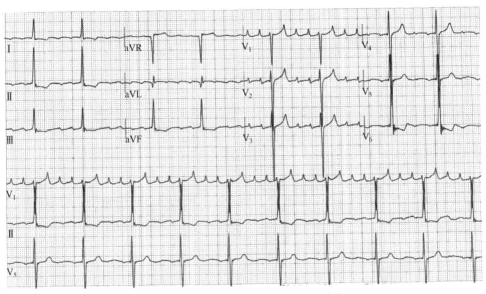

图4-16 心房扑动（4∶1），ST-T改变

（2）心房颤动 是临床上最常见的持续性心律失常。心电图特点（图4-17）：①P波消失，以一系列大小不等、形态不一、间距不匀的心房颤动波（f波）代替。V_1导联最明显。②心房频率在350～600次/min。③心室率极不规则。

（3）心室扑动 心电图特点（图4-18）：①呈连续、大幅度"正弦曲线样"波形，波形尚规则，QRS与ST-T均辨不清，亦无等电位线。②频率为150～250次/min。

（4）心室颤动 心电图特点（图4-18）：①QRS-T波群完全消失，代之以形态不同、大小各异，极不均匀的颤动波。②频率为250～500次/min。

4. 预激综合征（又称WPW综合征）

预激综合征是指心房部分的激动由正常房室传导系统以外的先天性附加通道（旁路）下传，使心室某一部分心肌预先激动（预激），造成以异常心电生理和（或）伴发多种快速性心律失常为特征的综合征。典型预激综合征，即肯特（Kent）

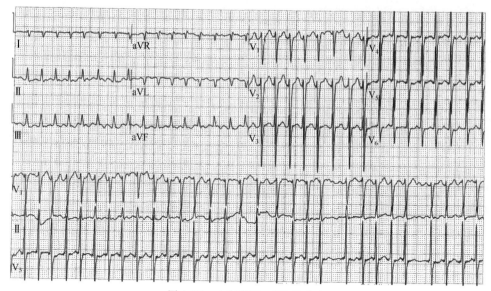

图 4-17　心房颤动，ST-T 改变

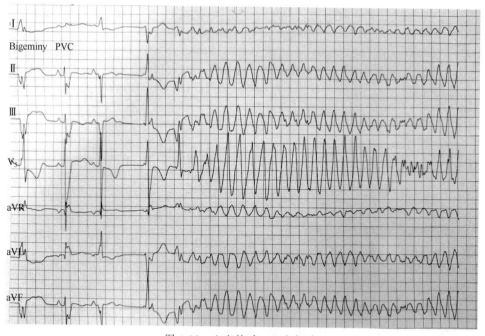

图 4-18　心室扑动、心室颤动

型，心电图特点（图 4-19）：①P-R 间期＜0.12s。②QRS 波起始部分有明显粗钝，即预激波，亦叫 delta 波（"δ"波），一般与 QRS 主波方向一致。③QRS 波群时限延长，＞0.11s。④P-J 间期正常。⑤伴有继发性 ST-T 改变，通常 T 与"δ"波方向相反。⑥可伴有阵发性室上性心动过速史。

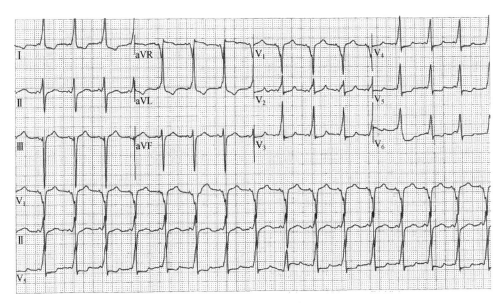

图 4-19　B 型预激综合征

（二）缓慢性心律失常

1. 窦性心动过缓

是指窦房结的自律性＜60 次/min，多见于健康人群，尤其是运动员、年轻者或睡眠状态时。心电图特点（图 4-20）：①具有正常窦性心律的特点。②P 波率＜60 次/min，一般不＜40 次/min。③P-P 间期或者 R-R 间期超过 1s。④P-R 间期 0.12～0.25s。⑤QRS 波正常。⑥窦性心动过缓常伴有窦性心律不齐。

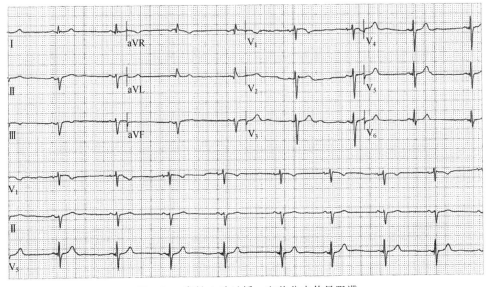

图 4-20　窦性心动过缓，左前分支传导阻滞

2. 窦性停搏

窦性停搏是指窦房结不能产生冲动而使心脏暂时停止活动。心电图特点（图 4-21）：①在规则的 P-P 间距中现 P 波脱落，形成长 P-P 间距，长 P-P 间距与正常 P-P 间距不成倍数关系。②若停搏时间过长，可出现交界性或室性逸搏及其他节律来替代窦房结的激动。

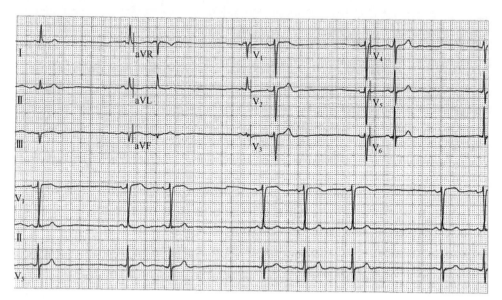

图 4-21　窦性心律，窦性停搏

3. 逸搏和逸搏心律

逸搏和逸搏心律是一种生理性的保护机制。最常见的是房室交界性逸搏，室性逸搏次之，而房性逸搏较少见。共同特点是：①延迟出现，即大于窦性周期或基本心律的周期；②逸搏周期恒定，发自同一起搏点的逸搏，无论是散在的还是逸搏心律，逸搏周期多固定；③无传入阻滞；④逸搏周期接近基本心动周期时，可形成干扰性房室分离。

（1）交界性逸搏　最多见，心电图特点：①比基本心律延迟出现的 QRS 波群，形态与正常 QRS 相似；②逸搏周期恒定（1.2～1.5s），散在的逸搏时距相差 <0.08s；③逆行 P′ 波可出现在 QRS 前、中、后，P′-R 间期 <0.12s，R-P′<0.20s，P′ 与 QRS 相重叠则看不到；④交界处的冲动逆行至心房的一部分，产生"房性融合波"，其形态介于 P′ 波与窦性 P 波之间；⑤连续 3 次或 3 次以上的交界性逸搏为交界性逸搏心律，频率在 40～60 次/min。

（2）室性逸搏　心电图特点（图 4-22）：①在较长间歇后延迟出现的 QRS 波群宽大畸形，时限≥0.12s；②逸搏周期恒定，通常为 1.5～2.4s；③室性逸搏逆传至心房产生逆 P′，此逆 P′ 必然在 QRS 之后，R-P′ 时限 0.12～0.2s，与交界性逆 P′ 可位于 QRS 之前不同；亦可与窦性激动在心房内发生干扰，形成房性融合波，或在心室内干扰，形成室性融合波，或在房室连接处干扰，形成房室分离；④室性逸搏连续出现 3 次以上为室性逸搏心律，通常频率为 25～40 次/min。

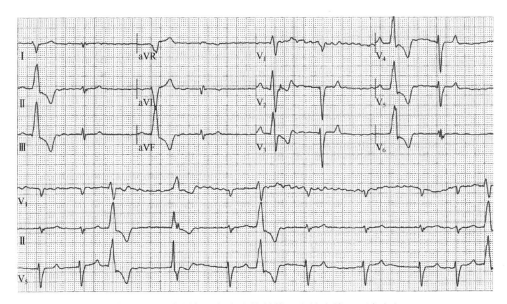

图 4-22　心房纤颤，频发室性早搏，室性逸搏，T 波改变

4. 房室传导阻滞（AVB）

房室传导阻滞是由于房室传导系统不应期的病理性延长所引起的房室间传导延缓或阻断，是最常见的一种心脏传导阻滞。

（1）一度房室传导阻滞（一度 AVB）　房室传导时间延长，但每个来自心房的激动都下传至心室。心电图特点（图 4-23）：①每个 P 波后均有 QRS 波群；②P-R 间期＞0.20s；③按心率换算 P-R 间期＞正常最高值；④P-R 间期虽未＞0.20s，但与过去的心电图相比，心率相近或增快时，P-R 间期延长了 0.04s；⑤交界性心律者，P-R 间期＞0.16s。

（2）二度房室传导阻滞　心房激动间歇被阻不能下传心室，通常被阻的只有一个心搏。二度房室传导阻滞根据 P-R 间期的特点又分为二度Ⅰ型房室传导阻滞（文氏型，二度Ⅰ型 AVB）和二度Ⅱ型房室传导阻滞（莫氏型，二度Ⅱ型 AVB）。

二度Ⅰ型 AVB（图 4-24）心电图特点：①P-R 间期逐渐延长，直至一次 QRS 波群脱落，然后恢复至第一个 P-R 间期；P-R 间期延长的增量逐渐减少；②QRS 波群脱落之前 R-R 间距逐渐缩短，表现为心室率逐渐增快；③脱落前的 R-R 间距最短，脱落后的 R-R 间距最长；④QRS 波群脱落时的长 R-R 间距小于任何短 R-R 间距的 2 倍；⑤每出现 1 次 QRS 波群脱落为 1 个文氏周期（阻滞周期），每一个文氏周期的时限有时恒定，有时亦有长短变化。

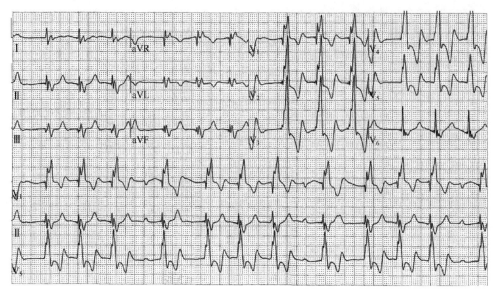

图 4-23　一度 AVB，交界性逸搏心律，完全性右束支传导阻滞

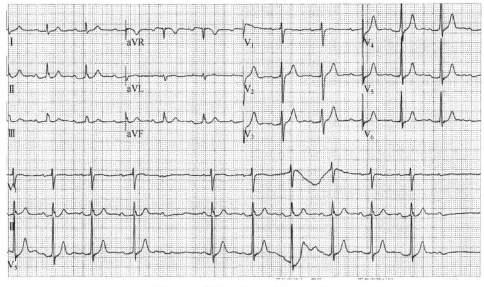

图 4-24　窦性心律，二度 I 型 AVB

二度 II 型 AVB（图 4-25）心电图特点：①P-R 间期正常或延长，常固定不变；②在隔 1 次或数次 P 波后，发生 QRS 脱漏，表现为 2：1、3：2、4：3、5：4 的阻滞；③长的 R-R 间期为窦性周期的 2 倍。高度 AVB（二度 AVB 中较重的一种）：①P-P 间期规则，P 波与 QRS 波群大部分无关；②房室传导比例 3：1 以上，多为 4：1、6：1、8：1 等，有心室夺获；③P-R 间期可正常或延长，少数 P 波可呈跨越传导；④常可发生交界性逸搏或交界性逸搏心律，偶见室性逸搏。

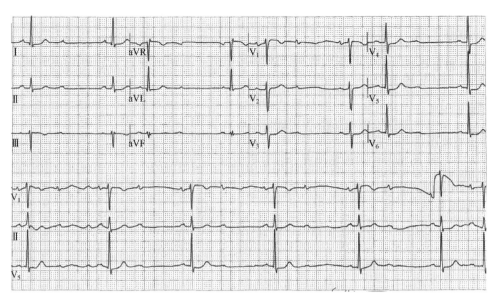

图 4-25　窦性心律，2：1 房室传导阻滞，ST 段水平型下移

（3）三度房室传导阻滞（三度 AVB）　所有来自心房的冲动都不能传至心室，心室的激动由房室结以下的被动心律产生，即逸搏心律，又被称为完全性 AVB。心电图特点（图 4-26）：①P-P 和 R-R 间期各有其固定规律，P 波与 QRS 波群完全无关。②P-P 间期＜R-R 间期。③QRS 波群形态由阻滞部位决定。希氏束以上阻滞QRS 形态正常，QRS 间期＜0.12s，室率 40～60 次/min。阻滞部位在希氏束分叉以下时，QRS 波群明显畸形，间期≥0.12s，室率 30～40 次/min，后者实际上大

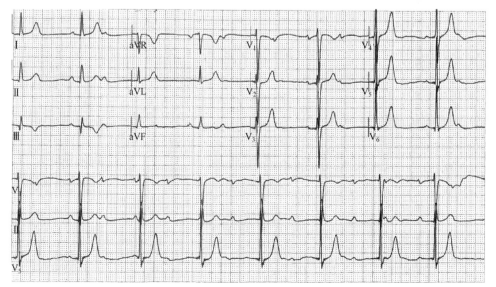

图 4-26　三度 AVB

多为完全性双支或三支传导阻滞。④心室率慢而规则。但在下列情况，心室率可不规则：偶有窦性激动下传夺获心室；伴有室性期前收缩；同时存在两个以上的心室自身节律点并各有其频率。

5. 束支传导阻滞

（1）右束支传导阻滞（RBBB）　心电图特点：①节律为室上性。②V_1 导联呈 rsR' 或 M 型，或呈 R 波增宽、切迹。③V_5、V_6 导联呈 qRS 型，S 波粗钝，宽阔 $>0.04s$，Ⅰ、Ⅱ、aVL 导联多与 V_5、V_5 导联波形相似。aVR、V_1 导联的 R' 波粗钝。④ST-T 呈继发性改变。⑤电轴右偏。⑥右心室 VAT 时间延长 $>0.03s$。⑦QRS 波时限 $\geqslant 0.12s$，为完全性 RBBB（图 4-27）。QRS 波时限 $<0.12s$ 为不完全性 RBBB。

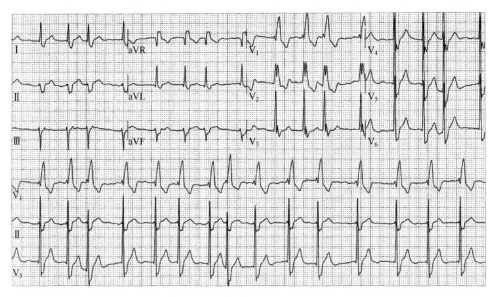

图 4-27　心房纤颤，完全性 RBBB

（2）左束支传导阻滞（LBBB）　心电图特点：①节律为室上性。②V_1、V_2 导联呈 QS 或 rS 型，S 波深宽伴有切迹。③V_5、V_6 导联呈 R 型，R 波粗钝切连，无小 q 波。④电轴左偏。⑤左室壁激动时间延长 $>0.06s$。⑥左胸导联伴 ST 段压低、T 波倒置的继发性改变，右胸导联可呈对应性改变。⑦ST-T 呈继发性改变。⑧QRS 总时限 $\geqslant 0.12s$ 为完全性 LBBB（图 4-28）。QRS 总时限 $<0.12s$ 为不完全性 LBBB。

六、药物和电解质紊乱对心电图的影响

1. 洋地黄中毒

（1）洋地黄效应的心电图改变　①ST 段呈斜形下降，T 波低平，双向或倒置。ST 段与 T 波倒置部分连在一起时，形成"鱼钩状"波形。②Q-T 间期缩短。③P-R 间期延长。

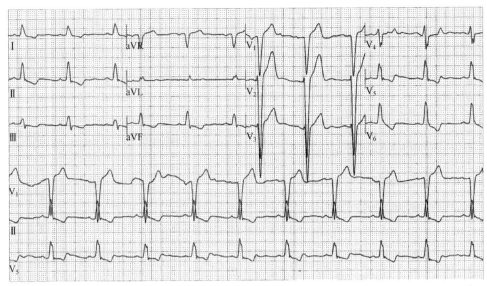

图 4-28　完全性 LBBB，左心室面高电压，ST-T 改变

（2）洋地黄中毒的心电图改变，可出现各种类型的心律失常，常见的有：①频发室性期前收缩呈二联律，或频发多源性室性期前收缩。②房性心动过速伴二度 AVB，交界性及室性心动过速，心房颤动。③二度 AVB、三度 AVB。

2. 低钾血症

①u 波增高＞1mm，u 波＞同导联 T 波。②T 波降低，平坦或倒置。③Q-T 间期延长，T 波与 u 波融合。④ST 段压低，可达 0.05mV 以上。⑤出现各种心律失常，以窦性心动过速、期前收缩（尤为室性早搏）、阵发性心动过速等为常见。⑥一度至二度房室传导阻滞。

3. 高钾血症

①T 波高尖、两支对称，基底变窄，呈"帐篷状"。②P 波振幅降低，甚至消失，呈窦-室传导。③QRS 时间增宽，R 波降低，S 波增深，呈室内传导阻滞。④可出现窦缓、窦律不齐、交界性心律、交界性心动过速、房内阻滞、室内阻滞、房室传导阻滞、窦性静止、室性心动过速、室性自主节律、心室颤动等心律失常。

4. 低钙血症

①ST 段平直延长、Q-T 间期延长。②T 波低平、双向或倒置。

5. 高钙血症

①ST 段缩短或消失，Q-T 间期显著缩短。②ST 段压低，T 波倒置。③异位心律或期前收缩。

七、其他心脏疾病

1. 急性心包炎

① ST-T 改变，发病早期除 aVR 导联外，其余各导联 ST 段呈斜直形或弓形上

移，弓背向下。数日恢复至等电位线，随后 T 波由直立→低平、双向→倒置。②QRS 低电压，可同时伴 P 波、T 波低电压，有时呈电交替。③窦性心动过速。

2. 慢性缩窄性心包炎

① QRS 低电压。②ST-T 改变，T 波低平、平坦（等电位线）、双向或倒置（常为浅倒，两支大多对称，十分常见。少数 ST 段下移）。③P 波增高、增宽及双峰。④常有窦速、房颤等心律失常。⑤可表现右心室肥大或右束支阻滞图形。

3. 心肌炎

① 传导阻滞：最常见为一度房室传导阻滞、二度Ⅰ型房室传导阻滞（文氏现象），其次为其他各类传导阻滞。②QRS 波群时限延长，波形切迹顿挫及电压减低。③ST-T 改变：ST 段下移、T 波低平或倒置。④Q-T 间期延长。⑤心律失常：以各种期前收缩、各类心动过速、房颤、交界性节律为多见，其次为房室传导阻滞，以一度房室传导阻滞为多。

4. 心肌病

心电图有较多改变，可同时或相继出现各种心电图异常，但无特异性，故必须结合临床考虑。①各型房室传导阻滞及/或单支、双支、多支束支阻滞，室内传导阻滞等。②各种异位心律或期前收缩，易呈多源性。③Q-T 间期延长。④低电压。⑤心室肥厚。⑥似非穿壁性心肌梗死或酷似急性心肌损伤之 ST-T 改变。⑦酷似陈旧性心肌梗死图形，但不易定位，其异常 Q 波多深而不宽。

第四节 · 心电图临床应用价值

自 100 多年前 Einthoven 首次将其应用于临床至今，心电图已经成为心血管内科极为重要甚至是唯一的心脏事件的观察手段。心电图是诊断心律失常的黄金标准，也是诊断其他心脏疾病的关键或重要指标，同时也是治疗疗效的重要观察指标。具体临床应用范围如下。

（1）对鉴别心律失常价值最大。

（2）辅助诊断心肌病变，包括心肌梗死，急性、慢性冠状动脉供血不足，心肌炎，心肌病等。

（3）诊断急性及慢性心包炎。

（4）心房、心室肥大，根据心电图的综合表现，对某些疾病可做出病因学诊断，如心脏瓣膜狭窄、肺源性心脏病、右位心等。

（5）提示药物影响，如洋地黄、毒毛花苷 K、奎尼丁、氯喹、锑剂、依米丁等。

（6）提示电解质紊乱，如高、低钾血症及高、低钙血症。

（7）心搏骤停时，可及时了解心律及心肌状态，借以提示必要的处理。

（8）外科大手术前、手术中及心脏手术、心导管检查时可随时了解心脏情况，借以指导手术的进行，指示必要的药物处理。

（9）观察急性传染病，神经、呼吸、血液、内分泌及肝、肾脏疾病对心脏的影响。

（10）协助观察某些疾病的演变情况。

必须注意的是，心电图是检查心脏的重要方法之一，但亦有其局限性，它只能反映心肌兴奋的始发点及兴奋在心房、心室的传播情况，而这些心电活动往往是非特异性的，生理变异很大，不能显示心脏储能，心肌及瓣膜的机械活动，不能直接说明心脏瓣膜疾病的解剖诊断。因此，不能孤立地对待心电图，必须与病史采集、体格检查、实验室检查、X线检查及其他检查方法密切配合，才能发挥有效的作用。

第五章

▶▶ **心血管病常见症状体征及护理**

第一节·胸痛

一、定义及病因

胸痛是一种常见的临床症状，病因复杂，涉及多个器官和系统，病情程度轻重不一。根据胸痛的风险程度可将胸痛分为致命性胸痛和非致命性胸痛两大类，也可分为心源性胸痛和非心源性胸痛。心源性胸痛是由于心脏疾病导致的疼痛，最常见的原因是冠状动脉硬化引起的心脏供血供氧不足，如各种类型的心绞痛、急性心肌梗死，其他可见于急性主动脉夹层动脉瘤、急性心包炎等。

二、临床表现

胸痛主要是胸前区的疼痛和不适感，表现为闷痛、紧缩感、烧灼感、针刺样痛、压榨感、撕裂样痛、刀割样痛等，以及一些难以描述的症状。胸痛的部位一般指从颈部到胸廓下端的范围，有时可放射至颌面部、牙齿和咽喉部、肩背部、双上肢或上腹部。典型心绞痛位于胸骨后，呈阵发性压榨样痛，于体力活动或情绪激动时诱发；急性心肌梗死疼痛无明显诱因，持续时间长，伴血压、心率改变；急性主动脉夹层动脉瘤出现胸骨后或心前区撕裂样剧痛，向背部放射；急性心包炎因呼吸或咳嗽疼痛加剧，呈刺痛。

三、护理要点

1. 休息

胸痛发作时，立即协助患者卧床休息，吸氧，解开衣领及束缚的衣物，保持安静直至症状消除。

2. 用药护理

（1）给予患者舌下含服 0.5mg 硝酸甘油，若服用硝酸甘油 3～5min 后症状未能得到有效缓解，继续加服 0.5mg。若心绞痛频繁发作，且舌下含服硝酸甘油的作用不大，可在医嘱指导下进行硝酸甘油的静脉滴注。另外，需要做好硝酸甘油含片的正确使用方法、注意事项等指导工作。

（2）遵医嘱静脉泵入硝酸酯类（硝酸甘油、硝酸异山梨酯、单硝酸异山梨酯）、钾通道开放剂（尼可地尔）和钙通道阻滞剂（地尔硫䓬）等药物预防及控制患者胸痛。注意滴注速度保持在较慢的状态，告知患者和家属不能自行调节滴速，以防发生低血压等意外。给药期间加强观察患者的反应，对于头痛、面色潮红等症状，向患者做好解释工作，让患者明白该药物会促进头面部血管扩张，从而引发症状，让其不必过于担心。

3. 病情观察

密切关注患者生命体征及疼痛评分情况，尤其是胸痛时心率与心电图的变化。

4. 心理护理

胸痛带来的疼痛感会引起患者精神紧张、焦虑、恐惧、绝望等。根据心理评估结果给予患者积极的心理暗示，同时做好适当的心理疏导，让其消除顾虑，保持比较积极乐观的心态。对于情绪波动较大且心理护理效果不佳的患者，可遵医嘱适当使用镇静剂。

5. 生活护理

心绞痛发作患者需要卧床休息，护理人员协助患者做好口腔护理、皮肤护理等。

6. 健康指导

指导患者避免引起患者胸痛的诱发因素，如过度劳累、吸烟饮酒、受寒、饱餐、熬夜等。让其认识到烟酒、不良饮食习惯、情绪激动、过劳、便秘等是心绞痛的常见诱因，帮助其养成健康的生活习惯。

第二节 · 心悸

一、定义及病因

心悸是一种自觉心脏跳动的不适感或心慌感。患者心悸时，心脏活动的频率可能增快，也可能减慢或者正常，节律可能规则或不规则。当心率加快时感到心脏跳动不适，心率减慢时则感觉搏动有力。心悸症状可短暂发作亦可持续存在，持续存在者需经过治疗方可终止。心悸的病因很多，常见的原因有心脏本身病变（心律失常、器质性心脏病等）、精神心理疾病（焦虑、惊恐等）、系统性疾病（甲状腺功能亢进症、低血糖、发热、贫血、直立性低血压等）和药物或毒品作用（肾上腺素、阿托品、酒精、咖啡因、尼古丁和减肥药等）。应注意除剧烈活动或情绪激动后出现的心悸属于正常现象外，其余情况下出现的心悸均属于病理现象。

心悸发生机制尚未完全清楚，一般认为心脏活动过度是心悸发生的基础，常与心率及心排血量改变有关。根据心搏的频率、节律及强度，将心悸分成 4 类，包括早搏型心悸、心动过速型心悸、焦虑相关型心悸及脉冲型心悸。①早搏型心悸：患者多有心脏"漏跳"的不适感甚至疼痛。多见于无器质性心脏病年轻患者的房性/室性期前收缩。②心动过速型心悸：患者常自觉心跳极快，可为规则（如房室折返性心动过速、心房扑动、室性心动过速）或不规则的（如心房颤动），常由室上性/室性心动过速引起，呈突发突止。部分患者可能因系统性疾病或服用药物致窦性心动过速，症状多为渐发渐止。③焦虑相关型心悸：患者多有明显的焦虑症状，心率仅轻度加快，不会高过相应年龄段上限心率。此型心悸不论阵发性或持续性均呈渐发渐止，并常合并一些非特异性症状如手面部发麻，不典型的胸痛或呼吸急促过度换气，多于心悸发作前出现，多与心理疾病有关。④脉冲型心悸：患者感觉心跳非常有力、心律规则，但心率仅轻度加快。多见于器质性心脏病（如二尖瓣反流），呈持续性发作；还可见于贫血、脚气病等可导致高动力循环的疾病。

二、临床表现

心悸时患者主诉心悸感或不适感，可能伴随着心前区疼痛、发热、晕厥或抽搐、消瘦、出汗等症状，常引起焦虑或恐惧。心悸严重程度并不一定与病情呈正比，初发、敏感性较强者、夜深人静或注意力集中时心悸明显，持续较久者适应后则减轻。心悸一般无危险性，但少数由严重心律失常所致者可发生猝死。

三、护理要点

1. 体位护理

患者的心悸症状比较明显时，指导患者切忌左侧卧位，以免加重症状；患者存在心功能不全时，协助患者半卧位，使回心血量减少，减轻心悸症状。

2. 病情观察

了解患者心悸发生时间、性质、严重程度、诱发因素等，观察存在的伴随症状，如胸痛、呼吸困难等。遵医嘱监测患者生命体征及全身状况，积极去除各种诱发因素。评估患者心电图，做好起搏、电复律、消融术等治疗前准备，发现严重心律失常、晕厥或抽搐时，立即通知医生，配合抢救。

3. 吸氧

遵医嘱采取面罩吸氧或鼻导管吸氧改善患者的心悸症状。吸氧可提高血氧浓度，对治疗心律失常有效。对器质性心脏病引起的心悸，如伴有呼吸困难、不能平卧、发绀等也应吸氧。

4. 用药护理

在心电监测下，遵医嘱应用抗心律失常药物，观察疗效及不良反应，睡眠障碍者遵医嘱给予少量镇静剂。

5. 心理护理

心悸时会引起焦虑和不安，向患者解释心悸出现的原因、缓解措施及预防的方法等，必要时做心理评估和心理疏导。

6. 生活护理

根据自理能力评估结果，指导患者穿宽松的衣服，减少束缚感，缓解心悸、呼吸困难等症状。病情严重时，如严重心律失常患者需要绝对卧床休息，协助患者做好基础护理。

7. 饮食护理

指导患者科学合理的饮食原则，保证饮食营养均衡，可以多吃富含维生素、纤维素的食物。器质性心脏病引起的心悸，应控制钠盐，少量多餐，以减轻水肿和心脏前负荷，多吃水果、蔬菜、维生素，防止低钾血症，避免饱餐及饮浓茶、酒、咖啡。

8. 健康指导

病情稳定时可适当活动，病情好转后再逐渐起床活动。指导患者戒烟戒酒，规律作息，避免情绪激动等。

第三节 · 心源性呼吸困难

一、定义及病因

呼吸困难是指患者感到空气不足，呼吸费力，客观表现为呼吸活动用力，重者鼻翼扇动，张口耸肩，甚至发绀，呼吸辅助肌也参与活动，并有呼吸频率、深度和节律的异常。心源性呼吸困难又称气促，是患者在休息或较轻的体力活动中自我感觉到的呼吸异常。心源性呼吸困难症状主要是受到心脏疾病的影响而引发左心功能损伤导致，常见于左心衰竭、右心衰竭、心包炎、心肌病、心脏压塞等。心脏由于各种病变导致心肌受损，心功能会逐渐降低，失去代偿功能，到了终末期即发展为慢性心力衰竭。而慢性心力衰竭患者由于其心脏泵血功能不畅，进而直接导致肺部血液灌注及气体交换速率不佳，最终引发呼吸困难。

二、临床表现

心源性呼吸困难主要的表现形式有劳力性呼吸困难、夜间阵发性呼吸困难、端坐呼吸、急性肺水肿四种。①劳力性呼吸困难：最早出现也是病情最轻的一种，在体力活动时发生或加重，休息后缓解或消失。②夜间阵发性呼吸困难：常发生在夜间，于睡眠中突然感胸闷、气急而憋醒，被迫坐起，呼吸深快，重者可有哮鸣音，称为"心源性哮喘"，大多数端坐休息后可自行缓解。③端坐呼吸：平卧时有呼吸困难，需高枕位、半卧位甚至端坐时方可好转。④急性肺水肿：最严重的一种，患者突发严重呼吸困难，呼吸频率快，端坐呼吸，咳嗽，咳粉红色泡沫痰，烦躁不安，面色发绀，大汗，皮肤湿冷，双肺满布湿啰音和哮鸣音。

三、护理要点

1. 病情监测

密切监测血氧饱和度、动脉血气分析结果，观察呼吸困难程度、发绀症状。听诊肺部湿啰音变化，是否存在不能平卧，有无夜间睡眠中憋醒等症状。

2. 体位

根据患者心功能情况协助患者取有利于呼吸的卧位，轻症者嘱患者高枕卧位休息；重症者抬高床头或垫高被子，取半卧位休息；更严重者协助患者伏桌休息或立即端坐，双腿下垂，减少下肢回心血量，减轻心脏负荷，降低肺淤血和肺水肿程度，改善呼吸困难症状。

3. 生活护理

病房保持整洁、舒适，室内温度 20～25℃，湿度 50％～60％，开窗通风，地面消毒；服饰宽松，被褥轻软，减轻憋闷感症状。病情严重不能自理者协助做好基础护理。

4. 呼吸道护理

勤漱口、刷牙，保持口腔卫生，密切观察并及时清理呼吸道异物，指导患者深咳嗽排痰。

5. 用药护理

遵医嘱静脉给药时，注意观察患者血压、心率、心律的变化，控制输液量和速度，避免增加心脏负荷而诱发急性肺水肿。观察用药疗效及不良反应。

6. 吸氧

根据血氧饱和度和血气分析结果判断缺氧程度，给予相应氧浓度的氧疗，轻度缺氧氧流量 1～2L/min，中度缺氧 3～4L/min，重度缺氧及肺水肿 4～6L/min。

7. 心理护理

严重呼吸困难患者易出现焦虑、恐惧、激怒、濒死感等，更易导致呼吸困难。根据心理评估结果做好患者的心理疏导工作，抚慰患者的不安情绪，鼓励患者放松，以降低交感神经兴奋性，减轻呼吸困难症状。

8. 饮食护理

呼吸困难患者应进食易消化和不易发酵的食品，预防便秘和肠胀气。便秘和肠胀气会使横膈上升而影响呼吸运动，便秘还会造成排便用力，氧耗量增加，加重呼吸困难症状。

9. 健康指导

指导患者在病情允许下适当活动，预防静脉血栓形成。若患者出现明显的心前区不适、呼吸困难时，应停止活动。卧床期间进行肢体活动，鼓励患者尽可能生活自理。

第四节 · 心源性水肿

一、定义及病因

心源性水肿是由于心脏功能减退而使每搏输出量不足，使有效循环血量减少，肾血流量减少，肾小球滤过率降低，继发性醛固酮增多，肾小管重吸收钠增多，引发水钠潴留及静脉压增高，导致毛细血管静水压增高，组织液回流减少。常见于右心衰竭或全心衰竭，也可见于渗液性心包炎或缩窄性心包炎。

二、临床表现

心源性水肿的临床表现是水肿，首先出现在身体下垂部位，如卧床患者的骶尾部或非卧床患者的胫前、足踝部，指压皮肤可出现凹陷，称为压陷性水肿，晚期出现胸腔、腹腔积液。水肿常在下午出现或加重，休息一夜后减轻或消失。另外患者还可伴有其他右心衰竭表现，如颈静脉怒张、肝肿大、静脉压增高、尿量减少、近期体重增加。

三、护理措施

1. 体位

严重水肿尤其伴有大量胸腔、腹腔积液的患者因肺受压及横膈抬高，使呼吸运动受限而产生呼吸困难，原则上取坐位或半卧位，减轻呼吸困难；下肢水肿者应减少站立或坐位时间，尽量平卧，抬高下肢，减轻水肿；阴囊水肿者可用托带托起阴囊，利于水肿消退，同时注意局部皮肤护理，防止破溃。

2. 休息与活动

休息有助于增加肾血流量，提高肾小球滤过率，促进水钠排出，减轻水肿。因此，轻度水肿者应限制活动；重度水肿者，尤其心、肝、肾功能减退时，应卧床休息，有利水肿消退。

3. 病情观察

评估患者水肿情况，每天测量体重，时间安排在早餐前，嘱患者排尿，并尽量穿同质量的衣服称重；准确记录出入水量。有腹水或下肢水肿者应每日测量腹围或腿围，以判断病情进展及疗效。

4. 饮食护理

（1）限制钠盐摄入 给予低盐、低热量、易消化饮食，少食多餐，以免加重消化道淤血。钠盐限制程度应根据水肿程度、心力衰竭程度及利尿药治疗情况而定，一般每日食盐量应少于5g。除钠盐外，限制其他含钠多的食品和饮料，如发酵食品、腌制食品、香肠、味精、罐头、碳酸饮料等。

（2）限制水的摄入　心力衰竭进行性加重的患者，24h 饮水量不应超过 800mL。严重水肿且利尿药疗效不佳时，每日进液量控制在前一日尿量加 500mL 左右。

5. 用药护理

用药期间记录每日尿量，观察水肿有无消退，伴随症状有否减轻或好转，以判断疗效。利尿药尤其是强排钠利尿药可导致低钠、低钾血症等药物不良反应。低钾血症主要表现为软弱无力、恶心、呕吐、腹胀，肠蠕动减弱或消失，心率早期增快并有心律失常，心电图示 T 波低平、倒置，可出现 U 波等。低钠血症主要表现为肌无力、肌痉挛、口干、眩晕、胃肠功能紊乱等。代谢性碱中毒主要表现为易激动、神经肌肉过度兴奋，严重者可有强直性痉挛。不宜在晚间服用利尿药，避免夜间因排尿影响睡眠。输液时减慢输液速度，防止加重心力衰竭。

6. 皮肤护理

预防皮肤破损与感染。告知患者及家属使用便盆时动作轻柔，勿强行推、拉，防止擦伤皮肤。保持床单干燥、柔软、平整无皱，嘱患者穿柔软、宽松的衣服。协助患者翻身或使用便器时勿强行推、拉，防止擦破皮肤。避免过冷或过热的刺激，使用热水袋保暖时水温不宜太高，防止烫伤。定期观察水肿部位和皮肤受压部位的情况，注意有无发红、破溃现象，发现异常情况及时处理。

第五节 · 咳嗽、 咳痰

一、定义及病因

咳嗽是呼吸道黏膜受刺激引起的一种防御动作，借以清除咽部和整个呼吸道的分泌物和防御异物吸入。咳痰是借助支气管黏膜上皮细胞的纤毛运动，支气管平滑肌的收缩及咳嗽的用力呼气将呼吸道内的病理性分泌物经口腔排出的一种活动。常见于呼吸道疾病，异物、灰尘、刺激性气体、过冷或过热空气等吸入或刺激、胸膜疾病、心血管疾病等。当器质性心脏病或其他原因所致左心衰竭引起肺淤血、肺水肿，或因右心及体循环静脉栓子脱落引起肺栓塞时，肺泡及支气管内漏出物或渗出物，刺激肺泡壁及支气管黏膜时均可引起咳嗽、咳痰。

二、临床表现

咳嗽可伴或不伴咳痰，无痰或痰量少称为干性咳嗽；伴有痰液称为湿性咳嗽。可能伴随着发热、胸痛、呼吸困难、咯血、浓痰、哮鸣音等症状。心血管疾病引起的咳嗽咳痰多发生于夜间，坐位或立位时可减轻或消失，痰常呈白色浆液泡沫状，偶可见痰中带血丝；急性肺水肿时咳大量粉红色泡沫样痰。长期慢性淤血时肺静脉压升高，支气管黏膜下扩张的血管破裂可引起大咯血。

三、护理要点

1. 生活护理

保持室内空气清新，经常开窗通风，维持适当的温湿度。让患者喝少量温开水，湿润呼吸道，减少呼吸道刺激，缓解因咳嗽导致的不适。

2. 休息

剧烈、频繁咳嗽时应注意适当休息，减少机体耗能。

3. 体位

指导或协助患者尽可能采取舒适的坐位或半坐位，并注意让脊柱挺直，有利于膈肌运动和肺扩张，促使腹肌收缩和增加腹压，也有利于咳嗽、排痰。

4. 胸部物理治疗

对痰量较多而又咳痰无力的患者，要防止痰液潴留，发生呼吸道阻塞与窒息，可采取物理治疗的措施。物理治疗的原理是利用机械的力量使呼吸道内分泌物松动并排出体外，包括深呼吸有效咳嗽、胸部叩击、体位引流、超声雾化吸入等。

（1）深呼吸有效咳嗽　可帮助维持呼吸道通畅，防止肺不张等并发症。指导患者每2～4h进行5～6次深呼吸，在深吸气后屏气片刻，然后咳嗽，将痰咳至咽部，再迅速将痰咳出。或者缓缓吸气，同时上身前倾，咳嗽时腹肌收缩，腹壁内缩，一次吸气，连续咳嗽3声将痰咳出。深吸气后的咳嗽可促使分泌物从远端移向大气道随咳嗽排出，或黏附于气道壁的黏液被清除。

（2）胸部叩击　适用于长期卧床、久病体弱而无力排痰者，应定时协助其翻身、叩背，患者取侧卧位，操作者5指并拢稍向内合掌，迅速、规律地叩击患者背部各肺叶区，自下往上，由外向内，每一肺叶反复叩击1～3min，每分钟120～180次，叩击同时鼓励患者做深呼吸和有效咳嗽。每次叩击15～20min为宜，一般不超过30min，每日2～3次，宜在餐前进行，并在餐前至少30min内完成。叩击时发出一种空而深的拍击音则表明手法正确。

（3）体位引流　利用重力，使肺、支气管内分泌物顺支气管排出体外的方法，适用于支气管扩张、肺脓肿等有大量脓痰的患者。

（4）湿化和超声雾化吸入　湿化是通过湿化装置将液体或药物分散成悬浮于气体中极微小的雾滴与微粒，使进入呼吸道的气体饱含水蒸气，以保持呼吸道湿润，促进痰液排出，减少痰栓，防止肺不张、器官黏膜损伤和由此引起的感染。雾化吸入使药物以雾化（气溶胶）状态经呼吸道吸入，发挥局部治疗作用的方法，称为雾化吸入治疗，达到祛痰、止咳、解痉、平喘、抗感染的作用，在此基础上改善呼吸功能。

5. 饮食护理

慢性咳嗽者能量消耗增加，又因咳痰、发热及药物副作用等，食欲常下降，应进食高热量、高蛋白、高维生素的膳食，少量多餐。避免刺激性食物，如辛辣或产气食物等。

6. 用药护理

按医嘱使用消炎、止咳、祛痰、平喘药。用药期间应注意药物的疗效及不良反应。须注意的是，咳嗽为机体保护性反射，咳嗽伴有大量痰液时切勿随意使用可待因等强镇咳类药物。

第六节 · 发绀

一、定义及病因

发绀是指由于血液中还原型血红蛋白含量或异常血红蛋白衍化物增加使皮肤、黏膜呈青紫色的现象，也可称紫绀。多因心肺疾患所致，也见于中枢神经系统损伤及某些血液病。

1. 血液中还原血红蛋白增加（真性发绀）

（1）中心性发绀　多由心、肺疾病引起呼吸功能衰竭、通气与换气功能障碍，肺氧合作用不足导致动脉血氧饱和度（SaO_2）降低所致。

（2）周围性发绀　常由于周围循环血液障碍所致。

（3）混合型发绀　可见于心力衰竭等。

2. 血液中存在异常血红蛋白衍生物

（1）高铁血红蛋白血症　包括先天性高铁血红蛋白血症和后天获得性高铁血红蛋白血症。先天性高铁血红蛋白血症是指自幼即发绀，而无心肺疾病及引起异常血红蛋白的其他原因所致。后天获得性高铁血红蛋白血症最常见于各种化学物质或药物中毒引起血红蛋白中二价铁被三价铁所取代，致其失去与氧结合的能力。

（2）硫化血红蛋白血症　为后天获得性，服用某些含硫药物或化学品后，使血液中硫化血红蛋白达到 5g/L（0.5g/dL）即可发生发绀。

二、临床表现

患者的皮肤、黏膜呈现青紫色改变，常见于皮肤较薄、色素较少和毛细血管丰富的部位，如口唇及其周围、口腔黏膜、眼结膜、甲床、鼻尖及耳垂等处。重症心肺疾病患者出现发绀的同时可伴有呼吸困难、杵状指、意识障碍等。中心性发绀表现为发绀为全身性，除四肢及颜面外，也累及躯干和黏膜；周围性发绀表现为发绀出现于四肢末端及下垂部位，若给予按摩或加温，使皮肤转暖，发绀可消退；混合型发绀为中心性发绀与周围性发绀同时存在。

三、护理要点

1. 病情观察

定时评估及记录患者的生命体征和发绀情况，比较不同时间患者的变化情形，预期可能发生的改变并提供防范措施，以避免病情恶化。

2. 生活护理

调节适当的温度、湿度，注意保暖，保持病房环境清洁，减少不适当的温度、湿度、尘埃所造成的呼吸不适。

3. 体位与休息

使用床上桌、枕头、椅背等维持舒适的半卧位或坐位。急性期应限制患者的活动并给予日常生活协助，维持氧消耗量于最低限度。

4. 氧疗

根据缺氧的情况选择合适的给氧浓度，轻度缺氧氧流量 1～2L/min，中度缺氧氧流量 3～4L/min，重度缺氧及肺水肿氧流量 4～6L/min。

5. 饮食护理

食用易消化、不发酵的食物，以减少肠内气体或便秘，避免膈肌上升，抑制呼吸运动。少量多餐，以减少氧消耗量。

6. 健康指导

指导患者戒烟，吸烟会刺激呼吸道黏膜，使分泌物增加，导致换气障碍。

第七节·心源性晕厥

一、定义及病因

晕厥指全脑低灌注所致的短暂性意识丧失，可自行恢复。心源性晕厥主要是由于心肺疾病等引起心排血量显著减少、中断或严重低血压而引起一时脑缺血、缺氧，表现为突发短暂的可逆性意识丧失，常伴有人体张力丧失而不能维持一定的体位。可发生于休息时，仰卧位或运动期间心排血量不能满足需求的情况下。常见病因为严重心律失常、心脏瓣膜病、心肌梗死、梗阻性肥厚型心肌病、肺栓塞等。由于心排血量突然下降而产生的晕厥并伴有抽搐称为阿-斯综合征。

二、临床表现

心源性晕厥主要特征：①患者在发生晕厥前可出现先兆症状，表现为眩晕、全身疲乏无力、耳鸣、神志恍惚、面色苍白、口腔积满唾液、全身出汗。②在先兆症状出现时如立即平卧或头低位，可防止晕厥的发生；否则患者会出现眩晕逐渐加重，伴恶心呕吐、面色苍白、四肢无力、意识模糊。大约持续数秒钟后全身肌张力丧失，跌倒在地。③患者晕厥发作过后，可伴有腹部不适，恶心甚至呕吐，有便意，头部不适，出汗，面色苍白，四肢发凉，有的出现嗜睡。轻者发作历时数秒钟，重者可达数分钟后神志逐渐清醒。如伴有痉挛者，则意识恢复时间可达几十分钟之久。

三、护理要点

1. 体位

当患者脸色苍白、出冷汗、神志不清时，立即让患者蹲下，再使其躺下，以防跌撞造成外伤。使患者平卧，头放低，抬高下肢，解开患者衣领，保持呼吸道通畅，配合医生进行急救处理。

2. 病情观察

遵医嘱监测患者生命体征，必要时心电监测。观察并记录好血压、脉搏、呼吸、面色、心率、心律、血氧饱和度等；观察发病的频度、持续时间、缓解时间、伴随症状及有无诱发因素等，观察急救处置效果。

3. 心理护理

发生心源性晕厥的患者容易出现焦虑、抑郁等情绪，根据心理评估结果做好患者及家属的心理安抚和疏导。

4. 健康指导

患者在发生晕厥前一般有先兆症状，护士对患者及家属应进行有关晕厥健康教育。讲解有关心源性晕厥的常识，包括发病原因、处理措施、预防方法，提高患者自我保护措施。

第八节 · 上腹胀痛

一、定义及病因

腹痛是指上起横膈，下至骨盆范围内的疼痛不适感，是临床常见的一种症状。临床上一般将腹痛按起病急缓，病程长短分为急性和慢性腹痛。腹痛多由腹内组织或器官受到某种强烈刺激或损伤所致，也可由胸部疾病及全身性疾病所致。常见于消化道疾病，如胃炎、消化性溃疡等上消化道疾病以及胆囊炎、胰腺炎等胆系胰腺疾病所致；腹外脏器疾病如急性心肌梗死和下叶肺炎等亦可引起腹痛。

二、临床表现

腹痛是一种主观感觉，腹痛的性质和强度，不仅受病变情况和刺激程度影响，而且受神经和心理等因素的影响。即患者对疼痛刺激的敏感性存在差异，相同病变的刺激在不同的患者或同一患者的不同时期引起的腹痛在性质、强度及持续时间上有所不同。腹痛伴随发热提示炎症、结缔组织病、恶性肿瘤等；伴呕吐提示食管、胃或胆道疾病；呕吐量多提示有胃肠梗阻；伴腹泻提示肠道炎症、吸收不良、胰腺疾病；伴休克，同时有贫血提示腹腔脏器破裂（如肝或脾破裂或异位妊娠破裂），心肌梗死、肺炎也可有腹痛伴休克；伴尿急、尿频、尿痛、血尿等，表明可能有泌尿系感染或结石；伴消化道出血，如为柏油样便或呕血提示消化性溃疡或胃炎等；如为鲜血便或暗红色血便，常提示溃疡性结肠炎、结肠癌、肠结核等。

上腹胀痛是指位于左、右侧第十肋最低点连线以上、横膈以下部位的胀痛感。急性心肌梗死患者如梗死部位在膈面，尤其面积较大者多有上腹部痛，其痛多在劳累、紧张或饱餐后突然发作，呈持续性绞痛，并向左肩或双臂内侧部位放射，伴有恶心，可有休克。

三、护理要点

1. 用药护理

遵医嘱用药，做好用药指导。镇痛药物种类很多，应根据病情、疼痛性质和程度选择性给药。注意观察用药后的不良反应，如口干、恶心、呕吐、便秘和用药后的镇静状态。急性剧烈疼痛未确诊时，不可随意使用镇痛药物，以免掩盖症状，延误病情。

2. 病情观察

注意观察患者疼痛的部位、发作时间、性质及程度、频率、诱因、持续时间及相关疾病的其他临床表现等，定期做疼痛评估。疼痛部位有无转移、疼痛性质有无改变、疼痛症状有无缓解等。

3. 健康指导

告知患者腹部胀痛的原因及避免腹部胀痛的措施，指导患者养成健康的生活习惯，不暴饮暴食，戒烟限酒，不熬夜加班，生活规律等。

第九节 · 恶心、 呕吐

一、定义及病因

恶心是一种不太愉快的主观感受，可无明显的外在症状，表现上腹部不适感，常伴有头晕、流涎、脉缓、血压降低等迷走神经兴奋症状。呕吐是由于腹肌收缩、横膈肌下降、贲门开放、胃内容物及部分小肠食物不自主地经过贲门、食管流出到口腔的一种复杂的反射性动作。包括反射性呕吐、中枢性呕吐、前庭障碍性呕吐和神经官能性呕吐。常见于咽刺激、消化系统疾病、呼吸系统疾病、泌尿系统疾病、循环系统疾病、糖尿病酮症酸中毒、甲状腺危象、肾上腺危象、妊娠呕吐、急性全身性感染等疾病。

二、临床表现

恶心、呕吐时患者忍不住想将胃内容物经口吐出，伴随着瞳孔扩大、皮肤潮红、发汗、唾液分泌和吞咽增强、心动过速等症状。呕吐可将有害物质从胃排出，从而起保护作用，但持久而剧烈的呕吐，可引起失水、电解质紊乱、代谢性碱中毒及营养不良，有时甚至发生食管贲门黏膜撕裂伤并发症。急性心肌梗死的早期，特别是疼痛剧烈时，常发生恶心、呕吐，可能是由于心肌病灶的刺激引起迷走神经对胃肠的反射性作用所致，偶有疼痛定位于上腹部而呕吐剧烈者，可被误诊为急性胃炎或其他急腹症。充血性心力衰竭有时发生呕吐，可能与肝淤血有关。在低血压伴晕厥或休克的初期，也常有恶心、呕吐，伴面色苍白、心悸、出汗等自主神经功能失调症状。

三、护理要点

1. 生活护理

患者感恶心、呕吐时对气味、噪声等比较敏感。病房应开窗通风、保持空气清新、环境安静，给患者营造舒适安静的环境。

2. 饮食护理

选择清淡、新鲜且富有营养、易消化的食物，如牛奶、鸡蛋等，多摄入一些富含营养元素的食物，避免辛辣且重油重盐的刺激性食物。

3. 心理护理

给予心理指导，缓解患者的焦虑和抑郁情绪，减轻恶心与呕吐症状的发生。

4. 用药护理

若患者频繁发生恶心，呕吐次数较多，应遵医嘱及时进行药物止吐，缓解其临床症状。如患者出现水、电解质紊乱，应立即补充体内的水分及电解质，或进行营养支持，保证患者机体的营养需求。

5. 呕吐护理

患者呕吐较为严重时，辅助患者调整姿势，取侧卧位，呕吐后及时对其口腔进行清洁，防止吸入异物，阻塞气道。呕吐后告知患者坐起，站立时动作要缓慢，以免发生直立性低血压。

6. 中医护理

可按压合谷缓解恶心、呕吐症状，或针灸足三里、内关、中脘等穴位健脾理气助运化，调节胃肠功能，治疗恶心、呕吐。

第六章 ▶▶ 心血管病常用药物

第一节·抗高血压药

常用抗高血压药主要有六大类：利尿药、β受体阻滞剂、钙通道阻滞剂、血管紧张素转换酶抑制剂（ACEI）、血管紧张素Ⅱ受体拮抗剂（ARB）及α受体阻滞剂。

一、利尿药

1. 分类
根据作用部位和利尿效能不同分为三类。

（1）高效利尿药　袢利尿药，主要作用于肾脏髓袢升支粗段和皮质部，利尿作用强大。代表药有呋塞米、托拉塞米等。

（2）中效利尿药　噻嗪类利尿药，主要作用于远曲小管，该类药物又可以分为噻嗪型和噻嗪样利尿药。噻嗪型药物包括氢氯噻嗪和苄氟噻嗪等。噻嗪样利尿药的化学结构不同于噻嗪类，该药还作用于近曲小管等，包括氯噻酮、吲达帕胺和美托拉宗。

（3）低效利尿药　保钾利尿药，主要作用于远曲小管和集合管。代表药物有氨苯蝶啶和阿米洛利，其作用不依赖于醛固酮，利尿作用弱；螺内酯和依普利酮可与醛固酮受体结合，竞争性拮抗醛固酮的排钾保钠作用，又称为醛固酮受体拮抗药。

2. 药理作用
各种利尿药的降压疗效相仿，降压作用主要通过排钠，减少细胞外容量，降低外周阻力。降压起效平稳、缓慢，持续时间相对较长，作用持久，服用2～3周后作用达到高峰。

3. 常用药物
（1）呋塞米　治疗高血压起始每日40～80mg，分2次口服，可根据患者情况酌情调整剂量。

（2）氢氯噻嗪　每日25～100mg，分1～2次服用，并按降压效果调整剂量。

本品与磺胺类药物、呋塞米、布美他尼有交叉变态反应。

（3）吲达帕胺　1.5～2.5mg，每日1次，早上口服。

（4）螺内酯　开始每日40～80mg，分次服用，至少两周，以后酌情调整剂量，不宜与血管紧张素转换酶抑制剂合用。

4. 护理要点

（1）高效利尿药

① 长期服用可引起低钾血症、低钠血症、低氯性碱血症等电解质紊乱，应严密观察患者有无恶心、呕吐、腹痛、腹泻、乏力、视物模糊、直立性低血压、心律失常等。

② 大剂量静脉注射时可导致耳鸣、听力障碍，不宜与氨基糖苷类抗生素合用。

③ 长期应用需补充钾盐；严重肝肾功能不全、糖尿病、急性心肌梗死、室性心律失常、痛风及小儿慎用。

④ 偶见皮疹、瘙痒、白细胞减少、血小板减少，注意观察有无皮肤改变。

⑤ 呋塞米不宜与酸性药物混合，静脉注射时宜用生理盐水稀释；联合抗高血压药物时，观察有无直立性低血压。

（2）中效利尿药

① 观察有无低钾血症、低镁血症及低氯性碱血症、高尿酸血症及高钙血症等，注意补钾。

② 大剂量时可导致高血糖、高脂血症，还可致肾素及醛固酮过度分泌。

③ 注意有无皮疹、发热、血小板减少性紫癜、中性粒细胞缺乏等变态反应。

④ 建议小剂量使用，以减少不良反应的发生；停用时逐量减少，避免引起钠、氯及水的潴留。

（3）低效利尿药

① 严密观察有无头痛、嗜睡、皮疹、多毛或者消化道反应等症状，禁用于肾功能不全和高钾血症。

② 噻嗪类和呋塞米合用时，应注意定期监测血钾。

③ 氨苯蝶啶可使血糖升高，使用期间注意血糖变化。

④ 螺内酯与其他抗高血压药合用有协同作用，不宜与血管紧张素转换酶抑制剂、血管紧张素Ⅱ受体拮抗剂合用。

二、β 受体阻滞剂

1. 分类

根据对受体的选择性，可分为三类。

（1）β_1、β_2 受体阻滞剂　如普萘洛尔。

（2）选择性 β_1 受体阻滞剂　如美托洛尔、比索洛尔、阿替洛尔等。

（3）兼有 α 受体阻断作用的 β 受体阻滞剂　如拉贝洛尔。

2. 药理作用

β受体阻滞剂能够拮抗去甲肾上腺素能神经递质，减少交感神经纤维神经传导，抑制心肌收缩力、减慢心率、减少心排血量，使外周阻力降低，血压下降。降压起效较迅速、强力。适用于各种不同程度的高血压患者，尤其是心率较快的中青年患者或合并心绞痛、慢性心力衰竭的患者，对老年高血压疗效相对较差。

3. 常用药物

（1）普萘洛尔　口服，每次10～40mg，3～4次/天。静脉注射，每次1～5mg，用葡萄糖注射液稀释，推注速度1mg/min。

（2）美托洛尔　口服，每次12.5～100mg，2次/天，每天极量400mg，宜从小剂量开始。静脉推注每次1～5mg，推注速度1～2mg/min。

（3）比索洛尔　口服，2.5～20mg/次，2次/天。

（4）拉贝洛尔　口服，开始每次100mg，2～3次/天，如疗效不佳，可增至一次200mg，每日3～4次。静脉注射，一次25～50mg，加5％葡萄糖注射液20mL，于5～10min缓慢推注。

4. 护理要点

（1）观察患者有无乏力、恶心、呕吐、腹胀、皮疹、晕厥和呼吸困难等症状。

（2）用药方案遵循个体化原则，从小剂量开始，观察用药前后反应，及时调节剂量。

（3）长期服药患者避免突然停药。

（4）心肌梗死、低血压、肝肾功能不全患者慎用；心功能不全、窦性心动过缓、严重房室传导阻滞、支气管哮喘、阻塞性肺气肿患者禁用。

三、钙通道阻滞剂

1. 分类

钙通道阻滞剂根据化学结构分为二氢吡啶类和非二氢吡啶类药物。前者对血管平滑肌具有选择性，较少影响心脏，常用的药物有硝苯地平、尼群地平和尼卡地平等；后者包括维拉帕米等，对心脏和血管均有作用。

2. 药理作用

钙通道阻滞剂通过减少细胞内钙离子含量而松弛血管平滑肌，进而降低血压。起效迅速、降压疗效和降压幅度相对较强，剂量与疗效呈正相关关系。对老年高血压患者有较好的降压疗效。可用于合并糖尿病、冠心病或外周血管病的患者。

3. 常用药物

（1）尼群地平　口服，通常成人初始剂量10mg，每日1次。根据患者治疗反应进行调整。如果未达到治疗效果，可增加为一次10mg，每日2次或20mg，每日1次。最大剂量可为一次20mg，每日2次。

（2）硝苯地平　口服，普通制剂从小剂量开始服用，通常初始剂量为一次10mg，每日 3 次；常用维持剂量为一次 10～20mg，每日 3 次。控释片通常一次 30mg，每日 1 次。缓释胶囊通常一次 20mg，每 12h 1 次，必要时可增至一次 40mg。

（3）维拉帕米 口服，安全有效的剂量为不超过每天 480mg。一般剂量为 80～120mg/天，每日 3 次。肝功能不全患者及老年人的安全剂量为 40mg/次，每日 3 次。

4. 护理要点

（1）严密观察患者有无头痛、面部潮红、心悸、下肢水肿、眩晕、胃肠道反应等。

（2）用药过程中监测血压变化，避免血压骤降导致心、脑、肾供血不足而发生意外。

（3）急性心肌梗死、心力衰竭患者慎用硝苯地平。

（4）使用维拉帕米降压时注意监测心率、心律及血压的变化，出现心动过缓、房室传导阻滞、血压骤降及时报告医生。窦房结疾病、心动过缓、房室传导阻滞、低血压、心力衰竭者禁用维拉帕米。

（5）指导患者正确服药，缓释胶囊类药物不要掰开口服或者片剂不要嚼服。病态窦房结综合征、房室传导阻滞、心力衰竭患者禁用地尔硫䓬。

四、血管紧张素转换酶抑制剂（ACEI）

1. 药理作用

血管紧张素转换酶抑制剂的降压作用主要是通过抑制血管紧张素转换酶的活性，使血管紧张素Ⅱ的生成减少，扩张血管；同时减少醛固酮的分泌，增加钠、水的排泄；减少缓激肽的降解，使缓激肽增多；促进前列腺素的合成，增加扩血管效应。降压起效缓慢，逐渐增强，在 3～4 周时达到最大作用。适用于伴有心力衰竭、心肌梗死、房颤、蛋白尿、糖耐量减退或糖尿病肾病的高血压患者。

2. 常用药物

（1）卡托普利 口服，12.5～50mg/次，每日 3 次。小剂量 12.5mg 开始，最大剂量 450mg。

（2）贝那普利 口服，10～40mg/天，分 1～2 次服，从 5～10mg 的小剂量开始。

3. 护理要点

（1）观察患者有无皮疹、瘙痒、咳嗽、味觉障碍、白细胞减少、蛋白尿等不良反应。

（2）对于肾功能不全者，应注意监测血钾和血肌酐的变化。

（3）长期服用者，严密观察有无高血钾症状，注意不可和保钾利尿药合用，可与排钾利尿药联合使用，减少不良反应。

（4）严重肾功能减退、自身免疫性疾病患者慎用。

（5）饭前 1h 左右服药，避开食物影响。

五、血管紧张素Ⅱ受体拮抗药（ARB）

1. 药理作用

选择性竞争性拮抗 AngⅡ阻断血管紧张素Ⅱ的血管收缩及分泌醛固酮效应，降低血管外周阻力，发挥降压作用，同时对肾功能起保护作用。降压起效缓慢，但持久而平稳，在6～8周时达最大作用。低盐饮食或与利尿药联合使用能明显增强疗效。

2. 常用药物

（1）缬沙坦　口服，每日一次，一次 80～160mg，早上服用。

（2）氯沙坦　口服，每日一次，一次 50mg，早上服用。

3. 护理要点

（1）肾功能不全的患者，用药期间注意监测尿素氮、血肌酐和血钾的变化。

（2）与保钾利尿药合用时，注意监测血钾，避免发生高钾血症。

（3）开始治疗前，应纠正血容量不足或低钠血症。

（4）与双氯芬酸钠等非甾体类抗炎药合用时注意检查血小板等血细胞计数。

（5）常见不良反应为头痛和水肿，一般程度轻微且呈一过性，多数患者可以耐受。

六、α 受体阻滞剂

1. 药理作用

选择性阻滞突触后膜 α_1 受体，使血管扩张、回心血量减少，外周血管阻力降低，血压下降，减轻心脏负荷，改善心功能。

2. 常用药物

哌唑嗪：口服，首次 0.5mg，逐渐增至每次 2～2.5mg，2～3 次/天，总剂量不超过 20mg/d。首剂宜睡前服用，防止直立性低血压。

3. 护理要点

（1）观察有无不良反应，如恶心、眩晕、头痛、嗜睡、心悸、直立性低血压，还可有口干、皮疹、鼻塞、关节炎等。

（2）有变态反应者禁用。

七、其他降压药

包括中枢降压药（可乐定）、血管平滑肌扩张药（硝普钠）、神经节阻滞药（美卡拉明）、去甲肾上腺素能神经末梢阻滞药（利舍平）、钾通道开放药（尼克地尔），本节主要介绍硝普钠。

1. 药理作用

硝普钠直接松弛小动脉和小静脉平滑肌，在血管平滑肌代谢产生一氧化氮，一氧化氮具有强大的舒张血管平滑肌的作用。属于非选择性血管扩张药，一般不降低冠状动脉血流、肾血流及肾小球滤过率。小动脉、小静脉扩张可降低心脏前后负荷，改善心肌能量代谢。

2. 适应证与禁忌证

（1）适用于高血压急症，如高血压危象、高血压脑病、恶性高血压、嗜铬细胞瘤手术前后阵发性高血压的紧急降压，也可用于外科麻醉期间进行控制性降压；急性心力衰竭。

（2）代偿性高血压如动静脉分流或主动脉缩窄时禁用本品。

3. 用法与用量

本品溶解于 5% 葡萄糖注射液中，在避光输液瓶中静脉滴注。开始以 $0.5\mu g/(min \cdot kg)$ 滴注，后根据治疗效果以 $0.5\mu g/(min \cdot kg)$ 递增，逐渐调整剂量。

4. 护理要点

（1）注意配伍禁忌，溶于 5% 葡萄糖注射液中，不加入其他药品，现配现用并注意避光。溶液的保存和应用不超过 24h。

（2）静滴后立即起作用并达高峰，用药时上心电监测监测血压，必要时可做有创血压动态监测血压变化，随时调整给药速度。

（3）观察有无药物不良反应，及时报告医生。不良反应包括以下几项。①毒性反应：来自代谢物氰化物（表现为反射消失、昏迷、心音遥远、低血压、脉搏消失、皮肤粉红色、呼吸浅、瞳孔散大）和硫氰酸盐（表现为运动失调、视物模糊、谵妄、眩晕、头痛、意识丧失、恶心、呕吐、耳鸣、气短）。②血压降低过快过剧，出现眩晕、大汗、头痛、肌肉颤搐，神经紧张或焦虑，烦躁、胃痛、反射性心动过速或心律不齐，症状的发生与静脉给药速度有关，与总量关系不大。③皮肤：光敏感与疗程及剂量有关，皮肤石板蓝样色素沉着，停药后经较长时间（1～2 年）才消退。其他过敏性皮疹，停药后消退较快。

（4）发放便器，床上大小便，做好家属及患者的宣教工作，防止直立性低血压的发生。

第二节 · 抗心肌缺血药

抗心肌缺血药可大致分为硝酸酯类、β 受体阻滞剂、钙通道阻滞剂及其他药物，其中 β 受体阻滞剂和钙通道阻滞剂见本章第一节抗高血压药。

一、硝酸酯类

硝酸酯类药物以硝酸甘油为最常用，还有硝酸异山梨酯、单硝酸异山梨酯等。

1. 药理作用

松弛平滑肌，尤其是松弛血管平滑肌，改善体循环和冠状动脉循环。扩张静脉血管，降低心脏前负荷，增加静脉容量，减少回心血量，使心室舒张末压力及容量降低，从而降低心肌耗氧；舒张动脉血管，降低心脏后负荷，降低左心室的射血阻力，使室壁肌张力下降，从而降低心肌耗氧量。另外，扩张冠状动脉，增加缺血区的血流量，改善心肌供血。

2. 常用药物

（1）硝酸甘油

① 适应证：防治各类心绞痛、急性心肌梗死、急性肺水肿。

② 用法与用量

a. 舌下给药：片剂，一次 0.25～0.5mg，舌下含服，每 5min 可重复 1 次，直至疼痛缓解。一日总量不超过 2mg。

b. 口服给药：硝酸甘油缓释片一次 25mg，每 12h 1 次，作用可持续 8～10h。

c. 静脉滴注：开始剂量为 5μg/min，宜用输液泵匀速避光滴注。若左心室充盈压或肺动脉楔压正常或低于正常者（如无其他并发症的心绞痛患者），可能已充分有效或过量。用于控制性降压或治疗心力衰竭时，可每 3～5min 增加 5μg/min 以达满意疗效。如在 20μg/min 时无效，可以 10μg/min 递增，以后可以 20μg/min 递增，一旦有效则逐渐减量和延长给药间期。静脉滴注用量应个体化，无固定适合剂量，每个患者须按所要求的血流动力学确定所需剂量，故须监测血压、心率及其他血流动力学参数（如肺动脉楔压）等。

③ 不良反应：头痛、眩晕、虚弱、心悸、直立性低血压、恶心、呕吐、出汗、面色苍白、晕厥、面红、药疹和剥脱性皮炎。

④ 护理要点：老人含服时宜取坐位或卧位，以防直立性低血压；本药不能吞服，含服效果不满意可嚼碎含服；静滴时监测心率、血压；肥厚梗阻型心肌病可加重心绞痛；长期使用可产生耐药性；出现视物模糊或口干应停药。

（2）硝酸异山梨酯

① 适应证：防治各类心绞痛、缓解急性心肌梗死的胸痛、治疗心力衰竭。

② 用法与用量：普通制剂每天 2 次服药，缓释剂型每天 1 次服药。舌下含服 2～5min 起效，口服 30min 后显效，持续 2～4h；静脉给药数分钟即起效，输注停止后作用很快消失。

③ 不良反应：同硝酸甘油。

④ 护理要点：静脉注射过程中严密观察患者的心率和血压。对甲状腺功能减退症，营养不良，严重的肝或肾脏疾病及体重过低者也应谨慎。

（3）单硝酸异山梨酯

① 适应证：治疗和预防心绞痛，特别对血管痉挛型和混合型心绞痛患者，能进一步防止发生心肌梗死。也用于治疗慢性充血性心力衰竭和肺动脉高压，或心绞痛伴一过性左心衰竭患者。

② 用法和用量：同硝酸异山梨酯。

③ 不良反应：同硝酸甘油。

④ 护理要点：用药过程中密切监测血压，尤其是老年患者对本类药物的敏感性可能更高，易出现直立性低血压、头晕等反应，应严密观察。

二、其他药物

（1）尼可地尔

① 适应证：可解除冠脉痉挛，增加冠脉血流量，不影响血压、心率及传导。用于稳定型心绞痛中早期、不稳定型心绞痛、病态窦房结综合征。

② 用法与用量：口服，每次 5～10mg，每日 3 次。

③ 不良反应：头痛、头晕、失眠、面部潮红、腿部水肿、心悸、恶心、呕吐、耳鸣、睡眠障碍和皮疹等；偶见过敏。

④ 护理要点：用药过程中密切监测血压防止发生低血压。

（2）曲美他嗪

① 适应证：用于冠脉功能不全心绞痛及陈旧性心肌梗死等。

② 用法与用量：口服，一次 2～6mg，每日 3 次，饭后服用，一日总剂量不超过 18mg。常用维持量为一次 1mg，每日 3 次。

③ 不良反应：少见恶心、呕吐，个别患者可有头晕、食欲减退、皮疹等。口服可引起胃烧灼感或其他胃肠道功能紊乱症状。

④ 护理要点：观察有无胃肠道反应，可餐时服用。

（3）伊伐布雷定

① 适应证：用于禁用或不耐受 β 受体阻滞剂、窦性心律正常的慢性稳定型心绞痛患者。

② 用法与用量：推荐起始剂量 5mg/次，每日 2 次。用药 3～4 周后，根据治疗效果，增加至 7.5mg/次，每日 2 次。如果在治疗期间，休息时心率减少，持续低于 50 次/min，或患者出现心跳缓慢的症状，头昏、疲劳或者血压过低，剂量必须向下调整。如果心率低于 50 次/min，心动过缓症状持续，应停药。

③ 不良反应：肝功能损害。

④ 护理要点：观察心率，如果有持续心动过缓，告知医生及时停药。

第三节 · 治疗心力衰竭药

目前治疗心力衰竭药物主要包括正性肌力药、利尿药、肾素-血管紧张素-醛固酮系统抑制剂、扩血管药、β 受体阻滞剂和重组人脑利钠肽。

一、正性肌力药

正性肌力药分为洋地黄类和非洋地黄类正性肌力药。

（一）洋地黄类

1. 药理作用

加强心肌收缩力（正性肌力作用），加强衰竭心肌的收缩力的同时，心肌耗氧量并不增加，甚至有所降低；减慢心率（负性频率作用），同时增加血液回流，增加心肌血液及营养物质的供应；增加迷走神经的兴奋性，减慢心率，抑制传导。常用洋地黄类药物包括地高辛、西地兰等。

2. 常用药物

（1）地高辛　用于治疗充血性心力衰竭，对低排血量衰竭的效果比高排血量衰竭的好；治疗心房颤动、心房扑动、室上性心动过速、减慢心室率和部分恢复窦性心律。口服或静脉注射。口服剂量为 0.125～1.25mg 不等；静脉注射为 0.125～0.5mg，用 5% 葡萄糖注射液稀释后缓慢注射，按需用量。

（2）西地兰　适用于急性心功能不全或慢性心功能不全急性加重患者；亦可用于控制伴快速性心室率的心房颤动、心房扑动患者的心室率。首剂 0.2～0.8mg，用 5% 葡萄糖注射液稀释后缓慢静脉注射。

3. 护理要点

（1）禁忌证　任何强心制剂中毒；室性心动过速、心室颤动；梗阻性肥厚型心肌病（若伴收缩功能不全或心房颤动仍可考虑）；预激综合征伴心房颤动或扑动；禁止与钙剂合用。慎用：低钾血症；不完全性房室传导阻滞；高钙血症；甲状腺功能低下；缺血性心脏病；急性心肌梗死早期（AMI）；心肌炎活动期；肾功能损害。

（2）不良反应　新出现的心律失常、恶心、呕吐、纳差、异常的无力、软弱；视物模糊或"黄、绿视"（中毒症状）、腹泻、中枢神经系统反应如精神抑郁或错乱；嗜睡、头痛及皮疹、荨麻疹（过敏反应）。

（3）观察有无中毒反应　心律失常最重要，最常见者为室性早搏，其次为房室传导阻滞、室性心动过速、窦性停搏、心室颤动等。

（4）用药前后监测心律和心率，低于 60 次/min 暂停用药，出现心律失常立即停药。

（二）非洋地黄类

非洋地黄类包括儿茶酚胺类、钙离子增敏剂、磷酸二酯酶抑制药等。

1. 药理作用

儿茶酚胺类药物能增强心肌收缩性，并作用于外周血管和冠状动脉循环，有益于心室舒张。钙离子增敏剂增强心肌收缩力，不影响心率，心肌耗氧量无明显增加；能改善心脏泵血功能，增加心排血量；扩张动静脉，尤其是冠状动脉和脑血管，改善冠状动脉血流，在有效缓解症状的同时可改善预后，降低病死率；在心肌缺血和再灌注时有保护心脏的作用。磷酸二酯酶抑制药有正性肌力和血管舒张双重作用，使心排血量增加、心脏负荷降低、心肌耗氧量下降，缓解心力衰竭症状。

2. 常用药物

（1）多巴胺　儿茶酚胺类，用于心肌梗死、创伤、败血症、心脏手术、肾衰竭、充血性心力衰竭等引起的休克综合征；补充血容量效果不佳的休克，尤其有少尿及周围血管阻力正常或较低的休克；洋地黄及利尿药无效的心功能不全。常以 $3\sim10\mu g/(min \cdot kg)$ 静脉持续泵入。

（2）多巴酚丁胺　儿茶酚胺类，适用于器质性心脏病时心肌收缩力下降而引起的心力衰竭，包括心脏直视手术后所致的低心排血量综合征，作为短期支持治疗。常用量静脉注射 250mg，加入 5% 葡萄糖注射液中稀释后以 $2.5\sim10\mu g/(min \cdot kg)$ 静脉泵入。

（3）左西孟旦　钙离子增敏剂，用于传统治疗（利尿药、洋地黄类等）疗效不佳，并且需要增加心肌收缩力的急性失代偿心力衰竭的短期治疗。用 5% 葡萄糖注射液稀释后静脉输注给药。治疗剂量和持续时间应根据患者的一般情况和临床表现进行调整。治疗的初始负荷剂量为 $6\sim12\mu g/kg$，时间大于 10min，之后以 $0.1\mu g/(min \cdot kg)$ 泵入。

（4）米力农　磷酸二酯酶抑制药，多用于难治性充血性心力衰竭。常静脉注射，$12.5\sim75\mu g/(kg \cdot min)$，每天总剂量不超过 1.13mg/kg。以生理盐水稀释，开始 10min $50\mu g/(kg \cdot min)$ 泵入，继续以 $0.375\sim0.75\mu g/(kg \cdot min)$ 维持。

3. 护理要点

（1）多巴胺　嗜铬细胞瘤患者不宜使用；闭塞性血管病，包括动脉栓塞、动脉粥样硬化、血栓闭塞性脉管炎、冻伤、糖尿病性动脉内膜炎、雷诺病、频繁的室性心律失常等慎用。常见的不良反应有胸痛、呼吸困难、心律失常、心悸、全身乏力；头痛、恶心、呕吐者少见。长期大剂量或小剂量用于外周血管病患者，易出现手足疼痛或手足发冷，外周血管长期收缩，可能导致局部坏死或坏疽，输注时加强巡视，观察肢体颜色、温度变化。

（2）多巴酚丁胺　梗阻性肥厚型心肌病患者不宜使用。不良反应为心悸、恶心、头痛。

（3）左西孟旦　严重的肝、肾功能［肌酐清除率小于 $30mL/(min \cdot 1.73m^2)$］损伤的患者；严重低血压和心动过速患者；有尖端扭转型室性心动过速病史的患者禁用。最常见的不良反应为头痛、低血压和室性心动过速。

（4）米力农　急性心肌梗死伴心力衰竭禁用，低血压、心动过速、肾功能不全者慎用。常见不良反应为头痛、低钾血症、低血压、心动过速、心律失常。

二、利尿药

利尿药在治疗心力衰竭中起重要作用，目前仍是一线药物，广泛应用于临床。

1. 分类

分为袢利尿药、噻嗪类利尿药、保钾利尿药、渗透性利尿药、碳酸酐酶抑制药五类。

2. 药理作用

促进 Na^+、水的排泄，减少血容量，降低心脏前负荷，改善心功能；降低静脉压，消除或缓解静脉淤血及其所引发的肺水肿和外周水肿。

3. 护理要点

（1）利尿药与强心苷类药物合用引起的低钾血症极易诱发心律失常，应注意补充钾盐或与保钾利尿药合用。

（2）轻度心力衰竭，单独应用噻嗪类可收到良好效果；中、重度心力衰竭者，可应用袢利尿药或噻嗪类药物与保钾利尿药合用；重度心力衰竭者、慢性心力衰竭急性发作、急性肺水肿或全身水肿患者应静脉注射呋塞米。

（3）其他详见本章第一节抗高血压药。

三、肾素-血管紧张素-醛固酮系统抑制剂

1. 分类

分为血管紧张素转换酶抑制剂、血管紧张素受体阻滞剂、醛固酮受体拮抗剂。

2. 药理作用

血管紧张素转换酶抑制剂降低外周血管阻力、降低心脏后负荷、减少醛固酮生成、抑制心肌及血管重构、降低交感神经活性。血管紧张素受体阻滞剂阻断 Ang II 与其受体的结合，发挥拮抗作用和预防及逆转心血管的重构。醛固酮受体拮抗剂防止左心室肥大时心肌间质纤维化，改善血流动力学和临床症状，与血管紧张素转换酶抑制剂合用可同时降低 Ang II 及醛固酮水平。

3. 护理要点

详见本章第一节抗高血压药。

四、扩血管药

1. 药理作用

扩张静脉，使回心血量减少，降低心脏的前负荷，降低肺楔压、左心室舒张末期压力等，缓解肺淤血症状；扩张小动脉，降低外周阻力，降低心脏后负荷，增加心排血量，增加动脉供血，缓解组织缺血症状。常见药物有硝酸酯类、硝普钠等。

2. 护理要点

详见本章第一节抗高血压药。

五、β 受体阻滞剂

1. 药理作用

改善心脏舒张功能、缓解由儿茶酚胺引起的心肌损害。

2. 护理要点

详见本章第一节抗高血压药。

六、重组人脑利钠肽

1. 药理作用

与特异性 A 型利钠肽受体结合，激活与之耦联的鸟苷酸环化酶，提高靶器官细胞内环磷酸鸟苷的浓度，激活血管内皮蛋白激酶 G（PKG），扩张血管；作用于肾脏的滤过重吸收，利尿；开放心肌细胞线粒体膜上的 K^+ 通道，产生应激性细胞保护作用，增强心肌抗缺血缺氧能力。

2. 用法与用量

采用按负荷剂量静脉推注，随后按维持剂量进行连续静脉滴注。推荐的常用剂量首先以 $1.5\mu g/kg$ 静脉冲击后，以 $0.0075\mu g/(kg \cdot min)$ 的速度连续静脉滴注。负荷剂量：$1.5\sim2\mu g/kg$。维持剂量速率：$0.0075\sim0.01\mu g/(kg \cdot min)$。调整增加滴注给药速度需谨慎。

3. 护理要点

（1）最常见的不良反应为低血压，给药期间严密观察血压变化。其他不良反应多表现为头痛、恶心、室性心动过速、血肌酐升高等。

（2）禁用于有心源性休克或收缩压＜90mmHg 的患者。

第四节 · 抗心律失常药

一、抗快速性心律失常药

常用的抗快速性心律失常药物有奎尼丁、利多卡因、美西律、普罗帕酮、胺碘酮、β 受体阻滞剂等。

（一）奎尼丁

1. 药理作用与临床应用

延长心肌细胞不应期，降低心脏自律性、传导性和收缩性，抑制异位节律点的冲动形成。用于防治室上性心动过速的发作，心房扑动和心房颤动的复律与维持、频发房性或室性期前收缩等多种快速性心律失常。

2. 用法与用量

第一天口服 0.1g，如无变态反应（过敏反应），第二天口服 0.2g，每 2h 1 次，共 5 次，再无效第三天重复 5 次，仍无效，第四天改 0.3g，每 2h 1 次，共 5 次，再无效则停用；复律后改为 0.2g，1～3 次/天，治疗期间收缩剂量每次 0.2g，3～4 次/天。

3. 护理要点

（1）禁忌证　房室传导阻滞、束支阻滞、室内传导阻滞、窦房结病变、心力衰竭、低血压、妊娠等。

（2）不良反应　以心脏毒性最严重：包括窦性停搏、高度房室传导阻滞、Q-T间期延长、尖端扭转性室速、室颤、心力衰竭。心脏以外的还有呕吐、腹泻、耳鸣、头晕、意识模糊、惊厥、听觉和视觉改变、血小板减少、血管神经性水肿等。

（3）注意事项

① 与地高辛合用时，地高辛需减量。

② 对心室率快的房扑、房颤需在应用足量洋地黄后再用奎尼丁，以免增快心率。

③ 监测心电图，QRS波增宽超过25%或Q-T间期延长大于0.5s应停用。

④ 观察血压、心律的变化。

⑤ 发生奎尼丁晕厥时，立即予以心肺复苏。

⑥ 进餐后服用，以减少胃肠道反应。

（二）利多卡因

1. 药理作用与临床应用

抑制浦肯野纤维和心室肌的自律性、兴奋性和传导性，明显缩短动作电位时程，相对延长不应期；提高室颤阈。用于转复和预防室性快速性心律失常，适用于心肌梗死、洋地黄中毒等并发的室性期前收缩、室性心动过速、室颤等。

2. 用法与用量

只能供静脉使用，先静脉推注50～100mg，静脉推注速度范围为25～50mg/min，若无效，在5～10min后重复，但静脉推注总剂量不超过300mg，有效则按1～4mg/min的速度静脉滴注维持。

3. 护理要点

（1）禁忌证　二度以上房室传导阻滞、严重心力衰竭、休克、严重呼吸抑制等情况。

（2）不良反应　头晕、头痛、嗜睡、呕吐、烦躁不安、肌肉抽搐、惊厥、低血压、室内阻滞，甚至心搏骤停。

（3）用药过程中要注意观察上述中枢神经系统的不良反应，避免发生惊厥。

（4）观察呼吸抑制情况。

（5）备好短效巴比妥类药物，以供发生惊厥时对症处理用。

（三）美西律（又名慢心律）

1. 药理作用与临床应用

作用机制类似于利多卡因。用于各种原因引起的室性心律失常，包括室性期前收缩、室性心动过速、心室颤动以及洋地黄中毒引起的室性心律失常。

2. 用法与用量

口服剂量最初1～2天为每次150～200mg，每日3次，维持量为每次100mg，每日 3 次；静脉使用剂量先推注 100mg，若无效，5～10min 后重复 50～100mg，继续以 1.5～2mg/min 静脉滴注维持，3～4h 后减为 0.75～1mg/min 维持。静脉滴注可维持 1～2 天，剂量 500～1000mg/d。

3. 护理要点

（1）禁忌证　严重心动过缓、二度以上房室传导阻滞、严重心力衰竭等。

（2）不良反应　恶心、呕吐、嗜睡、眩晕、头痛、心动过缓、共济失调、低血压等。

（3）对长期用药的患者需注意观察神经系统的不良反应，一旦出现，即需停药。

（4）静脉推注速度需慢，20～30mg/min 泵入。

（四）普罗帕酮（又名心律平）

1. 药理作用与临床应用

可降低浦肯野纤维自律性、减慢传导、缩短动作电位时程，延长房室结有效不应期和旁道的前向不应期，消除折返。用于预防和治疗室性和室上性期前收缩、心动过速和预激综合征。

2. 用法与用量

口服剂量初始为每次 150～200mg，每日 3 次，维持量每次 100～150mg，每日 3 次；静脉推注每次 70mg，若无效，10～20min 后可重复 1 次，亦可稀释后缓慢静脉滴注，24h 总量不超过 350mg。

3. 护理要点

（1）禁忌证　严重心力衰竭、休克、心动过缓、房室传导阻滞、病态窦房结综合征及重度阻塞性肺疾病。

（2）不良反应　口干、舌唇麻木、头痛、眩晕、恶心、便秘、低血压等。

（3）口服时需在饭后与饮料或食物同时吞服，不能嚼碎。

（4）静脉推注宜慢速，需在严密心电监测、血压监测下进行。

（5）对出现窦房或房室传导阻滞时可予以阿托品、异丙肾上腺素、乳酸钠对症解救。

（五）胺碘酮（又名可达龙）

1. 药理作用与临床应用

可延长心肌的动作电位时间和有效不应期，抑制传导，抑制窦房结的自律性。用于室性和室上性期前收缩和心动过速、阵发性房扑和房颤、预激综合征等多种快速性心律失常。

2. 用法与用量

口服每次 150～200mg，每日 3 次，有效后改 200～300mg/d 维持；静脉推注 2.5～5mg/kg，继续以静脉滴注维持；24h 总量不超过 1200mg。

3. 护理要点

（1）禁忌证　病态窦房结综合征、严重房室传导阻滞、Q-T 间期延长、碘过敏、甲状腺功能异常。

（2）不良反应　在心脏方面表现为严重心动过缓、房室传导阻滞、Q-T 间期延长、尖端扭转型室速、室颤；其他包括甲状腺功能异常、角膜色素沉着、肺间质浸润及肺纤维化。

（3）先静脉推注，速度 $15\sim30mg/min$，维持泵入速度 $0.5\sim1mg/min$。静脉使用本药需在心电监测、血压监测下进行。

（4）长期用药者定期检查心电图、甲状腺功能、胸部照片，如出现 Q-T 间期显著延长或甲状腺、肺部异常改变则需尽早停药。

（5）角膜色素沉着可予以 1%甲基纤维素眼液防治。

（六）艾司洛尔

1. 药理作用与临床应用

超短效的选择性 β_1 受体阻滞剂，主要在心肌通过竞争儿茶酚胺结合位点而抑制 β_1 受体，具有减缓静息和运动心率，降低血压，降低心肌耗氧量的作用。适用于心房颤动、心房扑动时控制心室率；窦性心动过速。

2. 用法与用量

常规用药方法为先用负荷量，再用维持量，若有效则同量维持。主要给药方式为：先给予 $500\mu g/kg$ 负荷量，然后给予维持量 $50\sim200\mu g/(kg \cdot min)$。

3. 护理要点

（1）禁忌证　支气管哮喘或有支气管哮喘病史、严重慢性阻塞性肺疾病、窦性心动过缓、二度 AVB 或三度 AVB、难治性心功能不全、心源性休克禁用。

（2）不良反应　高浓度给药（大于 $10mg/mL$）会造成严重的静脉反应，包括血栓性静脉炎，$20mg/mL$ 的浓度在血管外可造成严重的局部反应，甚至坏死。

（3）糖尿病患者应用时应小心，本品可以掩盖低血糖反应。

（4）用药期间监测血压、心率、心功能变化。

二、抗缓慢性心律失常药

常用的抗缓慢性心律失常药物有：阿托品、异丙肾上腺素等。

（一）阿托品

1. 药理作用与临床应用

阻断 M 胆碱受体，拮抗迷走神经对心脏的抑制作用，使心率增快。适用于迷走神经过度兴奋所致的窦房传导阻滞、房室传导阻滞等缓慢性心律失常，也可用于继发窦房结功能低下而出现的室性异位节律。

2. 用法与用量

口服剂量每次 $0.3\sim1mg$，每日 3 次，口服极量每次 $1mg$，$3mg/d$；静脉推注每次 $0.5\sim1mg$，皮下或肌内注射剂量每次 $0.5\sim1mg$，皮下或静脉推注极量每次 $2mg$。

3. 护理要点

（1）禁忌证　青光眼，前列腺增生，胃幽门梗阻。

（2）不良反应　口干、心悸、眩晕、皮肤潮红，中毒时兴奋、谵语、惊厥、昏迷。

（3）兴奋表现强烈者可予以短效巴比妥类或水合氯醛，呼吸抑制者可用尼可刹米。

（4）用药过程需监测心律、心率变化。

（二）异丙肾上腺素

1. 药理作用与临床应用

激动 β 肾上腺素受体，使心率增快，传导加速，心肌收缩增强。用于高度房室传导阻滞（心室率小于 40 次/min）、心搏骤停、休克等治疗。

2. 用法与用量

舌下含服剂量每次 10mg，每 4h 1 次；静脉滴注剂量为 0.5～1mg 加入 250～500mL 葡萄糖注射液中缓慢滴入。

3. 护理要点

（1）禁忌证　心绞痛、急性心肌梗死、高血压、甲状腺功能亢进症。

（2）不良反应　心悸、头昏、恶心、心动过速、室性心律失常。

（3）静脉滴注速度为 1～5μg/min，根据患者心率调整，不宜超过 5μg/min。

（4）用药过程需监测心律、心率变化，若心率＞110 次/min，心律异常时立即停药。

第五节 · 抗凝血药及抗血小板药

一、抗凝血药

1. 药理作用

（1）肝素钠　通过与抗凝血酶Ⅲ的赖氨酸残基结合形成复合物，加速抗凝血酶Ⅲ、凝血酶和活化凝血因子 X 的灭活作用，从而抑制凝血酶原激酶的形成，并能对抗已形成的凝血酶原激酶的作用；能阻抑血小板的聚集和黏附，阻止血小板崩解而释放第 3 因子及 5-羟色胺。

（2）低分子肝素　与普通肝素基本相似，能选择性抗凝血因子 X a 活性，对凝血酶及其他凝血因子影响较小。与肝素相比，具有抗血栓形成作用强、抗凝时间长的特点，保持了肝素的抗血栓作用而降低了出血的危险。

（3）华法林　通过抑制维生素 K 依赖性凝血因子Ⅱ、Ⅶ、Ⅸ、Ⅹ，以及抗凝蛋白 C 和 S 的合成而发挥作用。

（4）利伐沙班　是噁唑烷酮衍生的作用于 X a 因子（F X a）的活性位点的选择

性 F Ⅹ a 抑制剂，其通过抑制 F Ⅹ a，以剂量依赖方式抑制内源性及外源性凝血途径而发挥抑制血栓形成的作用，可延长凝血酶原时间和活化部分凝血活酶时间。

2. 用法与用量

（1）肝素钠

① 深部皮下注射：首次 5000～10000U，以后每 8h 8000～10000U 或每 12h 15000～20000U。

② 静脉滴注：每日 20000～40000U，加至氯化钠注射液 1000mL 中持续滴注。滴注前可先静脉注射 5000U 作为初始剂量。

③ 静脉注射：首次 5000～10000U 之后，或按体重每 4h 100U/kg，用氯化钠注射液稀释后应用。

（2）低分子肝素　皮下注射。低分子肝素钙一日 0.4～0.6mL，每日 2 次，间隔 12h。低分子肝素钠 150U/kg，每日 1 次，每日总量不超过 1800U。

（3）华法林　口服，片剂 2.5mg，每日 1 次。

（4）利伐沙班　口服，片剂 10～20mg/d，每日最大剂量不超过 20mg。

3. 护理要点

（1）严密观察患者有无出血和注射部位小结节和血肿等血小板减少的症状。轻度出血停药即可，严重出血，用硫酸鱼精蛋白救治。

（2）定期监测凝血时间、凝血活酶时间和血常规。

（3）观察患者有无发热、皮疹、哮喘、鼻炎、头痛、恶心、呕吐等变态反应。

（4）长期使用者，观察有无脱发、骨质疏松、自发性骨折等表现。

（5）出血性疾病、严重高血压、活动性肺结核及严重心、肝、肾功能不全的患者禁用，妊娠后期或者产后，有增加母体出现危险，须慎用。60 岁以上老年人，尤其是老年女性对肝素较为敏感，用药期间容易出血，应减少用量，加强随访。

（6）饮食对利伐沙班大剂量存在较大影响，利伐沙班 15mg 或 20mg 片剂应与食物同服。

二、抗血小板药

1. 分类

抗血小板药又称为血小板抑制药，具有抑制血小板黏附、聚集及释放等功能。根据作用机制分类：

（1）抑制血小板代谢的药物，如阿司匹林。

（2）阻碍二磷酸腺苷（ADP）介导的血小板活化的药物，如氯吡格雷、替格瑞洛。

（3）血小板糖蛋白（GP）Ⅱb/Ⅲa 受体拮抗药，如替罗非班。

2. 药理作用

（1）阿司匹林　主要通过抑制血小板的前列腺素环氧酶，防止血栓烷 A2 的生成而抑制血小板聚集，此作用不可逆。此外，还有消炎、镇痛、解热、抗风湿的作用。

（2）氯吡格雷　是一种抑制血小板聚集药，能选择性抑制二磷酸腺苷与血小板受体结合及继发的 ADP 介导的糖蛋白（GP）Ⅱb/Ⅲa 复合物的活化，抑制血小板的聚集，经过生物转化才能抑制血小板聚集，除 ADP 外，氯吡格雷还能通过阻断由释放的 ADP 引起的血小板活化的扩增，抑制其他激动药诱导的血小板聚集。

（3）替格瑞洛　一种环戊三唑嘧啶（CPTP）类化合物，替格瑞洛及其主要代谢产物能可逆性地与血小板 P_2Y_{12} ADP 受体相互作用，阻断信号传导和血小板活化。

（4）替罗非班　为络氨酸衍生物，能与静息血小板 GPⅡb/Ⅲa 受体结合，通过竞争性地阻断受体内血纤维蛋白而阻止血小板聚集。

3. 用法与用量

（1）阿司匹林　预防用量为每天口服 100mg，最好空腹服用。

（2）氯吡格雷　推荐剂量为每日口服 75mg，心血管疾病症状不是很明显，可2～3 日服一次，就餐结束前与食物同服可减少对胃的刺激。患者择期手术且无需抗血小板治疗，术前一周停用氯吡格雷即可。与华法林合用有出血倾向，所以不推荐与华法林同时应用。

（3）替格瑞洛　在饭前或饭后口服，起始剂量为单次负荷量 180mg（两片），此后，每次一片，每日 2 次。

（4）替罗非班　本品仅供静脉使用。根据患者体重计算静脉推注剂量和滴注速度。可与肝素联用。

4. 护理要点

（1）阿司匹林

① 观察有无恶心、呕吐、上腹部不适等胃肠道反应；

② 不可与制酸剂同用，降低其效果；

③ 可与口服降糖药及胰岛素合用，增加降糖效果；

④ 可增强华法林的抗凝血作用，尤其大剂量应用时，可增加出血风险；

⑤ 哮喘，其他变态反应者，痛风，心、肝、肾功能不全者，血小板减少者及有出血倾向者慎用。

（2）氯吡格雷

① 观察患者有无消化道出血、中性粒细胞减少、腹痛、食欲缺乏等不良反应；

② 与华法林合用，有出血倾向，不推荐与华法林同时应用；

③ 择期手术，且无需抗血小板治疗，术前一周停用本品；

④ 有伤口、易出血者、严重肝疾病者慎用。

（3）替格瑞洛

① 治疗中应尽量避免漏服，如果漏服了一次，无需补服，在预定的下次服药时间正常服用一片即可；

② 避免自行停药；

③ 观察有无出血，常见于胃肠道、尿道、皮肤黏膜，严重者可出现颅内出血；

④ 观察有无呼吸困难，通常为轻中度呼吸困难，无需停药即可缓解，有哮喘和（或）COPD（慢阻肺）病史的患者应慎用替格瑞洛。

（4）替罗非班

① 严密观察患者有无出血，如颅内、腹膜后和心包积血；

② 观察有无恶心、发热、头痛、皮疹等不良反应；

③ 活动性出血、血小板减少症、出血史、急性心包炎者禁用。

第六节 • 调节血脂及抗动脉粥样硬化药

调血脂治疗有多种方法，药物治疗是最重要的手段之一。目前大量实验证实，他汀类药物不仅有明确的降脂作用，还具有抗炎、抗增生、诱导凋亡等作用。目前国际上对调血脂基本药物尚未达成共识，各国政府的基本药物目录中调血脂药物相差较大。近年研究还显示，他汀类药物可能存在非调脂的作用，如稳定斑块，调节和保护内皮功能，抗血小板血栓形成，减少炎症反应，预防结肠癌、骨折发生及减少阿尔茨海默病的发病等。当前降脂药物中，以他汀类药物的作用最强，应用最广。常见药物如下：

（一）菲诺贝特

1. 药理作用

氯贝丁酸衍生物类血脂调节药，通过抑制极低密度脂蛋白和三酰甘油的生成并同时使其分解代谢增多，降低血中低密度脂蛋白、胆固醇和三酰甘油；使载脂蛋白AⅠ和AⅡ生成增加，从而增高高密度脂蛋白，并降低正常人及高尿酸血症患者的血尿酸。

2. 用法与用量

一次100mg，每日3次。维持量：待血脂明显下降后，改为一次100mg。

3. 护理要点

（1）禁忌证 胆囊疾病史、胆石症患者；严重肝肾功能不全、原发性胆汁性肝硬化或不明原因的肝功能持续异常的患者；孕妇、哺乳期妇女及儿童；老年患者如有肾功能不全时，应减少用量。

（2）观察不良反应

① 消化系统胃肠道反应包括腹部不适、腹泻、便秘、食欲减退；

② 神经系统常见不良反应包括头晕、头痛、乏力、失眠；肌肉、骨骼系统可引起肌炎和横纹肌溶解综合征；

③ 血液系统治疗初期，可引起轻度至中度的血液学改变（如血红蛋白、血细

胞比容和白细胞降低等，血小板计数也可能增高）；

④ 皮肤偶见变态反应（皮疹、瘙痒、荨麻疹）。

（二）辛伐他汀

1. 药理作用

羟甲基戊二酰辅酶 A（HMG-CoA）还原酶抑制剂，抑制内源性胆固醇的合成，降低血清、肝脏、主动脉中胆固醇（TC）的含量，降低极低密度脂蛋白胆固醇（VLDL-C）和低密度脂蛋白胆固醇（LDL-C）水平。

2. 用法与用量

高胆固醇血症一般剂量为每天 10mg，晚间顿服。

3. 护理要点

（1）禁忌证　活动性肝炎或无法解释的持续血清氨基转移酶升高者；妊娠期或哺乳期患者。

（2）观察不良反应　一般耐受性良好，大部分不良反应轻微且一过性，如腹痛、便秘、胃肠胀气、疲乏、头痛、无力。

（三）普伐他汀

1. 药理作用

HMG-CoA 还原酶的竞争性抑制剂，HMG-CoA 还原酶是胆固醇生物合成阶段的限速酶。在 HMG-CoA 还原酶的作用下，HMG-COA 转变成甲瓦龙酸（胆固醇合成的一个中间环节）。普伐他汀是 Mevastati 经羟基化的衍生物，它的化学结构中的开放酸部分和 HMG-CoA 相似，能够可逆性地抑制肝微粒体中的 HMG-CoA 还原酶的活性，阻碍甲瓦龙酸的形成，降低胆固醇的生物合成。

2. 用法与用量

开始剂量每次 10～20mg，一日一次，睡前服用。

3. 护理要点

（1）禁忌证　活动性肝炎或肝功能试验持续升高者。

（2）观察不良反应　横纹肌溶解、肝功能不全、血小板减少、肌病、周围神经障碍、变态反应。

（四）阿托伐他汀

1. 药理作用

HMG-CoA 还原酶的一种选择性、竞争性抑制酶，通过抑制肝脏内 HMG-CoA 还原酶及胆固醇的生物合成降低血浆中胆固醇和血清脂蛋白浓度，并通过增加肝脏细胞表面的低密度脂蛋白受体以增强低密度脂蛋白的摄取和代谢；降低低密度脂蛋白生成和低密度脂蛋白颗粒数；可有效降低家族性高胆固醇血症患者的低密度脂蛋白胆固醇水平。

2. 用法与用量

起始剂量为 10mg，每日 1 次，剂量范围为每日 10～80mg。可在一天内的任何时间，一次服用并不受进食影响。

3. 护理要点

（1）禁忌证　有活动性肝病或不明原因血清氨基转移酶持续升高的患者。

（2）观察不良反应　不良反应通常较轻微和短暂，最常见的不良反应为胃肠道不适、头痛、头晕、皮疹、视物模糊和味觉障碍。

（五）依折麦布

1. 药理作用

一种新型的胆固醇吸收抑制剂，选择性地抑制肠道胆固醇的吸收，使到达肝脏的胆固醇减少，降低肝脏中的胆固醇，同时增加血液中的胆固醇的清除率。

2. 用法与用量

每日一次，每次 10mg。单用或与他汀类药物合用。肾功能不全者、肝功能轻度不全者，无需调整剂量，可在一日中任何时间服用，但每日服药时间应相同，1 日总剂量最大为 10mg。

3. 护理要点

（1）禁忌证　活动性肝病、原因不明的血清氨基转移酶持续升高患者；中度或重度肝功能不全患者；胆道梗阻患者慎用。

（2）观察不良反应

① 血液和淋巴系统的异常：血小板减少症。

② 神经系统异常：头痛、头晕、感觉异常。

③ 消化系统异常：可见腹痛、腹泻、胃肠胀气、胃食管反流、恶心，也可见胰腺炎、便秘。

④ 皮肤和皮下系统异常：多形性红斑。

⑤ 肌肉骨骼和结缔组织异常：肌痛、肌病、横纹肌溶解症。

⑥ 全身性异常：乏力。

⑦ 免疫系统异常：超敏反应、血管神经性水肿等。

⑧ 肝脏系统异常：肝炎、胆结石、胆囊炎。

⑨ 精神异常：抑郁。

（六）依洛尤单抗注射液

1. 药理作用

一种人单克隆免疫球蛋白 G2（IgG2），与 PCSK9 结合，抑制循环 PCSK9 与低密度脂蛋白（LDL）受体（LDLR）的结合，阻止 PCSK9 介导的 LDLR 降解，使 LDLR 可重新循环回至肝细胞表面；通过抑制 PCSK9 与 LDLR 的结合，增加能够清除血液中的 LDL 的 LDLR 的数量，降低 LDL-C 水平。

2. 用法与用量

皮下注射，推荐给药剂量 420mg，每月一次。给药后 4～8 周检测患者的 LDL-C 水平。

3. 护理要点

（1）禁忌证　对本品有严重变态反应者。

（2）观察不良反应

① 局部注射部位反应，最常见为红肿、疼痛、淤青；

② 变态反应常见为皮疹、湿疹、红斑和荨麻疹。

第七节 · 血管活性药

通过调节血管舒缩状态，改变血管功能和改善微循环血流灌注而达到抗休克目的，包括血管收缩药和血管扩张药。常见血管活性药为：去甲肾上腺素、肾上腺素、间羟胺、多巴胺、多巴酚丁胺、异丙肾上腺素、硝酸甘油等。

（一）去甲肾上腺素

1. 药理作用

强烈的 α 受体激动药，同时也激动 β 受体。通过 α 受体激动，引起血管极度收缩，使血压升高，冠状动脉血流增加；通过 β 受体的激动，使心肌收缩加强，心排出量增加。

2. 用法与用量

用于治疗急性心肌梗死、体外循环等引起的低血压；血容量不足致的休克、低血压或嗜铬细胞瘤切除术后的低血压。5％葡萄糖注射液或葡萄糖氯化钠注射液稀释后静脉滴注，开始以 8～12μg/min 速度静滴，调整滴速以达到血压升到理想水平；维持量为每分钟 2～4μg。口服可治疗上消化道出血，每次服注射液 1～3mg，每日 3 次，加入适量冷盐水服下。

3. 护理要点

（1）注射时选用直、大、弹性好的静脉，观察有无药液外渗，沿静脉路径皮肤变白、局部皮肤脱落、皮肤发绀、发红等表现，防止局部组织坏死。

（2）注射时应从小剂量开始，随时测量血压，调整速度，使血压保持在正常范围内。

（3）重视患者主诉，予心电监测，观察血压的变化，注意有无头痛、高血压、反射性心动过缓不良反应的发生。

（4）观察尿量，及时发现有无尿少、尿闭急性肾衰竭症状。

（5）配制时注意配伍禁忌，严禁与碱性药物配伍使用。

（二）肾上腺素

1. 药理作用

对 α 和 β 受体都有激动作用，使心肌收缩力加强，心率加快，心肌耗氧量增加，皮肤黏膜及内脏小血管收缩，但冠状血管和骨骼肌血管则扩张；此外，同时具有松弛支气管和胃肠道平滑肌的作用。

2. 用法与用量

皮下或肌内注射，常用量，一次 0.25～1mg。

3. 护理要点

（1）密切观察血压和脉搏变化，以免引起血压骤升和心动过速。注意患者有无头痛、心悸、血压升高、惊厥、面色苍白、多汗、震颤、尿潴留等不良反应的发生。

（2）因药物本身可增加心肌和全身耗氧量，给药时应充分给氧，观察有无酸中毒发生。

（3）皮下注射或肌内注射时要更换注射部位，以免引起组织坏死；注射时必须回抽无回血后再注射。

（4）高血压、器质性心脏病、冠状动脉粥样硬化、糖尿病、甲状腺功能亢进症、洋地黄中毒、外伤及出血性休克等患者慎用；心源性哮喘者忌用。

（三）间羟胺

1. 药理作用

为 α 受体激动药，升压效果比去甲肾上腺素弱但较持久，有中度加强心脏收缩的作用，可增加脑和冠状动脉血流量。

2. 用法与用量

成人肌内或皮下注射：每次 2～10mg，在重复用药前，对初始量效应至少应观察 10min。静脉注射：初量 0.5～5mg，用于重症休克。静脉滴注：15～100mg 加入 5％葡萄糖注射液或氯化钠注射液 500mL 中滴注，调节滴速以维持合适的血压。血容量不足者，先纠正后再用。

3. 护理要点

（1）严密观察有无头痛、潮红、出汗、颤抖、高血糖、心动过缓等不良反应的发生。

（2）选择较粗大静脉，观察有无药液外渗，防止组织坏死糜烂或红肿、硬结形成脓肿。

（3）用药后血压上升不明显，必须观察 10min 后，决定是否增加剂量，以免增量致使血压上升过高。

（4）不宜与碱性药物共同滴注，因可引起分解。

（5）甲状腺功能亢进症、高血压、充血性心力衰竭及糖尿病等禁用。

（四）多巴胺、多巴酚丁胺

详见本章第三节治疗心力衰竭药。

（五）异丙肾上腺素

详见本章第四节抗心律失常药。

（六）硝酸甘油

详见本章第二节抗心肌缺血药。

第八节 · 抗肺动脉高压药

一、分类

传统治疗肺动脉高压措施：抗凝血、地高辛、吸氧、L-精氨酸（NO 前体）、硝酸甘油、利尿药等，对肺动脉高压的疗效有限。近年来针对各个不同路径的靶点药物不断研发，临床上治疗肺动脉高压的靶向药物，按照作用机制可以分为三大类：5 型磷酸二酯酶抑制剂（代表药物：西地那非）、前列环素类似物（代表药物：曲前列尼尔）和内皮素受体拮抗剂（代表药物：波生坦）。另外还有前列腺素 E1（代表药物：前列地尔）及细胞内钙离子拮抗剂（代表药物：法舒地尔）。

二、常用药物

（一）西地那非

1. 药理作用

一种对环磷酸鸟苷（cGMP）特异的 5 型磷酸二酯酶（PDE5）的选择性抑制剂。主要通过一氧化氮途径实现舒张肺血管平滑肌，降低肺血管阻力的作用。内源性的一氧化氮（NO）又称内皮舒张因子（EDRF），可以通过上调鸟苷酸环化酶（cGMP）使血管平滑肌舒张。而 cGMP 的代谢有赖于大量 5 型磷酸二酯酶（PDE-5）的激活，从而降低细胞内 cGMP 水平，抑制平滑肌舒张作用。

2. 用法与用量

可以静脉给药，也可以口服，临床常使用口服，推荐剂量为 20mg，每日 3 次。

3. 护理要点

（1）西地那非可增强硝酸酯的降压作用，故服用硝酸酯类的患者，无论是规律服用或间断服用均为禁忌证。

（2）禁止与鸟苷酸环化酶激动剂合用，可能会引起症状性低血压。

（3）最近 6 个月内曾有心肌梗死、休克、脑卒中或危及生命的心律失常、有心力衰竭或冠心病不稳定型心绞痛、静息状态下低血压（血压 90/50mmHg 以下）或高血压（血压 170/110mmHg 以上）的患者禁用。

（4）不良反应，如头痛、潮红、消化不良、视力异常、鼻塞、背痛、肌痛、恶心、头晕和皮疹。视觉异常为轻度和一过性的，主要表现为视物色淡、光感增强或视物模糊。

（二）曲前列尼尔（又名瑞莫杜林）

1. 药理作用

直接舒张肺和全身动脉血管，使肺动脉压下降，抑制血小板聚集，预防血栓形成，减轻右心负荷，增加心排血量，改善因为肺动脉压力升高而引起的临床症状。

2. 用法与用量

给药方式为皮下或静脉输注，首选皮下注射。首次使用本品只能连续皮下或静脉输注。如果因为输注部位严重疼痛或反应而不能耐受皮下给药，也可经中心静脉导管给药。初始输注速率为 1.25ng/（min·kg），之后为每周 2.5ng/（min·kg），如果由于全身效应不能耐受初始剂量，应将注射速率降至 0.625ng/（min·kg）。

3. 护理要点

（1）最常见的不良反应是输注部位出现疼痛和反应。输注部位反应定义为不包括疼痛或出血、擦伤的任何局部不良事件，包括红斑、硬化或皮疹。静脉输注方式给药引起的不良反应包括手臂肿胀、感觉异常、血肿和疼痛。输注部位出现不良反应时可更换注射部位。

（2）观察血压波动情况。

（三）波生坦

1. 药理作用

双重内皮素受体拮抗剂，通过阻断内皮素 A 型（ETA）、内皮素 B 型（ETB）受体，降低肺血管中的内皮素水平，防止甚至逆转肺血管重构及右心室肥厚，降低右心室后负荷从而改善患者的临床症状和运动耐量。

2. 用法与用量

年龄大于 12 岁并且体重大于 40kg 前四周推荐剂量为 62.5mg，每日 2 次，四周后调整推荐剂量为 125mg，每日 2 次；体重小于 40kg，推荐剂量一直维持在 62.5mg，每日 2 次。年龄小于 12 岁体重在 4~8kg，推荐剂量 16mg，每日 2 次；体重在 8~16kg，推荐剂量 32mg，每日 2 次；体重在 16~24kg，推荐剂量 48mg，每日 2 次；体重在 24~40kg，推荐剂量 64mg，每日 2 次。

3. 护理要点

（1）不良反应，如肝酶（ALT 和 AST）升高、头痛、胸痛、潮红、皮疹、腿部水肿、贫血、晕厥、鼻炎、关节疼痛。

（2）观察有无低血压。

（四）前列地尔

1. 药理作用

分布到受损血管部位，扩张血管、抑制血小板聚集。

2. 用法与用量

成人一日一次，1～2mL（前列地尔 5～10μg）＋生理盐水（或 5％葡萄糖注射液）静注，或直接注入茂菲滴管。

3. 护理要点

（1）禁忌证　严重心力衰竭。

（2）不良反应　休克；注射部位出现血管痛、发红，偶见发硬、瘙痒；心力衰竭加重、肺水肿、胸部发紧感、血压下降等；腹泻、腹胀；肝功能异常；嗜酸细胞增多，白细胞减少；出疹或瘙痒感；头晕、头痛、发热、疲劳感。

（五）法舒地尔

1. 药理作用

抑制平滑肌收缩最终阶段的肌球蛋白轻链磷酸化，扩张血管。

2. 用法与用量

静脉注射，成人一日 2～3 次，每次 30mg，50～100mL 的生理盐水或葡萄糖注射液稀释后静脉滴入，每次滴注时间为 30min。

3. 护理要点

（1）禁忌证　颅内出血；低血压。

（2）不良反应　颅内出血；消化道出血、肺出血、鼻出血、皮下出血；低血压、颜面潮红；贫血、白细胞减少、血小板减少；肝功能异常；肾功能异常、多尿；过敏；腹胀、恶心、呕吐；发热（偶见）、头痛、意识水平低、呼吸抑制（少见）。

第七章

▶▶ **心血管内科常用护理技术**

心血管内科常用护理技术是本专业护理人员需要熟练掌握的技术方法，本章重点介绍抗凝药物腹壁皮下注射、周围静脉压测定、溶栓疗法、心电监测与警报管理、基础生命支持、专科试验及专科辅助检查等护理技术知识。

第一节·抗凝药物腹壁皮下注射

皮下注射是指将药物注入皮下组织，适用于需迅速达到药效和不能或不宜经口服给药时。腹壁皮下组织较丰富、肌肉组织较少，能较好地防止抗凝药物注射时进入肌肉引起肌肉内出血，是抗凝药物皮下注射的首选部位。

一、适应证

无明显出血史，需采取皮下注射进行抗凝治疗的患者，具体如下：

（1）VTE 预防　①大手术围手术期患者；②存在 VTE 中、高危风险的卧床患者；③高凝状态且物理预防措施无效患者。

（2）VTE 治疗　①DVT 伴有 PTE；②急性周围型 DVT 伴有血栓延伸；③中央型和混合型 DVT；④癌症相关血栓形成；⑤口服抗凝药效果欠佳的复发性 VTE；⑥肝硬化伴有门静脉血栓形成；⑦急性脑静脉窦血栓形成；⑧内脏静脉急性血栓形成。

（3）其他　①急性冠状动脉综合征；②弥散性血管内凝血；③缺血性脑卒中；④糖尿病肾病；⑤由抗磷脂综合征、自身免疫性疾病等因素引起反复自然流产等疾病的抗凝治疗。

二、操作流程

（1）操作前准备。①操作者着装整齐，洗手、戴口罩；②用物包括治疗盘、弯盘、预灌式抗凝剂、无菌棉签、皮肤消毒剂、利器盒、快速手消毒剂、腹壁皮下注射定位卡、注射单及笔等；③环境安静，光线适宜，屏风遮挡；④核对医嘱、患者、药品及时间等；评估患者意识、心理状态与配合程度；评估患者是否有肝素类过敏、严重凝血功能障碍等肝素禁忌证；评估患者注射部位。

（2）携用物至床旁，核对患者信息，告知患者皮下注射药物名称、作用、注意事项和配合要点等。

（3）协助患者取正确体位，患者宜取屈膝仰卧位，呼吸困难者适当抬高床头，嘱其放松腹部。

（4）评估患者腹壁皮肤，使用腹壁皮下注射定位卡，合理选择注射部位。以穿刺点为中心螺旋式消毒皮肤两遍，消毒范围＞5cm，自然待干燥。

（5）再次核对药物，使用预灌式抗凝剂无需排气，将针筒内空气轻弹至药液上方。

（6）拔出针帽，左手拇指及示指相距5～6cm，捏起腹壁（避开脐5cm处）使其形成一凸起皱褶。右手持预灌式抗凝剂，于皱褶最高点快速垂直进针。缓慢匀速推注药液10s，药液推注完毕针头停留10s，再垂直拔出注射器。以穿刺点为中心，垂直向下按压3～5min。

（7）再次查对治疗单及药物，用物及垃圾分类处理，洗手，记录。

三、护理要点

（1）评估时，要查看患者整个腹壁皮肤及其他部位皮肤是否有皮下出血、瘀青、硬结、感染等，要询问患者有无出血史等，询问用药史，查看患者血常规、出凝血时间等化验结果。

（2）对非妊娠期成年患者，无论单次注射或长期注射，抗凝剂注射部位优选腹壁。腹壁注射部位是：上起自左右肋缘下1cm，下至耻骨联合上1cm，左右至脐周10cm，避开脐周2cm以内。长期注射者轮流交替注射部位，避开硬结、疼痛、青紫等部位。推荐注射前使用腹壁皮下注射定位卡定位（图7-1）。

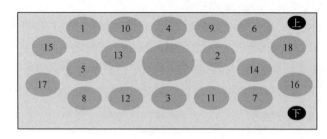

图 7-1　腹壁皮下注射定位卡

（3）特殊人群注射部位选择。如对儿童患者，适宜选择臀部或大腿；对妊娠晚期（妊娠28周至临产前48h）患者选择腹壁注射时，经B超确定皮下组织厚度大于注射针头直径后，予以左右腹部轮换注射。

（4）健康教育。指导患者注射部位禁忌热敷、理疗或用力在注射处按揉，以免引起毛细血管破裂出血；皮带、裤带避免束缚过紧；指导患者发现下列情况要及时告知医护人员：如腹痛、牙龈、球结膜、呼吸道、消化道出现出血症状，腹壁注射部位出现硬结、瘀斑、疼痛，局部或全身有变态反应，如皮疹、发热、畏寒、头晕、胸闷等。

（5）使用后注意观察相关并发症（皮下出血或青紫、注射部位疼痛、变态反应等），发生情况并及时处理。

第二节·周围静脉压的测定

周围静脉压测定是了解上下腔静脉是否受压、心脏排血功能有无障碍以及血容量有无改变等，可以协助诊断右心衰竭、心包积液、缩窄性心包炎、纵隔肿瘤和上腔静脉阻塞综合征等。在右心房水平上测定周围静脉压力，正常范围为 $0.59\sim1.18kPa$（$6\sim12cmH_2O$）。

一、适应证

（1）右心功能衰竭。
（2）缩窄性或渗出性心包炎。
（3）阻塞性肺气肿、上腔静脉受压或血栓形成。
（4）休克、晕厥。

二、操作流程

（1）操作前准备。①操作者着装整齐，洗手、戴口罩；②物品包括有静脉测压无菌盒1个（内有孔巾、血管钳、测压管各1个，12号针头2个，纱布2块，玻璃接管带10cm长的橡皮管1根），治疗盘内铺无菌巾1块，另备20mL无菌注射器1个、皮肤消毒剂、棉签、无菌生理盐水20mL、无菌手套1双等；③环境清洁、安静、舒适、光线充足；④患者脱下一只衣袖，取仰卧位，有呼吸困难者取半坐卧位，安静卧床休息15min；⑤评估患者的病情及测压部位的皮肤、血管情况等。

（2）用注射器抽吸无菌生理盐水20mL置无菌巾内。

（3）携带用物至患者床前，核对患者信息，向患者解释测压目的。

（4）消毒肘静脉皮肤。

（5）打开无菌测压盒，戴无菌手套，取出玻璃接管和测压管，套上针头，测压管直立套入玻璃接管内。

（6）将生理盐水注入测压管，排尽管内空气，用止血钳夹住橡胶管。

（7）患者上肢外展45°，并使前臂置于右心房水平，即静脉测压管零点位置，仰卧时穿刺的静脉约在腋中线水平，坐位或半坐位时，穿刺静脉应置于第4前肋骨水平。

（8）消毒肘部皮肤，铺孔巾，测压管保持垂直位置做静脉穿刺（助手用手指轻压静脉上端），穿刺成功后（按压静脉手指松开压迫），注意观察测压管内液体平面，当液体流入血管内不再下降时，记录水柱高度，即为静脉压。

（9）协助患者穿好衣服，整理用物，洗手，做好记录。

三、护理要点

（1）肘静脉压正常为 0.3～1.42kPa（3～14.5cmH$_2$O），平均 0.97kPa（9cmH$_2$O）。男性较女性稍高，儿童与成人相同。测压前患者需要安静休息15min，全身放松，使呼吸均匀自如，以免肌肉紧张影响测定结果，还应尽量抑制咳嗽，以免阻碍静脉回流，使压力升高。

（2）静脉穿刺时，患者衣袖不应过紧，穿刺时不宜使用压脉带压迫，只需用手指轻压静脉上端，穿刺成功后立即松开压迫，以免影响测压结果。

（3）测压管于测前用抗凝剂或生理盐水冲洗，应使管内空气排净，测压时必须保持导管通畅，以免造成错误诊断。

（4）测压管必须保持垂直位，零点与右心房中心在同一水平，若有体位改变则应调整。

第三节·急性心肌梗死静脉内溶栓疗法

急性心肌梗死溶栓疗法根据用药途径可分为冠状动脉内溶栓及静脉内溶栓两种。静脉内溶栓疗法是应用溶栓药物，使病变血管的血栓溶解后再通，以缩小梗死面积，减轻心功能受损程度。

一、适应证

（1）持续性胸痛≥30min，含服硝酸甘油症状不能缓解。

（2）相邻两个或更多导联 ST 段抬高，在肢体导联＞0.1mV、胸导联＞0.2mV。

（3）发病＜6h；若患者来院时已是发病后 6～12h，心电图 ST 段抬高明显伴有或不伴有严重胸痛者仍可溶栓。

（4）年龄≤70 岁，70 岁以上的高龄 AMI 患者，应根据自身免疫性疾病范围，患者一般状态，有无高血压、糖尿病等因素，因人而异慎重选择。

二、操作流程

（1）操作前准备。①操作者着装整齐，洗手、戴口罩；②物品有溶栓用尿激酶100 万～500 万 U 或链激酶 150 万 U，或重组组织型纤溶酶原激活剂（rt-PA）

100mg，治疗盘内备静脉输液全套用物，另备心电图机等；③环境清洁、安静、舒适、光线充足；④患者绝对卧床休息，了解溶栓治疗意义并配合治疗；⑤评估患者病情、意识状态、心电图、心肌酶报告及皮肤、血管情况等。

（2）核对床号、姓名、溶栓药物名称、剂量、有效期，向患者解释溶栓治疗目的。做全导联心电图，必要时加做 V_7、V_8 或 V_{3R}、V_{4R}，并标记各个导联位置。

（3）建立可靠的静脉输液及采血通道，抽血查血常规、血小板、出凝血时间和血型。

（4）实施溶栓。因所使用的药物不同给药方式有所不同。①尿激酶：先用 50 万 U 溶于 20mL 生理盐水静脉注射，接着将 50 万～100 万 U 溶于 100mL 生理盐水，30min 内静脉滴注完毕；或将 100 万～150 万 U 溶于 100mL 生理盐水静脉滴注，30min 滴完。②链激酶：皮试阴性后用 150 万 U 在 60min 内静脉滴注完毕。③重组组织型纤溶酶原激活剂（rt-PA）：先静脉注射 15mg，再在 30min 内静脉滴注 50mg，随后 60min 内接着滴入 35mg，即 100mg 在 90min 内静脉给予。

（5）溶栓药物滴注完毕，立即做全导联心电图，并在以后 2h 内每 30min 复查 1 次。

三、护理要点

（1）溶栓治疗除静脉给药外，从冠状动脉内给药溶栓更直接，患者先做左心室及冠脉造影，明确梗死相关动脉，向冠脉注入硝酸甘油 0.2mg 后，重复造影以排除血管痉挛，然后从冠脉内注入尿激酶 4 万 U，继之以 0.6 万～2.4 万 U/min 的速度注入，血管再通后用量减半，继续注入 30～60min，总量 50 万 U 左右；链激酶先给药 2 万 U，继之以 0.2 万～0.4 万 U/min 注入共 30min，总量 25 万～40 万 U；rt-PA 剂量为静脉用药的 1/2。

（2）护士应掌握溶栓再通的标志，根据冠脉造影观察血管再通情况直接判断。间接判断标准如下。①心电图：抬高的 ST 段在 2h 内回降＞50％。②胸痛：2h 内基本消失。③溶栓 2h 内出现短暂的加速性自主心率，房室或束支传导阻滞突然消失，下壁或正后壁心肌梗死，出现一过性窦缓、窦房传导阻滞或低血压状态。④血清 CK-MB 酶峰提前出现，在发病 14h 以内。⑤具备以上 4 项中 2 项或 2 项以上者考虑再通，但第 2 与第 3 项组合例外。

（3）观察有无溶栓并发症——出血。脑出血常为致命性，多发生在溶栓后 24h 内。溶栓治疗后应仔细观察皮肤、黏膜、咳嗽、呕吐物及尿液有无出血征象。

（4）为防止血栓再闭塞，在溶栓治疗开始后服阿司匹林，每天 300mg，3 天后改为 75～150mg，每天 1 次，长期服用。应用 rt-PA 溶栓前先用肝素 5000U 静脉滴注，溶栓后接着以肝素 700～1000U/h 持续静脉滴注 48h，以后改为皮下注射 7500U，1 次/12h，连用 3～5 天。

（5）溶栓治疗后应避免肌内注射和反复静脉穿刺。

第四节·心电监测与临床警报管理

一、心电监测

心电监测是通过对心电图中有关心电示波特征，进行显示、运算及分类予以检出，并判定心律失常等心电变化的一种监测诊断方法。临床心电监测可实时、持续监测患者的心电变化并自动进行分析，使医务人员能及时发现患者的病情变化并尽早进行干预。

（一）适应证

（1）心肺复苏　心肺复苏过程中的心电监测有助于分析心搏骤停的原因和指导治疗（如除颤等）。

（2）心律失常高危患者　许多疾病在发展过程中可以发生致死性心律失常。心电监测是发现严重心律失常、预防猝死和指导治疗的重要方法。

（3）危重心电监测　急性心肌梗死、心肌炎、心力衰竭、心源性休克、严重感染、预激综合征以及手术后等。对接受了某些有心肌毒性或影响心脏传导系统药物治疗的患者，亦应进行心电监测。此外，各种危重症伴发缺氧、电解质和酸碱平衡失调（尤其钾、钠、钙、镁）、多系统脏器衰竭患者亦应进行心电监测。

（4）某些诊断、治疗操作　如气管插管、心导管检查、心包穿刺时，均可发生心律失常，导致猝死，必须进行心电监测。

（二）操作流程

（1）操作前准备。①操作者着装整齐，洗手、戴口罩。②物品有多参数心电监测仪；电极片；75％酒精、无菌棉球或纱布；必要时备电源插座、备皮刀等。③环境清洁、安静、舒适，光线充足；温度适宜；室内无电磁波干扰、屏风或床帘遮挡。④患者：卧床休息，嘱排大、小便。⑤评估患者意识状况、治疗情况；心理状态、合作程度；评估局部：胸前区安放电极部位皮肤情况；指端末梢循环、指甲清洁度；血压测量侧肢活动度、是否有置管或输液等。

（2）带用物到床旁；核对床号、姓名、手腕带；告知准备操作，说明配合要点（平静呼吸、肢体放松）。

（3）协助患者取平卧位；将心电监测仪置于床旁合适位置；连接电源，开机；正确连接导联线与电极片。

（4）暴露患者心前区；清洁皮肤，必要时备皮；正确安放电极片，保证电极与皮肤紧贴；整理病服、导联线。

（5）触摸患者肱动脉搏动，在肘窝上扎血压袖带，松紧适宜，单层衣服或隔离纸巾隔开，启动血压测量；清洁合适手指指端皮肤及指甲，将血氧饱和度传感器夹在指末端，保证接触良好。

（6）调节波形，选择 P 波清晰的 II 导联；调节合适波幅；根据患者监测指标设置心率、血压的警报阈值，根据相关规范设置血氧饱和度、呼吸等警报阈值；开启所有警报。

（7）观察各项监测数值，发现异常及时报告医生，条件允许的情况下打印留图，同时询问患者有无不适；协助取舒适卧位，整理床单位；洗手，摘口罩；实时记录测量数值和时间。

（8）交代注意事项。患者或家属避免自行调节警报设置；警报产生时及时按铃呼叫，不要惊慌；定时放松或更换血压、血氧饱和度测量的部位；禁止自行移动电极片；告知传呼器使用；电极片周围皮肤瘙痒时及时告知。

（9）用物及垃圾分类处理，洗手，书写护理记录。

（三）护理要点

（1）按照说明正确放置各导联位置，电极粘贴牢固，以确保心电图形准确。在临床实际操作中应根据患者的情况选择最佳的监护导联放置位置，避开心电图、电击除颤及安装起搏器的位置，避开骨骼突出处，避开皮肤发红破损的部位，如果体毛浓密者，需要备皮。同时尽可能确保 QRS 波的振幅＞0.5mV，以能触发心率计数。

（2）连接导联线时，五导联电极片放置位置为：RA→右锁骨中线与第 2 肋间，LA→左锁骨中线与第 2 肋间，LL→左下腹，RL→右下腹，V→心前区 C1～C6 任何位置。

（3）连接血压袖带时，被测肢体与心脏处于同一水平，伸肘并稍外展，将袖带平整地缠于上臂中部，入 1～2 指为宜，袖带下缘应距肘窝 2～3cm。每班更换测量肢体（最好不与血氧探头在同一侧肢体）。

（4）连接血氧饱和度探头于患者指（趾）端，感应区对准指（趾）甲；每 2～4h 更换监测部位。

（5）做好患者的安抚和解释，减少因导联线制约身体活动和（或）心电报警声音引起的焦虑、烦躁、紧张和压抑的情绪。对于躁动患者，应当固定好电极和导线，避免电极脱落以及导线打折缠绕。

（6）心电监测只是为了监测患者心律和心率的动态变化，若需分析 ST 段异常或更为详细的观察心电图的变化，应做常规 12 导联或 18 导联心电图。

（7）心电监测连接好后，应设置好报警值〔设定为患者平均监测数值±(20%～30%)〕，启动报警系统。同时要打开心律失常和 ST 段分析，根据患者情况选择是否开起搏分析。

（8）发生心电报警时，应立即查找原因，到床旁查看患者情况和监护仪工作情况，如确认为虚假或干扰警报，应去除诱因，以免因警报疲劳而导致延误病情。如为真实报警，切勿仅消除报警音，而要仔细查找原因采取措施。

（9）密切观察心电监测的波形，出现异常波形时，能正确及时判断，以争取抢救时机。

二、临床警报管理

临床警报是来自于诊断、治疗或监测患者设备的通知，它是一个可听或可视的信号，以提醒医务人员患者生理参数超出了设定的限值范围或者存在设备障碍，需要医务人员及时处理。

（一）心电监测警报优先级别及阈值合理设置

根据警报的紧急程度，心电监测警报分为高优、中优、低优三个级别。根据患者病情和医嘱均要求设置心电监测参数警报阈值及优先级别（表7-1）。

表7-1　常用心电监测参数警报优先级别及阈值设置

英文		中文	分级	定义	正常值	警报上限	警报下限	备注
HR		心率	高优（危象）	正常人安静状态下每分钟心跳的次数	60～100 次/min	基础心率×130%（≤150 次/min）	基础心率×70%（一般≥50 次/min，三度 AVB 患者≥40 次/min）	老年人、运动员偏慢,女性、小儿偏快
RR		呼吸频率	低优（建议）	每分钟呼吸的次数	16～20 次/min	30 次/min	一般 10 次/min（≥8 次/min）	新生儿、小儿、女性偏快
SpO_2		血氧饱和度	中优（警告）	血液中被氧结合的氧合血红蛋白（HbO_2）容量占全部可结合的血红蛋白（Hb）容量的百分比	94%～100%	100%	90%（COPD 或肺动脉高压患者≥85%）	SpO_2 < 90% 为低氧血症
NIBP	NBPS	收缩压	中优（警告）	当心脏收缩时，从心室射入的血液对血管壁产生的侧压力	90～140mmHg	基础血压×130% mmHg	基础血压×70% mmHg	根据医嘱要求的血压范围设定,血压正常者按正常值范围设定上下阈值,平均压＝舒张压＋1/3 脉压
	NBPD	舒张压	中优（警告）	当心脏舒张时，动脉血管弹性回缩产生的压力	60～90mmHg	基础血压×130% mmHg	基础血压×70% mmHg	
	NBPM	平均压	中优（警告）	每一心动周期中的动脉血压平均值	—	—	—	

续表

英文		中文	分级	定义	正常值	警报上限	警报下限	备注
ABP	ArtS	收缩压	中优 (警告)	—	90～ 140mmHg	基础血压× 130% mmHg	基础血压× 70% mmHg	有创动脉压高于无创血压5～20mmHg，危重患者可高30～40mmHg，平均压＝舒张压＋1/3脉压
	ArtD	舒张压	中优 (警告)	—	60～ 90mmHg	基础血压× 130% mmHg	基础血压× 70% mmHg	
	ArtM	平均压	中优 (警告)	—	—	—	—	
CVP		中心静脉压	低优 (建议)	上、下腔静脉进入右心房处的压力(右心房压)	5～ 12cmH$_2$O (4～ 10mmHg)	—	—	了解有效循环血容量和右心功能状况
SpO$_2$-Rate		脉率 (指)	低优 (建议)	每分钟指尖动脉搏动的次数	60～ 100 次/min	基础脉率× 130%(≤150 次/min)	基础脉率× 70%(≥40 次/ min)	与心率一致，脉搏短绌时脉率低于心率
Art Rate		脉率	低优 (建议)	每分钟动脉(桡/尺/足背动脉)搏动的次数	60～ 100 次/min	基础脉率× 130%(≤150 次/min)	基础脉率× 70%(≥40 次/ min)	与心率一致，脉搏短绌时脉率低于心率
TEMP		体温	—	—				
RR-Apnea		窒息	低优 (信息)	呼吸暂停的时间	—	10s		

注意事项：1. 心电监测警报设置的阈值不是固定的，应严格结合患者的病情动态或遵医嘱随时进行调整。2. 不能关闭任何一个警报参数。3. 本表所示警报阈值适应于 14 岁以上儿童及成年患者。

（二）警报信号的有效传递

警报信号的有效传递是及时发现患者病情变化、及时应答警报和正确处理警报的重要前提。在心血管病专科病房设立中央监护站；在监测前检查电极片位置是否正确，心电导线、血压袖带充气管以及血氧饱和度探头是否已正确连接，信号线是否与数据插孔接插紧密；在具备物联网技术的医院重症监护病房设立警报管理系统；使用分屏监控或自动警报查看系统、警报集成系统，确保警报有效通知。

（三）及时应答和处理警报

护理单元根据实际情况决定应答人，所有护理单元工作人员均有责任和义务应答警报；对于有中央监护监控员的科室，监控员可作为第一应答人，若无，则由责任护士/责任医师作为警报第一应答人，多学科团队中的其他专业人员作为第二应答人及后备应答人；医疗机构应明确警报分类与分级、制订警报应答规范及处理流程，明确每个专科需要重点管理的警报；医务人员根据警报级别和类型应答警报，明确不同警报的优先处理顺序，在规定时间内应答警报。

第五节 · 专科试验与护理配合

一、阿托品试验

阿托品试验是临床常用的一种药物激发试验，其目的是评估消除迷走神经影响后窦房结自身功能。其机制是利用阿托品对乙酰胆碱受体的阻断作用，解除迷走神经对窦房结和房室交界区的影响。适用于疑有病态窦房结综合征者。

（一）操作流程

（1）向患者及家属解释试验的目的及注意事项，取得患者的配合。

（2）评估患者的心率和有无禁忌证。

（3）取阿托品 $0.02\sim0.04$ mg/kg（通常静注 2mg，不超过 3mg），用 0.9% 氯化钠注射液稀释至 $2\sim5$ mL，浅静脉穿刺，见回血后，匀速将药液注入，1min 内注射完毕。

（4）有条件同时上心电监测，用药前记录心电图作为基础对照。注射后观察心率变化，分别记录用药后即刻、1min、3min、5min、7min、10min、15min、20min 时心电图（单个导联即可）。若观察过程中，心率大于 90 次/min 时，立刻描记心电图，之后结束试验。

（5）用药后，最快心率大于 90 次/min 或窦房传导阻滞、窦性停搏、一度房室传导阻滞、二度一型房室传导阻滞消失为阴性；最快心率小于 90 次/min 或出现房室交界性心律、窦房传导阻滞、窦性停搏等心律失常为阳性。

（二）护理要点

（1）试验中消除患者紧张情绪，放松心情。

（2）严密观察药物不良反应及心率、心律的变化。患者出现任何不适，立即报告医生。

（3）有青光眼、前列腺增生及不稳定型心绞痛者慎用。

（4）阿托品试验结果不能作为诊断病态窦房结综合征的决定性指标，仅作为参考。

二、异丙肾上腺素试验

异丙肾上腺素试验是临床常用的一种药物激发试验，其目的是评估交感神经兴奋药能否提高窦房结的自律性。其机制是刺激 β 受体，兴奋窦房结，提高窦房结的自律性从而提高心率。适用于疑有病态窦房结综合征者。

（一）操作流程

（1）同阿托品试验操作流程（1）、（2）。

（2）在心电监测下，静脉滴注异丙肾上腺素，速度为 $1\sim3\mu g/min$，可将 0.2mg 异丙肾上腺素加入 $5\%\sim10\%$ 葡萄糖注射液 200mL 中，以 $1\sim3mL/min$ 滴速静脉滴注。

（3）同阿托品试验操作流程（4）。

（4）用药后，窦性心律 $\geqslant90$ 次/min 为阴性；窦性心律 <90 次/min 为阳性。

（二）护理要点

（1）向患者及家属说明试验的必要性及注意事项，术前还应详细了解患者的病史、用药史、过敏史、心脏的传导情况，以及超声检查、血生化、血常规等检查结果。

（2）控制药物滴速，准备好抢救物品，由于异丙肾上腺素起效迅速，可使心肌收缩力增加，当心率超过 140 次/min 时，有导致室颤发生的可能，随时做好抢救的准备工作。

（3）在使用期间，严密观察生命体征，在用药前监测记录患者血压，用药 3min 时再次监测血压，同时注意观察患者有无心悸、胸闷、气短等症状。如果患者收缩压升高、脉压差增加或出现明显心悸、胸闷、气短等症状时立即停止用药。

（4）有甲状腺功能亢进症、严重高血压、严重室性心律失常及不稳定型心绞痛者慎用。

三、卧立位醛固酮试验

卧立位醛固酮试验是通过卧立状态来检查肾素醛固酮成分的试验，用于继发性高血压患者的病因诊断。

（一）操作流程

（1）向患者详细说明试验的目的及要求，取得患者的配合。

（2）试验前 1 天晚 22 时后禁食，0 时后禁饮，除了必要的大小便外，患者尽可能保持卧位。次日 8 时在空腹状态下平卧位采静脉血，即刻送检血浆肾素活性、血管紧张素Ⅱ与醛固酮水平。卧位取血后予呋塞米 40mg，注药后嘱患者站起，立位活动 2h 后采静脉血送检。

（3）结果判断　血浆肾素活性的比值（ARR）>20 且血浆醛固酮浓度（PAC）$\geqslant15ng/dL$ 疑原发性醛固酮增多症（原醛症）；当血浆肾素活性的比值（ARR）>40 且血浆肾性活性（PRA）$\leqslant0.2ng/(mL\cdot h)$（低于检测下限值），辅助诊断原醛症。

（二）护理要点

（1）试验前需停用治疗药物 $1\sim4$ 周。停药期间要密切观察患者的血压波动，至完成试验。

（2）增加巡视病房次数，告知患者出现任何不适，马上告知护士，发现患者出现面色白、出汗较多，要即刻监测血糖、血压，如出现低血糖、低血压，嘱患者立刻进食含糖食物，必要时通知医生停止试验。

第六节 · 专科辅助检查与护理配合

一、动态心电图

又称 Holter 监测，是指采用长时间（24～72h）连续记录心电图的方法。它能获得比常规心电图更多的心电资料，在心律失常、心肌缺血的诊断及药物诊断方面有很大的价值。

（一）适应证

（1）对间歇性或阵发性的症状进行监测，并对患者有症状时相关的心律失常进行诊断以及对运动时胸痛患者加以评估。

（2）对不明原因的晕厥、先兆晕厥或头晕、黑矇等现象以及发作性心律失常的患者进行定性和定量分析，并对心律失常患者给予危险性评估。

（3）协助鉴别冠心病心绞痛的类型，如：变异型心绞痛、劳力性心绞痛，尤其是无症状性心绞痛。

（4）对已确诊的冠心病患者进行心肌缺血的定性定量及相对定位分析。

（5）评定窦房结功能，并可对心脏的变时性功能作初步评判。

（6）对起搏器的功能评估等。

（二）护理要点

（1）佩戴后可正常活动，但应避免出汗过多和接触强磁场环境，以免造成干扰伪差影响心电图分析诊断。

（2）检测过程中务必不要做其他影响胸部电极的检查项目。

（3）详细记录生活日志，避免电极的移位或脱落，睡前检查电极是否安装完好，如导线掉落应安装好。

二、动态血压监测

动态血压监测是对高血压患者检查的另一种无创式、便携式监测血压的方法。在一定时间间隔测量并记录24h血压，了解不同生理状态下血压的变化，根据血压变异性及血压昼夜节律，为临床诊断和治疗提供有效参考依据。

（一）适应证

（1）"白大衣"高血压者。

（2）反"白大衣"高血压者。

（3）顽固性高血压者。

（4）评估高血压靶器官损害的作用。

（二）护理要点

（1）向患者解释监测的原因及重要性，消除患者的疑虑，评估患者的手臂情况，选择合适的袖带。

（2）监测过程中记录生活日志，避免剧烈运动、情绪激动。根据医嘱确定是否需要停服降压药。

（3）在测量过程中，注意压力管不要拉扯、压迫、打折，不要进入有强磁场的环境。

三、食管调搏

食管调搏是一种无创性临床心脏电生理诊疗技术，其操作方法是经鼻腔或口腔送一根电极导管入食管内，经食管刺激心脏，描记食管心电图（相当左心房），观察心脏电活动情况。

（一）适应证

（1）测定窦房结功能。

（2）预激综合征的诊断及鉴别诊断。

（3）用于终止室上性心动过速。

（4）用于复杂心律失常的鉴别诊断。

（5）观察药物疗效。

（6）经食管心房调搏进行替代心脏负荷试验诊断冠心病等。

（二）护理要点

（1）检查前了解患者的病史，评估有无禁忌证，停服心血管药物48h以上。

（2）检查后6h内禁用过热及粗糙的食物，可少量食用流质软食。

（3）如明确病因，应严格遵循医嘱用药，不可擅自改药、加药。

四、食管超声心动图（TEE）

食管超声心动图（TEE）是将超声探头经食管插入胃内或食管做心电图检查，包括二维、M型和多普勒等多种常规超声诊断技术。其目的是提高对心血管疾病诊断的敏感性和可靠性。

（一）适应证

（1）经胸超声检查显像困难者，如肥胖、胸廓畸形、肺气肿等。

（2）怀疑感染心内膜炎时。

（3）房间隔缺损，经胸超声无法明确封堵治疗时。

（4）明确有无心房及心耳血栓时。

（5）监测或评价心脏外科手术和先天性心脏病介入治疗的效果。

（二）护理注意事项

（1）检查前空腹 6～8h，检查时患者面向医生取侧卧位，给予口咽部局部麻药。必要时使用镇静剂。

（2）检查时如有义齿需取下，并清除口腔内及食管内活动性异物，如出现不适，应立即停止操作。

（3）予心电监测，操作后观察患者生命体征平稳后方可让其离开，嘱其 2h 后进水进食。

（4）观察有无气道堵塞、血管压迫、气道损伤、食管穿孔等严重并发症发生。

五、右心声学造影

又称发泡实验，是经心导管或周围静脉注入振荡的无菌生理盐水注射液，达到右心腔显影的目的，目前用于诊断或排除心内或是肺右向左分流相关疾病的一种简单易行的超声心动图检查方法。

（一）适应证

（1）明确有无右向左或左向右分流，并估计分流量大小。

（2）诊断某些先天性心血管畸形。

（3）了解右心腔大小、心内膜边缘、室壁厚度、有无占位性病变、瓣膜反流等。

（4）为改善三尖瓣和肺动脉血流频谱多普勒信号。

（5）查找低氧血症的病因。

（二）护理注意事项

（1）嘱患者平躺 10min，观察术后患者是否出现头晕、恶心呕吐、心悸等不良反应，立即告知医生。

（2）严密观察患者心率、血压等生命体征，并进行记录。针对年龄较小的患者，要叮嘱家属术后 1h 不要过度运动，减少活动，以免出现术后不良情况。

第二篇
▶▶
疾病护理

第八章 ▶▶ 高血压治疗与护理

高血压是以体循环动脉血压持续升高为主要临床表现的心血管综合征，按发病原因可分为原发性高血压和继发性高血压。

第一节·原发性高血压

一、定义及流行病学

（一）定义

原发性高血压（简称高血压病）是在一定的遗传背景下由多种环境因素的交互作用，使正常血压调节机制失代偿所致。常与其他心血管危险因素共存，是心脑血管病最主要的危险因素，可损伤重要脏器，导致心、脑及肾等方面的并发症，最终导致这些器官的功能衰竭，严重影响患者的生存质量。

（二）流行病学

高血压患病率、发病率及血压水平随年龄增长而升高。高血压老年人较为常见，尤以单纯收缩期高血压为多。我国高血压的患病率不如西方国家高，但呈上升趋势，患病率和流行存在地域和民族上的差别。北方高于南方，华北和东北属于高发区；沿海高于内陆区；城市高于农村；高原少数民族地区患病率较高。男、女性高血压总体患病率差别不大，青年期男性略高于女性，中年后女性稍高于男性。

二、病理解剖与生理

高血压危害的主要靶器官是心脏和血管，早期无明显病理改变。长期高血压主要会引起左心室肥厚和扩大，伴随的危险因素可促进动脉粥样硬化的形成及发展。而全身小动脉病变则主要是壁/腔比值增加和管腔内径缩小，导致重要靶器官缺血。

从血流动力学角度，血压主要决定于心排血量和体循环周围血管阻力，平均动脉血压＝心排血量×总外周血管阻力。不同年龄段人群呈现出不同血流动力学改变：

①年轻高血压患者，血流动力学主要改变为心排血量增加和主动脉硬化，体现在交感神经系统的过度激活；②中年高血压患者，血流动力学主要特点为周围血管阻力增加而心排血量正常，表现为舒张压升高，可能伴或不伴收缩压增高；③老年高血压患者，常见类型为单纯收缩期高血压，是舒张性心力衰竭的主要危险因素之一，脉压的增加提示中心动脉的硬化以及周围动脉回波速度的增快导致收缩压增加。

三、临床表现

（一）症状

早期一般无症状，缺乏特殊临床表现。约 1/5 的患者无症状，仅在测量血压时发现血压升高，少数患者则在发生心、脑、肾等并发症后被发现。常见症状有头晕、头痛、眩晕、疲劳、心悸、耳鸣等，也可出现视物模糊、鼻出血等较严重症状。

（二）体征

一般较少，重点检查周围血管搏动、血管杂音和心脏杂音等项目。心脏听诊可闻及主动脉瓣区第二心音亢进、主动脉瓣区收缩期杂音或收缩早期喀喇音。

（三）并发症

（1）脑血管病，包括脑出血、脑血栓、腔隙性脑梗死等。
（2）心力衰竭和冠心病。
（3）慢性肾衰竭。
（4）主动脉夹层等。

四、治疗原则

（1）非药物治疗　适用于各型高血压患者，尤其是对Ⅰ型高血压，如无糖尿病、靶器官损害者，即以此为主，它与药物治疗同等重要。包括合理膳食、减轻体重、运动、保持健康心理状态、戒烟等。

（2）抗高血压药治疗　原发性高血压诊断一旦确立，常需终身抗高血压治疗。治疗宜使血压降至正常范围内，即降到 140/90mmHg 以下。主要药物有利尿药、β受体阻滞剂、钙通道阻滞剂、血管紧张素转换酶抑制剂、α受体阻滞剂及血管紧张素Ⅱ受体阻滞剂。详细内容参见第六章第一节抗高血压药相关内容。

第二节·继发性高血压

一、定义及流行病学

（一）定义

继发性高血压又称为症状性高血压，是指由某些确定的疾病或病因引起的血压升高。继发性高血压尽管所占比例并不高，但绝对人数仍相当多，某些继发性高血压，如原发性醛固酮增多症、嗜铬细胞瘤、肾血管性高血压、肾素分泌瘤等，可通过手术得到根治或改善。除了高血压本身造成的危害以外，与之伴随的电解质紊乱、内分泌失衡、低氧血症等还可导致独立于血压之外的心血管损害，其危害程度较原发性高血压更大。其根据病因主要分为肾性、内分泌性和其他三大类。

（二）流行病学

继发性高血压发病人数相对较少，约占所有高血压的 10%。继发性高血压病因复杂，发病年龄有些偏小，在 20 岁左右发病，一般 <30 岁，且没有家族史。肾性高血压是最常见的继发性高血压。肾血管性高血压青年组（<30 岁）女性多于男性，中老年组（>50 岁）男性多于女性。主动脉缩窄致高血压多见于青年男性。大动脉炎高血压患者，好发于 40 岁以下人群，女性多于男性，多合并风湿及结缔组织疾病。原发性醛固酮增多症高血压患者好发于 30～50 岁，女性多于男性，病程多较长，血压中等或以上程度升高。因此，及早明确诊断能明显提高治愈率及阻止病情进展，当原发病治愈后血压也会随之下降或恢复正常。

继发性高血压重点检查人群：①中、重度血压升高的年轻患者；②症状、体征或实验室检查有怀疑线索，例如肢体脉搏搏动不对称性减弱或缺失，腹部听到粗糙的血管杂音等；③药物联合治疗效果差，或者治疗过程中血压曾经控制良好但近期内又明显升高；④急进性和恶性高血压患者。

二、病理解剖与生理

（一）肾性

（1）肾性高血压　病因为原发或继发性肾脏实质病变，是最常见的继发性高血压之一，其血压升高常为难治性，是青少年患高血压急症的主要病因。

（2）肾动脉狭窄　目前，动脉粥样硬化是引起我国肾动脉狭窄的最常见病因，据估计约为 70%，其次为大动脉炎（约 25%）及纤维肌性发育不良（约 5%）。

（二）内分泌性

（1）原发性醛固酮增多症（原醛症）　是由于肾上腺自主分泌过多醛固酮，而导致水钠潴留、高血压、低钾血症和血浆肾素活性受抑制的临床综合征，常见原因是肾上腺腺瘤、单侧或双侧肾上腺增生，少见原因为腺癌和糖皮质激素可调节性醛固酮增多症。

（2）嗜铬细胞瘤　可起源于肾上腺髓质、交感神经节或其他部位的嗜铬组织，由于过度分泌儿茶酚胺，引起持续性或阵发性高血压和多个器官功能及代谢紊乱。

（3）库欣综合征　即皮质醇增多症，其主要病因分为促肾上腺皮质激素（ACTH）依赖性或非依赖性库欣综合征两大类；前者包括垂体 ACTH 瘤或 ACTH 细胞增生（即库欣病）、分泌 ACTH 的垂体外肿瘤（即异位 ACTH 综合征）；后者包括自主分泌皮质醇的肾上腺腺瘤、腺癌或大结节样增生。

（4）肢端肥大症　由于垂体肿瘤引起前叶分泌过多生长激素导致水、钠潴留，引起血压升高。

（三）其他

（1）主动脉缩窄　系少见病，包括先天性主动脉缩窄及获得性主动脉缩窄。

（2）阻塞性睡眠呼吸暂停低通气综合征　由于睡眠期间咽部肌肉塌陷堵塞气道，反复出现呼吸暂停或口鼻气流量明显降低，是顽固性高血压的重要原因之一。

（3）真性红细胞增多症　原因不明的以红细胞异常增殖为主的骨髓增殖性疾病。

（4）药物性高血压　常规剂量的药物本身或该药物与其他药物之间发生相互作用而引起血压升高，当血压＞140/90mmHg时即考虑药物性高血压。

（5）单基因遗传性疾病　如糖皮质激素可治性醛固酮增多症、Liddle综合征、Gordon综合征、多发性内分泌肿瘤等。

三、临床表现

（一）症状

（1）恶性高血压　蛋白尿/血尿发生早、程度重、肾脏功能受损明显。

（2）肾动脉狭窄　①恶性或顽固性高血压；②原来控制良好的高血压失去控制；③高血压并有腹部血管杂音；④高血压合并血管闭塞证据（冠心病、颈部血管杂音、周围血管病变）；⑤无法用其他原因解释的血清肌酐升高；⑥血管紧张素转换酶抑制剂或紧张素Ⅱ受体拮抗剂降压幅度非常大或诱发急性肾功能不全；⑦与左心功能不匹配的发作性肺水肿；⑧高血压并两肾大小不对称。

（3）原醛症　临床多表现为夜尿增多、下肢乏力或周期性麻痹、伴有持续性或利尿药引起的低血钾（血钾＜3.5mmol/L）、肾上腺意外瘤等。

（4）嗜铬细胞瘤　典型的嗜铬细胞瘤三联征，即阵发性"头痛、多汗、心悸"，可造成严重的心、脑、肾血管损害；大量儿茶酚胺进入血液致高血压危象、低血压休克及严重心律失常等"嗜铬细胞瘤危象"。

（5）主动脉缩窄　主要表现为上肢高血压，而下肢脉弱或无脉，双下肢血压明显低于上肢［踝肱比值（ABI）＜0.9］，听诊狭窄血管周围有明显血管杂音。

（6）阻塞性睡眠呼吸暂停低通气综合征　主要表现为睡眠打鼾，频繁发生呼吸暂停的现象。

（7）真性红细胞增多症　临床表现病程长而缓和，皮肤黏膜呈暗红色，血栓形成或静脉炎、体重下降、牙龈出血、消化性溃疡出血、痛风、脾大等。

（8）药源性　血压升高与服用某些药物有关，主要包括：激素类药物、中枢神经类药物、非甾体类抗炎药物、中草药类等。

（9）单基因遗传性疾病　临床表现各异。

（二）体征

1. 库欣综合征

表现为：①向心性肥胖、水牛背、锁骨上脂肪垫；满月脸、多血质；皮肤菲薄、瘀斑、宽大紫纹、肌肉萎缩；②高血压、低钾血症、碱中毒；③糖耐量减退或糖尿病；④骨质疏松或有病理性骨折、泌尿系结石；⑤性功能减退、男性阳痿、女性月经紊乱、多毛、不育等；⑥儿童生长、发育迟缓；⑦神经、精神症状；⑧易感染、机体抵抗力下降。

2. 肢端肥大症

表现为额部低平宽大、下颌骨大、前突、四肢宽大、骨质疏松、皮肤增厚、多汗、皮肤油脂多、持续性头痛等。

（三）并发症

（1）脑血管意外，如脑出血、脑梗死。

（2）左心室肥厚，甚至急性左心衰竭。

（3）主动脉夹层，易出现猝死。

（4）急性肾功能损害，甚至尿毒症。

（5）视网膜病变，如视网膜水肿、出血甚至失明。

（6）下肢动脉硬化，造成下肢疼痛、跛行严重的可出现坏死甚至截肢。

四、治疗原则

继发性高血压的治疗以控制高血压，降低心、脑、肾与血管并发症发生和死亡的风险为主。临床中会根据具体的血压水平和总体风险水平，给予降压药物方案及改善生活方式，同时通过药物和手术方法干预已经存在的其他危险因素、靶器官损害和并存的临床疾病。

第三节 · 高血压护理诊断与护理要点

一、护理诊断

（1）疼痛　与血压升高有关。

（2）有受伤的危险　与血压增高引起的头晕、头痛、心悸有关。

（3）知识缺乏　与缺乏高血压饮食、药物治疗等方面知识有关。

（4）焦虑　与血压控制不佳有关。

（5）潜在并发症　高血压急症、脑血管意外、心功能衰竭、肾功能衰竭等。

二、护理要点

1. 提高标本采集的合格率

加强相关检验标本采集要求的培训和管理，提高继发性高血压的检出率。

2. 休息与活动

高血压初期应适当进行有氧运动，如慢跑、快步走、做健身操、打太极拳、游泳、骑自行车、跳绳等，每周进行至少 120min 的有氧运动。患者血压过高时，应减少活动，最好绝对卧床休息以免血压继续升高。

3. 症状护理

（1）头痛、头晕　变换体位时动作要慢，如起床活动时头晕应立即坐下或躺下，卧床休息时可抬高床头。保持环境舒适、安静，避免受环境因素影响加重头痛。血压不稳定或症状加重时需绝对卧床休息。定期监测血压和疼痛评分，发现患者血压、疼痛有变化时应马上告知医生，遵医嘱及时给予处理。

（2）恶心、呕吐　参见第五章第九节相关内容。

（3）高血压急症护理　参见第三十三章相关内容。

4. 饮食护理

低盐低脂饮食，每日食盐<6g/d，肾实质高血压每日食盐<3g/d；少量多餐，多吃蔬菜、水果，少食或不食各种腌制食品，补充适量优质蛋白质，避免食用刺激性饮料，如咖啡、浓茶、可乐等，限烟限酒。

5. 用药指导

参见本书第六章第一节相关内容，同时注意肾性高血压需要联合用药，尿蛋白>300mg/d 的患者，血压尽可能控制在 130/80mmHg 以下；联合用药方案有利于减少尿蛋白，延缓肾功能恶化。

6. 心理护理

嘱患者保持情绪稳定，良好心态。必要时予以心理评估，并根据评估结果采取相应心理干预。

7. 健康宣教

使患者及家属了解高血压的相关知识，教会其正确测量血压，以便掌握患者血压动态变化，提高患者自我监测能力。注意保暖，防止血管收缩导致血压升高。养成良好的排便习惯，预防便秘，防止用力排便诱发血压升高或血管破裂。

8. 延续性管理

目前，对高血压患者建议进行院外延续性管理，如社区管理或全病程管理。延续性管理更加便捷，便于随访、定期监测和加强患者相关知识教育，提高患者对高血压的认知，督促其用药，提高患者服药依从性，有利于患者血压的良好控制，是高血压患者有效管理的发展趋势。

第九章

冠心病治疗与护理

冠状动脉粥样硬化性心脏病（简称冠心病）指冠状动脉发生粥样硬化引起管腔狭窄或闭塞，导致心肌缺血缺氧或坏死而引起的心脏病，也称缺血性心脏病。冠心病根据发病特点和治疗原则不同分为两类：①慢性冠状动脉疾病（CAD），也称慢性心肌缺血综合征（CIS）；②急性冠状动脉综合征（ACS）。根据冠状动脉病变的部位、范围、血管阻塞程度和心肌供血不足的发展速度、范围及程度的不同，世界卫生组织将冠心病分为 5 型：隐匿型或无症状性心肌缺血、心绞痛型、心肌梗死型、缺血性心肌病型及猝死型。

第一节 · 慢性冠状动脉疾病

一、定义及流行病学

（一）定义

慢性冠状动脉疾病，也称慢性心肌缺血综合征，常见的类型有稳定型心绞痛、缺血性心肌病和隐匿型冠心病。它是和急性冠状动脉综合征相对而言的，慢性冠状动脉疾病相对来说病情比较稳定，主要是进行冠心病的二级预防治疗。

（二）流行病学

冠心病是人类健康的头号杀手。男性发病多于女性，男女之比为（2～5）：1。多发于 40 岁以上成人，冬春两季发病较多，北方地区较南方地区多，经济发达国家发病率较高。

二、病理解剖与生理

稳定型心绞痛患者的冠状动脉造影显示：有 1、2 或 3 支冠脉管腔直径狭窄达 70% 的病变者分别各占 25% 左右，5%～10% 有左冠脉主干狭窄，其余约 15% 患者无显著狭窄。无狭窄者提示患者的心肌血供和氧供不足，可能是冠状动脉痉挛、冠状动脉循环的小动脉病变、血红蛋白和氧的解离异常、交感神经过度活动、儿茶酚胺分泌过多或心肌代谢异常等所致。

患者在心绞痛发作前，常有血压增高、心率增快、肺动脉压和肺毛细血管压增高的变化，反映心脏和肺的顺应性降低。发作时可有左心室收缩力和收缩速度降低、射血速度减慢、左心室收缩压下降、心排血量降低、左心室舒张末期压和血容量增加等左心室收缩与舒张功能障碍的病理生理变化。左心室壁可呈收缩不协调或部分心室壁有收缩减弱的现象。

三、临床表现

（一）症状

心绞痛常以胸痛为临床表现。胸痛常为压迫、发闷或紧缩性，也可有烧灼感，偶伴濒死感。有些患者仅觉胸闷不适而非胸痛。发作常由体力劳动或情绪激动（如愤怒、焦急、过度兴奋等）所诱发，饱食、寒冷、吸烟、心动过速、休克等亦可诱发。疼痛多发生于劳力或激动的当时，而非劳累之后。疼痛部位主要在胸骨体上段或中段之后，可波及心前区，手掌大小范围，也可横贯前胸，界限不清楚。常放射至左肩、左臂内侧达环指和小指，或至颈、咽或下颌部。疼痛一般持续 $3\sim5min$，不超过半小时。一般在休息或舌下含服硝酸甘油等硝酸酯类药物能在几分钟内使之缓解。可伴有胸闷、呼吸困难、心律失常、大汗、乏力、恶心、眩晕、焦虑、水肿等症状。

（二）体征

平时一般无异常体征。可有暂时性心尖部收缩期杂音，心脏听诊第一心音减弱，可闻及舒张中晚期奔马律。体检可见颈静脉充盈或怒张，心界扩大，肝大、压痛，肝颈静脉回流征阳性等。

（三）并发症

慢性冠状动脉疾病的并发症可见心力衰竭、心律失常、心肌梗死、心脏破裂、栓塞、休克、脑供血不足等。

四、治疗原则

（1）发作时治疗　立即休息，给予药物治疗，可选用作用快、疗效好的硝酸酯类制剂，常用的有硝酸甘油和硝酸异山梨酯，同时可配合使用镇静剂。

（2）缓解期治疗　宜尽量避免各种诱因的发生，对怀疑有心肌梗死先兆症状的患者应予以休息一段时间并严密观察。防止心绞痛发作可使用持久的抗心绞痛药物，可根据病情单用、交替或联合应用硝酸酯类、β受体阻滞剂、钙通道阻滞剂，治疗变异型心绞痛以钙通道阻滞剂的疗效最好。

（3）中医治疗　中药对治疗心绞痛也有很好的效果，如复方丹参滴丸等。

（4）其他治疗 使用右旋糖酐-40 或淀粉代血浆改善微循环的灌流；高压氧增加全身组织氧的供应；体外反搏增加冠状动脉供血。

（5）经皮穿刺冠状动脉腔内成形术及冠脉内支架植入术和外科手术治疗。

（6）不稳定型心绞痛患者住院均应卧床休息，在密切监护下行积极的内科治疗参见本章第二节相关内容。

第二节·急性冠状动脉综合征

一、定义及流行病学

（一）定义

急性冠状动脉综合征（ACS）是一组由急性心肌缺血引起的临床综合征，主要包括不稳定型心绞痛（UA）、非 ST 段抬高型心肌梗死（NSTEMI）以及 ST 段抬高型心肌梗死（STEMI）。动脉粥样硬化不稳定斑块破裂或糜烂导致冠状动脉内急性血栓形成，被认为是大多数 ACS 发病的主要病理基础。血小板激活在其发病过程中起着非常重要的作用。

（二）流行病学

急性冠心病事件的诊断标准均以世界卫生组织的 MONICA 方案为依据，以急性心肌梗死和冠心病猝死计算冠状动脉事件的发病率，以急性心肌梗死、冠心病猝死和慢性冠心病死亡计算冠心病的死亡率。急性 ST 段抬高型心肌梗死是指急性心肌缺血性梗死，本病既往在欧美常见，美国 35～84 岁人群中年发病率男性为 7.1%，女性为 2.2%，每年约有 150 万人出现急性心肌梗死，45 万人发生再次心肌梗死。根据中国心血管病报告数据，急性心肌梗死的发病率不断增高，死亡率亦呈整体上升趋势。

二、病理解剖与生理

（一）不稳定型心绞痛和非 ST 段抬高型心肌梗死

UA/NSTEMI 病理机制为不稳定粥样硬化斑块破裂或糜烂基础上血小板聚集、并发血栓形成、冠状动脉痉挛收缩微血管栓塞导致急性或亚急性心肌供氧的减少和缺血加重。虽然也可因劳力负荷诱发，但劳力负荷中止后胸痛并不能缓解。其中，NSTEMI 常因心肌严重的持续性缺血导致心肌坏死，病理上出现灶性或心内膜下心肌坏死。

（二）急性 ST 段抬高型心肌梗死

主要出现左心室舒张和收缩功能障碍的一些血流动力学变化，其严重度和持续时间取决于梗死的部位、程度和范围。心脏收缩力减弱、顺应性减低、心肌收缩不协调，左心室压力曲线最大上升速度减低，左心室舒张末期压增高、舒张和收缩末期容量增多。射血分数减低，心排血量下降，心率增快或有心律失常，血压下降。病情严重者，动脉血氧含量降低。急性大面积心肌梗死者，可发生泵衰竭——心源性休克或急性肺水肿。右心室梗死在 MI 患者中少见，其主要病理生理改变是急性右心衰竭的血流动力学变化，右心房压力增高，高于左心室舒张末期压，心排血量降低，血压下降。心室重塑作为 MI 的后续改变，包括左心室体积增大、形状改变及梗死节段心肌变薄和非梗死节段心肌增厚，对心室的收缩效应及心电活动均有持续不断的影响，在 MI 急性期后的治疗中要注意对心室重塑的干预。

三、临床表现

（一）症状

（1）不稳定型心绞痛和非 ST 段抬高型心肌梗死　心肌梗死患者胸部不适的性质与典型的稳定型心绞痛相似，通常程度更重，持续时间更长，可达数十分钟，胸痛在休息时也可发生。如下临床表现有助于诊断 UA：诱发心绞痛的体力活动阈值突然或持久降低；心绞痛发生频率、严重程度和持续时间增加；出现静息或夜间心绞痛；胸痛放射至新的部位；发作时伴有新的相关症状，如出汗、恶心、呕吐、心悸或呼吸困难。常规休息或舌下含服硝酸甘油只能暂时甚至不能完全缓解症状。但症状不典型者也不少见，尤其是老年女性和糖尿病患者。

（2）急性 ST 段抬高型心肌梗死　与梗死的面积大小、部位、冠状动脉侧支循环情况密切相关。

① 疼痛：是最先出现的症状，多发生于清晨，疼痛部位和性质与心绞痛相同，但诱因多不明显，且常发生于安静时，程度较重，持续时间较长，可达数小时或更长，休息和含用硝酸甘油片多不能缓解。患者常烦躁不安、出汗、恐惧，胸闷或有濒死感。少数患者无疼痛，一开始即表现为休克或急性心力衰竭。部分患者疼痛位于上腹部，被误认为胃穿孔、急性胰腺炎等急腹症；部分患者疼痛放射至下颌、颈部、背部上方，被误认为牙痛或骨关节痛。

② 心律失常：见于 75%～95% 的患者，多发生在起病 1～2 天，而以 24h 内最多见，可伴乏力、头晕、晕厥等症状。各种心律失常中以室性心律失常最多，尤其是室性期前收缩，如室性期前收缩频发（每分钟 5 次以上），成对出现或呈短阵室性心动过速，多源性或落在前一心搏的易损期时（R-on-T），常为心室颤动的先兆。室颤是 STEMI 早期，特别是入院前主要的死因。房室传导阻滞和束支传导阻滞也较多见，室上性心律失常则较少，多发生在心力衰竭者中。前壁 MI 如发生房室传导阻滞表明梗死范围广泛，情况严重。

③ 全身症状：有发热、心动过速、白细胞计数增高和红细胞沉降率（血沉）增快等，由坏死物质被吸收所引起。一般在疼痛发生后 24～48h 出现，程度与梗死

范围常呈正相关，体温一般在 38℃左右，很少达到 39℃，持续约一周。

④ 胃肠道症状：疼痛剧烈时常伴有频繁的恶心呕吐和上腹胀痛，与迷走神经受坏死心肌刺激和心排血量降低、组织灌注不足等有关。肠胀气亦不少见。重症者可发生呃逆。

⑤ 心力衰竭：主要是急性左心衰竭，可在起病最初几天内发生，或在疼痛、休克好转阶段出现，为梗死后心脏舒缩力显著减弱或不协调所致，发生率为 32%～48%。出现呼吸困难、咳嗽、发绀、烦躁等症状，严重者可发生肺水肿，随后可有颈静脉怒张、肝大、水肿等右心衰竭表现。右心室 MI 者可一开始即出现右心衰竭表现，伴血压下降。

⑥ 低血压和休克：疼痛期中血压下降常见，未必是休克。如疼痛缓解而收缩压仍低于 80mmHg，有烦躁不安、面色苍白、皮肤湿冷、脉细而快、大汗淋漓、尿量减少（<20mL/h）、神志迟钝甚至晕厥者，则为休克表现。休克多在起病后数小时至数日内发生，见于约 20% 的患者，主要是心源性，为心肌广泛（40%以上）坏死，心排血量急剧下降所致，神经反射引起的周围血管扩张属次要，有些患者尚有血容量不足的因素参与。

（二）体征

（1）不稳定型心绞痛和非 ST 段抬高型心肌梗死　体格检查可发现一过性第三心音或第四心音，以及由于二尖瓣反流引起的一过性收缩期杂音，这些非特异性体征也可出现在稳定型心绞痛患者，但详细的体格检查可发现潜在的加重心肌缺血的因素，并成为判断预后非常重要的依据。

（2）急性 ST 段抬高型心肌梗死

① 心脏体征：心脏浊音界可正常也可轻度至中度增大。心率多增快，少数也可减慢。心尖区第一心音减弱，可出现第四心音（心房性）奔马律，少数有第三心音（心室性）奔马律。10%～20% 患者在起病第 2～3 天出现心包摩擦音，为反应性纤维性心包炎所致。心尖区可出现粗糙的收缩期杂音或伴收缩中晚期喀喇音，为二尖瓣乳头肌功能失调或断裂所致。室间隔穿孔时可在胸骨左缘 3～4 肋间闻及粗糙的全收缩期杂音，同时伴有震颤。可有各种心律失常。

② 血压：除极早期血压可增高外，几乎所有患者都有血压降低。起病前有高血压者，血压可降至正常，且可能不再恢复到起病前的水平。

③ 其他：可有与心律失常、休克或心力衰竭相关的其他体征。

（三）并发症

（1）乳头肌功能失调或断裂　总发生率可高达 50%。二尖瓣乳头肌因缺血、坏死等使收缩功能发生障碍，造成不同程度的二尖瓣脱垂并关闭不全，心尖区出现收缩中晚期喀喇音和吹风样收缩期杂音，第一心音可不减弱，可引起心力衰竭。轻症者可以恢复，其杂音可消失。乳头肌整体断裂极少见，多发生在二尖瓣后乳头肌，见于下壁 MI，心力衰竭明显，可迅速发生肺水肿在数日内死亡。

（2）心脏破裂 少见，常在起病 1 周内出现，多为心室游离壁破裂，造成心包积血引起急性心脏压塞而猝死。偶为心室间隔破裂造成穿孔，在胸骨左缘第 3～4 肋间出现响亮的收缩期杂音，常伴有震颤，可引起心力衰竭和休克而在数日内死亡。

（3）心室壁瘤或称室壁瘤 主要见于左心室，发生率 5%～20%。体格检查可见左侧心界扩大，心脏搏动范围较广，可有收缩期杂音。瘤内发生附壁血栓时，心音减弱。心电图 ST 段持续抬高。超声心动图、放射性核素心血池显像以及左心室造影可见局部心缘突出，搏动减弱或有反常搏动。室壁瘤可导致心功能不全、栓塞和室性心律失常。

（4）栓塞 发生率 1%～6%，见于起病后 1～2 周，可为左心室附壁血栓脱落所致，引起脑、肾、脾或四肢等动脉栓塞。也可因下肢静脉血栓形成部分脱落所致，产生肺动脉栓塞，大块肺栓塞可导致猝死。

（5）心肌梗死后综合征 发生率 1%～5%，于 MI 后数周至数月内出现，可反复发生。表现为心包炎、胸膜炎或肺炎，有发热、胸痛等症状，可能为自身免疫反应所致。

四、治疗原则

保护和维持心脏功能，抢救濒死的心肌，防止梗死范围扩大，及时处理严重心律失常、泵衰竭和各种并发症防止猝死。使患者渡过急性期，使患者康复后还能保持尽可能多的有功能的心肌。

（1）一般治疗 卧床休息；吸氧；心电监测仪监测生命体征及心电示波 5～7 天，必要时监测肺毛细血管压和静脉压；加强护理。

（2）解除疼痛 心肌梗死患者应尽快解除疼痛，可用哌替啶或吗啡；可待因或罂粟碱；硝酸甘油或硝酸异山梨酯等药物，严重时可用亚冬眠疗法。

（3）再灌注心肌 起病 3～6h 内使闭塞的冠状动脉再通，心肌得到再灌注是一种积极的治疗措施，目前有溶解血栓疗法和经皮穿刺冠状动脉腔内成形术。

（4）解除心律失常，控制休克，治疗心力衰竭。

（5）其他治疗 抗凝疗法；极化液；促进心肌代谢药物，如维生素类和二磷酸果糖；右旋糖酐-40；β 受体阻滞剂、钙通道阻滞剂和血管紧张素转换酶抑制剂。

第三节 · 冠心病护理诊断及护理要点

一、护理诊断

（1）胸痛 与突发冠状动脉供血不足导致心肌缺血、缺氧有关。

（2）活动无耐力　与心功能下降、心肌氧的供需失调有关。

（3）气体交换受损　与心功能下降、肺淤血、肺部感染有关。

（4）焦虑、恐惧　与疾病发作时的濒死感、监护室陌生环境及担心疾病预后有关。

（5）有受伤的危险　与低灌注引发的大脑供血不足导致的晕厥有关。

（6）自理能力缺陷　与疾病限制绝对卧床、乏力有关。

（7）知识缺乏　与缺乏疾病相关知识有关。

（8）有便秘的危险　与进食少、活动少，不习惯床上排便有关。

（9）有皮肤完整性受损的危险　与疾病限制绝对卧床有关。

（10）潜在并发症　猝死、休克、心律失常、心力衰竭、出血等。

二、护理要点

1. 一般护理

（1）急性期 12h 内绝对卧床休息，如无并发症，24h 内鼓励患者在床上行肢体活动，第 3 天可在病房内走动，第 4～5 天逐步增加活动至每天 3 次步行 100～150m。

（2）呼吸困难或血氧饱和度降低者，给予吸氧，氧流量 2～4L/min。

（3）入院后给患者进行相关风险评估，根据评估结果采取相应护理措施。参见第三章相关内容。

2. 症状护理

（1）疼痛

① 依据疼痛评分结果，遵医嘱及时给予镇痛药物。

② 持续吸氧。

③ 避免不良刺激，稳定患者情绪。

④ 溶栓疗法和急诊 PTCA 是解除疼痛最根本的方法，配合医生积极做好各项准备工作。

（2）心律失常　参见本书第十一章相关内容。

（3）心力衰竭　参见本书第十章相关内容。

3. 用药护理

主要治疗药物包括：硝酸酯制剂、β 受体阻滞剂、他汀类药物、钙通道阻滞剂、抗凝剂、抗血小板药物，遵医嘱使用正确的剂量，注意药物不良反应的观察和预防，具体内容参见第六章心血管病常用药物。其他用药护理如下。

（1）使用镇痛药物　遵医嘱使用吗啡或哌替啶镇痛，注意观察有无呼吸抑制。

（2）使用溶栓药物　遵医嘱用药，使用前应详细询问患者有无出血病史及近期有无出血倾向或潜在的出血危险。溶栓药物的共同副作用为易造成组织或器官出血，不同溶栓药物对滴注时间有不同要求。用药时准确调节滴速，如常用的激酶（UK），应用时需保证药物在 30min 内滴完（一般要求前 15min 滴 2/3，后 15min 滴 1/3）。用药后注意观察溶栓效果，可根据下列指标间接判断溶栓是否成功：①心电图上抬高的 ST 段 2h 内回降＞50％；②胸痛 2h 内基本消失；③2h 内出现再灌注性心律失常；④cTnI 或 cTnT 峰值提前至发病后 12h 内，血清 CK-MB 峰值提前出现（14h 以内）。

4. 心理护理

保持环境安静，安慰患者，解除紧张不安情绪，以减少心肌耗氧。必要时予以心理评估，针对性做好心理护理和疏导。

5. 出院指导

（1）疾病知识指导　指导患者积极进行冠心病"二级预防"，预防再梗死和其他心血管事件。

① 长期服用阿司匹林和血管紧张素转换酶抑制剂（ACEI）：目的是抗血小板凝集和释放，改善前列腺素与血栓素 A2 的平衡，预防动脉硬化形成，延缓冠心病的进一步发展。

② 应用 β 受体阻滞剂及严格控制血压：高血压可加快、加重动脉硬化发展的速度和程度，有效降压治疗则可预防心脑血管病的复发。

③ 降低胆固醇和戒烟：血脂紊乱会使得血液黏稠，血流缓慢，供应脑的血液量减少，还会损伤血管内皮，形成粥样硬化斑块，导致心脑血管疾病的发生和发展。因此，极高危人群要将低密度脂蛋白胆固醇降至 1.8mmol/L 以下。

④ 控制饮食和治疗糖尿病：糖尿病会导致脂质代谢异常，且血内葡萄糖含量增多也会使血黏度和凝固性增高，给冠心病的形成创造条件。要注意饮食控制：多吃粗粮、坚果、海藻等富含镁的食物；多吃蔬菜、薯类等纤维素多的食物；每天进食乳类、豆类或其制品；常吃适量鱼禽蛋、瘦肉，少吃肥肉；食量与体力活动要平衡，保持适宜体重；把食盐量降至每天 6g 左右。

⑤ 教育和体育锻炼：适当锻炼可增加脂肪消耗，减少体内胆固醇沉积，提高胰岛素敏感性，对预防肥胖、控制体重、增强循环功能、调整血脂和降低血压、减少血栓均有益处，是防治冠心病的积极措施。运动强度以运动时稍出汗，轻度呼吸加快但不影响讲话为宜。不宜做剧烈运动，如快跑、登山等。可进行慢跑、散步、柔软体操、打太极拳等有氧运动。

（2）嘱患者应随身携带硝酸甘油片或速效救心丸以备急用。药品应妥善保管，防止受潮、受热、失效，患者及家属应熟知常用药放置地点。

（3）按医嘱规律用药，定期复查。学会自救：若心绞痛发作频繁，时间延长，程度加重，含硝酸甘油无效者，可能是心肌梗死的先兆，应指导家属做家庭救护，具体步骤如下：①让患者立即就地休息，不要用力；②使用抗心绞痛药物；③尽快送医救治；④家中有制氧机的尽快给患者吸氧，氧浓度 4～6L/min；⑤若患者突然出现面色青紫、意识丧失时，应在患者胸前区重捶 2～3 次，予以胸外按压和人工呼吸，为抢救赢得时间。

第十章

▶▶ **心力衰竭治疗与护理**

心力衰竭（HF）简称心衰，是指任何原因造成的心肌损伤，致使心肌结构和功能发生改变，导致心室泵血功能降低，即使心脏在足够静脉回流条件下，心排血量仍不足以满足机体代谢需要，或有赖于充盈压升高来补偿的病理状态。心力衰竭是一种综合因素引起的复杂的临床综合征，也是各种心脏病发展的最终结局。通常心力衰竭一旦发生就不会停止，随着时间的推移，患者可出现劳力性气急、气短、心悸、呼吸困难、水肿、浆膜腔积液等症状，同时伴随生活质量下降，健康状况恶化。心力衰竭的临床类型按发展速度可分为急性和慢性两种，以慢性居多。按发生的部位可分为左心衰竭、右心衰竭和全心衰竭。按有无临床症状分为充血性心衰和无症状性心功能不全。

第一节·急性心力衰竭

一、定义及流行病学

（一）定义

急性心力衰竭（AHF）是指心力衰竭急性发作和（或）加重的一种临床综合征，可表现为急性新发或慢性心衰急性失代偿。常危及生命，是心内科常见的危急重症，需要紧急治疗。临床分类为急性左心衰竭和急性右心衰竭，临床上以急性左心衰竭较为常见，多表现为急性肺水肿或心源性休克。

（二）流行病学

心力衰竭患病率随所在地区、人群年龄和疾病分布的不同而存在差异。据统计，以有症状的心力衰竭计算，人群中心力衰竭的患病率在 $1.3\%\sim1.8\%$，65 岁以上人群达 $6\%\sim10\%$。如按心脏超声检测心脏射血分数 $<35\%$ 或 40% 计算，普通人群的患病率则在 3% 或以上。无症状性心力衰竭约占心力衰竭总数的一半或更多。欧洲心脏病学会近年来通过对 51 个国家的统计发现，在约 10 亿的人群中，至

少有 1500 万例心力衰竭患者。不同种族间有差异，如黑种人，尤其女性黑种人心力衰竭的患病率和病死率更高。心力衰竭的患病率随年龄的增加而增加，在普通人群中，心力衰竭的总患病率为 2%～3%，而在 70～80 岁的老年人群中，则高达 10%～20%。另外，在老年患者中未见明显的性别差异，但在年轻患者中，男性的比例高于女性，这可能是由于年轻人群中男性的冠心病发病率较高的缘故。

我国心力衰竭人数随着冠心病和高血压发病率的上升而增加，中国心血管健康多中心合作研究在我国 10 个省市进行抽样调查研究，心力衰竭患病率在我国存在着明显的地域差别。北方（1.4%）高于南方（0.5%），城市（1.1%）高于农村（0.8%）。

二、病理解剖与生理

心力衰竭病理生理基础为心脏收缩力突然严重减弱，心排血量急剧减少，或左心室瓣膜性急性反流，舒张末压迅速升高，肺静脉回流不畅，由于肺静脉压快速升高，肺动脉楔压随之升高，使血管内液体渗透到肺间质和肺泡内形成急性肺水肿。肺水肿早期可因交感神经激活，使血压升高，但随着病情持续进展，血压将逐步下降。

三、临床表现

（一）症状

（1）急性心力衰竭　患者突发呼吸困难，呼吸频率常达 30～50 次/min，强迫端坐位，咳嗽、咳大量白痰或粉红色泡沫痰，有窒息感而烦躁不安、面色灰白或发绀，大汗，皮肤湿冷。肺水肿早期血压可一过性升高，如不能及时纠正，血压可持续下降直至休克。

（2）心源性休克　患者持续性低血压，收缩压降至 90mmHg 以下持续 30min 以上，肺毛细血管楔压（PCWP）≥18mmHg，心脏指数（Cl）≤2.2L/(min·m²)，伴组织低灌注状态，如皮肤湿冷、苍白和发绀，尿量显著减少，意识障碍，代谢性酸中毒。

（二）体征

（1）急性心力衰竭　听诊双肺布满湿啰音和哮鸣音。心尖部第一心音减弱，心率快，同时有舒张早期第三心音奔马律，肺动脉瓣第二心音亢进。

（2）胸部 X 线片　显示早期间质水肿时，上肺静脉充盈、肺门血管影模糊、小叶间隔增厚；肺水肿时表现为蝶形肺门；严重肺水肿时，为弥漫满肺的大片阴影。重症患者采用漂浮导管行床旁血流动力学监测，肺动脉楔压随病情加重而增高，心脏指数则相反。

（三）并发症

（1）心源性休克　急性左心衰竭由于短期内心排血量显著、急骤降低，其中 50%伴有对容量负荷没有反应的严重的右心室损害，使血压下降、周围循环灌注不足，出现心源性休克。

（2）多器官功能衰竭　急性心功能不全尤其是心源性休克可致重要脏器急性缺血、缺氧及功能障碍。肾、脑、肝等器官来不及代偿可出现多功能脏器衰竭。而多功能脏器衰竭又使心功能进一步恶化。

（3）电解质紊乱和酸碱平衡失调　由于使用利尿药、限盐、进食少及患者常有恶心、呕吐、出汗等，可致低钾血症、低钠血症、代谢性碱中毒和代谢性酸中毒等。

四、治疗原则

积极迅速改善组织供氧，积极治疗原发病，去除诱因，减轻心脏负荷，增强心肌收缩力，拮抗神经内分泌激活的不良影响。关键是阻断神经内分泌系统，阻断心肌重塑，从而降低心衰的死亡率和住院率，改善患者的生活质量。

（1）休息　包括体力和精神两个方面，良好的休息能减轻心脏负担。

（2）限制钠盐摄入　减少钠盐的摄入有利于减轻水肿等症状。

（3）药物治疗　包括利尿药、血管扩张剂、正性肌力药物、β受体阻滞剂及抗肾素血管紧张素系统相关药物。

第二节 · 慢性心力衰竭

一、定义及流行病学

（一）定义

慢性心力衰竭（CHF）是心血管疾病的终末期表现和最主要的死因，是 21 世纪心血管领域的两大挑战之一。其病因包括以下几种。①原发性心肌损害：如缺血性心肌损害、心肌炎和心肌病、心肌代谢障碍性疾病。②心脏负荷过重：压力负荷（后负荷）过重，如高血压、主动脉瓣狭窄、肺动脉高压、肺动脉瓣狭窄等左、右心室收缩期射血阻力增加的疾病；容量负荷（前负荷）过重，如主动脉瓣关闭不全、二尖瓣关闭不全、室间隔缺损、动脉导管未闭等。③高动力循环状态：如甲状腺功能亢进、严重慢性贫血、维生素 B_1 缺乏、动静脉瘘等。④舒张期功能障碍：常见疾病高血压病、冠心病、糖尿病、肥厚型心肌病、心肌淀粉样变性等。⑤心律失常：严重持续的缓慢或快速性心律失常均可引起心力衰竭。

（二）流行病学

发达国家心衰患病率为 $1\% \sim 2\%$，我国成人心衰患病率为 0.9%；随着年龄的增长，心衰患病率迅速增加，70 岁以上人群患病率更上升至 10% 以上。心力衰竭患者 4 年死亡率达 50%，严重心衰患者 1 年死亡率高达 50%，而年龄校正的心衰死亡率亦呈上升趋势。尽管心力衰竭治疗有了很大进展，心衰患者死亡数仍在不断增加。

冠心病、高血压已成为慢性心力衰竭的最主要病因，我国 17 个地区的 CHF 病因调查显示，冠心病居首位，其次为高血压，风湿性心脏病比例则趋下降，但瓣膜性心脏病仍不可忽视。同时，慢性肺心病和高原性心脏病在我国也具有一定的地域高发性。

二、病理解剖与生理

心力衰竭始于心肌损伤，导致病理性重塑，从而出现左心室扩大和（或）肥大。起初，以肾素血管紧张素醛固酮系统、抗利尿激素激活和交感神经兴奋为主的代偿机制尚能通过水钠潴留、外周血管收缩及增强心肌收缩等维持正常的心脏输出；但这些神经体液机制最终将导致直接细胞毒性，引起心肌纤维化，致心律失常以及泵衰竭。

（一）Frank-Starling 机制

增加心脏前负荷，回心血量增多，心室舒张末期容积增加，从而增加心排血量及心脏做功量，但同时也导致心室舒张末压力增高，心房压、静脉压随之升高，达到一定程度时可出现肺循环和（或）体循环静脉淤血。

（二）神经体液机制

当心脏排血量不足，心腔压力升高时，机体全面启动神经体液机制进行代偿，包括：交感神经兴奋性增强、RAAS 激活、其他体液因子的改变。

（三）心室重塑

在心脏功能受损，心腔扩大、心肌肥厚的代偿过程中，心肌细胞、胞外基质、胶原纤维网等均发生相应变化，即心室重塑，是心力衰竭发生发展的基本病理机制。除了因为代偿能力有限、代偿机制的负面影响外，心肌细胞的能量供应不足及利用障碍导致心肌细胞坏死、纤维化也是失代偿发生的一个重要因素。心肌细胞减少使心肌整体收缩力下降；纤维化的增加又使心室顺应性下降，重塑更趋明显，心肌收缩力不能发挥其应有的射血效应，形成恶性循环，最终导致不可逆转的终末阶段。

三、临床表现

（一）症状

1. 左心衰竭

以肺循环淤血及心排血量降低为主要表现。

（1）呼吸困难

① 劳力性呼吸困难：是左心衰竭最早出现的症状。因运动使回心血量增加，

左心房压力升高，加重肺淤血。引起呼吸困难的运动量随心衰程度加重而减少。

② 端坐呼吸：肺淤血达到一定程度时，患者不能平卧，因平卧时回心血量增多且横膈上抬，呼吸更为困难。高枕卧位、半卧位甚至端坐时方可好转。

③ 夜间阵发性呼吸困难：是左心衰竭的典型表现，患者入睡后突然因憋气而惊醒，被迫取坐位，多于端坐休息后缓解。其发生机制除睡眠平卧时血液重新分配使肺血量增加外，夜间迷走神经张力增加、小支气管收缩、横膈抬高、肺活量减少等也是促发因素。

④ 急性肺水肿：是左心衰竭呼吸困难最严重的形式，重者可有哮鸣音，称为"心源性哮喘"。

（2）体力下降　是常见的表现，每个人的主诉不同而已。并非体力下降都是因为呼吸困难引起，心脏对运动的反应差，相对的心肌缺血连同心脏自身的损害限制了心脏的收缩。此外，贫血、外周血管反应减弱、骨骼肌（包括呼吸肌）萎缩、代谢障碍以及患者对运动出现的呼吸困难的畏惧均可以影响患者的体力。

（3）呼吸障碍　心力衰竭患者的呼吸障碍主要是中枢性的睡眠呼吸暂停，部分患者出现陈-施呼吸，多见于较严重的心力衰竭，是预后不良的表现。

（4）咳嗽、咳痰、咯血　咳嗽、咳痰是肺泡和支气管黏膜淤血所致，开始常于夜间发生，坐位或立位时咳嗽可减轻，白色浆液性泡沫状痰为其特点，偶可见痰中带血丝。长期慢性肺淤血肺静脉压力升高，导致肺循环和支气管血液循环之间在支气管黏膜下形成侧支，此种血管一旦破裂可引起大咯血。

（5）少尿及肾功能损害症状　严重的左心衰竭血液再分配时，肾血流量首先减少，可出现少尿。长期慢性的肾血流量减少可出现血尿素氮、肌酐升高并伴肾功能不全的相应症状。

2. 右心衰竭

以体循环淤血为主要表现。可表现消化道症状：胃肠道及肝淤血引起腹胀、食欲缺乏、恶心、呕吐等是右心衰竭最常见的症状。劳力性呼吸困难：继发于左心衰竭的右心衰竭呼吸困难业已存在。单纯性右心衰竭为分流性先天性心脏病或肺部疾病所致，也均有明显的呼吸困难。

3. 全心衰竭

左心衰竭继发右心衰竭而形成的全心衰竭，因右心衰竭时右心排血量减少，因此以往的阵发性呼吸困难等肺淤血症状减轻。扩张型心肌病等同时存在左、右心室衰竭者，肺淤血症状往往不严重，主要表现与左心衰竭相似。

（二）体征

1. 左心衰竭

由于肺毛细血管压增高，液体渗出到肺泡而出现湿啰音。随着病情的加重，肺部啰音可从局限于肺底部直至全肺。侧卧位时下垂的一侧啰音较多。除基础心脏病的固有体征外，一般有心脏扩大及相对性二尖瓣关闭不全的反流性杂音、肺动脉瓣区第二心音亢进及第三心音或第四心音奔马律。

2. 右心衰竭

① 水肿：体静脉压力升高使软组织出现水肿，表现为始于身体低垂部位的对称性凹陷性水肿。也可表现为胸腔积液，以双侧多见，常以右侧为甚，单侧者以右侧多见，主要与体静脉和肺静脉压同时升高、胸膜毛细血管通透性增加有关。

② 颈静脉征：颈静脉搏动增强、充盈、怒张是右心衰竭时的主要体征，肝颈静脉反流征阳性则更具特征性。

③ 肝大：肝淤血肿大常伴压痛，持续慢性右心衰竭可致心源性肝硬化。

④ 心脏体征：除基础心脏病的相应体征外，可因右心室显著扩大而出现三尖瓣关闭不全的反流性杂音。

3. 全心衰竭

主要体征同左心衰竭。

（三）并发症

（1）血栓形成　慢性心衰的患者由于心脏射血分数下降，血流偏慢，患者很容易出现血栓的栓塞，有可能引起肺栓塞，下肢深静脉的血栓栓塞。

（2）肺部感染　慢性心衰的患者肺淤血，肺水肿，也很容易发生肺部的感染。

（3）长期的慢性心衰，体循环淤血，会导致心源性肝硬化，患者会出现双下肢水肿，腹腔积液。

（4）心衰也容易导致患者食欲缺乏，电解质紊乱，有可能出现低钠、低氯血症，严重的还会出现低钾血症。此外，心衰患者也容易出现心律失常。

四、治疗原则

慢性心衰的治疗目标为防止和延缓心力衰竭的发生发展，缓解临床症状，提高生活质量，改善长期预后，降低死亡率和住院率。

（1）一般治疗

① 注意休息，减轻心脏负担。病情严重时需绝对卧床休息，即使大小便也需在床上解决，如患有心肌梗死、冠心病，应该治疗缺血性疾病；如患有长期高血压，应该使用控制血压的药物和治疗心力衰竭的药物。

② 进行体重管理：日常体重监测能简便直观地反映患者体液潴留情况及利尿药疗效，帮助指导调整。

③ 控制钠盐的摄入：减少钠盐的摄入可以减少体内水潴留，减轻心脏前负荷。

（2）药物治疗　使用利尿药、RAAS抑制剂、β受体拮抗剂、正性肌力药等。

（3）非药物治疗　植入抗心衰起搏器或心脏移植。

第三节 · 心力衰竭护理诊断及护理要点

一、护理诊断

（1）气体交换受损　与左心衰竭致肺淤血有关。

（2）体液过多　与下肢水肿、右心衰致体循环淤血、水钠潴留、低蛋白血症有关。

（3）活动无耐力　与心排血量下降、呼吸困难有关。

（4）有皮肤完整性受损的危险　与长时间卧床、水肿、营养不良有关。

（5）营养失调　与低于机体需要量，与长期食欲下降有关。

（6）恐惧、焦虑　与慢性病程、病情反复发作呈严重趋势、担心疾病预后有关。

（7）知识缺乏　与缺乏疾病及配合治疗等方面的知识有关。

（8）潜在并发症　心脏性猝死、洋地黄中毒。

二、护理要点

1. 体位

明显呼吸困难时，取高枕位或半卧位；有严重呼吸困难、端坐呼吸时，取半坐卧位或坐位，必要时双腿下垂；下肢明显水肿但无呼吸困难时，可抬高下肢。注意拉起床栏，防坠床。

2. 休息与活动

急性期应卧床休息，待病情稳定后根据心功能分级及患者基本状况决定活动量。

心功能Ⅳ级：Ⅳb级卧床休息，日常生活由他人照顾；Ⅳa级可下床站立或室内缓步行走，在协助下生活自理，以不引起症状加重为度。

心功能Ⅲ级：严格限制一般体力活动，鼓励患者日常生活自理，每天下床行走。

心功能Ⅱ级：适当限制体力活动，增加午睡时间，不影响轻体力劳动或家务劳动，鼓励适当运动。

心功能Ⅰ级：不限制一般体力活动，但应避免剧烈运动。若活动中有呼吸困难、胸痛、心悸、头晕、疲劳、大汗、面色苍白、低血压等情况时应停止活动。运动治疗中需要进行心电监测的指征包括：LVEF<30%；安静或运动时出现室性心律失常；运动时收缩压降低；心脏性猝死、心肌梗死、心源性休克的幸存者等。

3. 氧疗

根据缺氧程度调节氧流量，将患者血氧饱和度维持在95%以上。病情特别严重者可予面罩给氧、高流量无创湿化治疗、持续气道正压通气或无创性正压机械通气。

4. 饮食护理

依据营养评估结果，针对性指导患者进食低盐、低脂、易消化食物，多食蔬菜及水果，少量多餐。限制钠盐摄入，轻度心衰<5g/d，中度心衰 2.5～3g/d，重度心衰<1g/d。轻、中度心衰者不必限水，严重低钠血症或重度心衰者应严格限水，控制入水量不超过 1.5～2L/d。心衰伴营养不良风险者给予营养支持。

5. 病情监测

（1）每天在同一时间着同类服装、用同一体重计测量体重，时间安排在晨起排尿后、早餐前最适宜。准确记录 24h 液体出入量，若患者尿量<30mL/h，报告医生。

（2）入院后给患者进行相关风险评估，根据评估结果采取相应护理措施。参见第三章心血管病护理评估。

6. 用药护理

主要治疗药物包括：ACEI、β受体阻滞剂、洋地黄类、利尿药、血管扩张剂，遵医嘱使用正确的剂量，注意药物不良反应的观察和预防（如干咳、心率过慢、洋地黄中毒等），具体内容见第六章第三节相关内容。

7. 皮肤护理

水肿明显者，长期卧床处于端坐位或半坐卧位，骶尾部、足跟、坐骨结节处及两侧髂棘皮肤容易受压发生压力性损伤。应协助患者经常更换体位；协助患者排便时，注意防止损伤皮肤，保持皮肤清洁；保持床单位干净整洁；长期卧床患者可使用气垫床。

8. 呼吸道护理

心衰患者长期卧床，呼吸功能减退，不能有效地咳嗽、排痰，易产生坠积性肺炎。应定时给患者翻身拍背，协助患者有效进行咳嗽和排痰。心衰缓解期，指导患者进行呼吸功能锻炼等肺康复。

9. 心理护理

焦虑和抑郁在心衰恶化中发挥着重要作用，对患者进行心理评估，根据评估结果进行心理疏导，必要时请心理科会诊，酌情应用抗焦虑或抗抑郁药物。

10. 潜在并发症的预防与护理

（1）心脏性猝死　心衰终末期患者容易出现心脏性猝死，观察患者心率、心律、血压及血氧饱和度变化，出现明显气促、心悸等及时报告医生。如发生心搏骤停，立即予以心肺复苏。具体内容参见第三十章心脏性猝死判断与救治。

（2）洋地黄中毒　观察是否出现新的心律失常（主要是室性心律失常，如二联律、三联律、室速；房室传导阻滞等），视物模糊或"黄、绿视"，警惕中毒。用药前后监测心律和心率，低于 60 次/min 暂停用药。出现心律失常立即停药；低血钾者可口服或静脉补钾，停用排钾利尿药；纠正心律失常，快速性心律失常可用利多卡因，有传导阻滞及缓慢性心律失常者可用阿托品静脉注射或安置临时心脏起搏器。

11. 急性左心衰竭发作的抢救和护理

具体内容见第二十八章急性左心衰竭判断与救治。

12. 健康指导

（1）疾病预防指导　向患者及家属解释心力衰竭的病因，在心衰早期积极干预各种高危因素，包括控制血压、血糖、血脂，积极治疗原发病。避免可增加心力衰竭危险的行为，如吸烟、饮酒。避免各种诱发因素，如感染（尤其是呼吸道感染）、过度劳累、情绪激动、输液过快过多等。

（2）疾病知识指导　嘱低盐、低脂、清淡、富含营养的食物，忌饱餐和进食刺激性食物，多食新鲜蔬菜和水果；保持大便通畅，养成定时排便的习惯；戒烟酒。鼓励所有稳定性慢性心衰且能参加体力适应计划者进行运动锻炼，根据心肺运动试验制订个体化运动处方，以中强度有氧运动为主，具体内容见第四十章心脏康复实践。

（3）用药指导　嘱患者遵医嘱规律服药，告知各种药物的名称、剂量、作用和不良反应，勿自行停药。

（4）病情监测　指导患者每天自测体重、准确记录 24h 尿量，若 3 天内体重增加 2kg 以上则考虑有水钠潴留，需要利尿。出现静息心率增加＞15～20 次/min、活动后气急加重等病情加重的表现时及时就诊。

第十一章 ▶▶ 心律失常治疗与护理

心律失常是指心脏冲动的起源部位、频率、节律及传导等方面发生异常。包括心搏过快、过慢或不整齐。

第一节 · 窦性心律失常

一、定义及流行病学

（一）定义

窦性心律失常是由于窦房结冲动发放频率的异常或窦性冲动向心房的传导受阻所导致的一种心律失常。根据心电图和临床表现不同，分为窦性心动过速、不适当窦性心动过速、窦房结折返性心动过速、窦性心动过缓、窦性心律不齐、窦性静止、窦房传导阻滞和病态窦房结综合征。

（二）流行病学

窦性心律失常可发生于任何阶段，尤其多见于有器质性心脏病的患者或健康小儿，其中3岁以后儿童多见，婴幼儿少见，常在心率慢或睡眠中出现，而当心率增快时或运动、清醒时心律可变整齐。

二、病理解剖与生理

窦性心律失常由窦房结发起冲动，系心脏自动节律性最高的起搏点，位于右心房上部，靠近右心房与上腔静脉交界处终沟的心外膜下，呈马蹄状，全长约15mm，宽约5mm，厚约2mm。窦房结中含有许多具有自动节律性的细胞，称为起搏细胞。从窦房结发出的纤维束围绕上腔静脉口，分布于心房的肌肉与房室结相联络。正常时窦房结每分钟可发出60～100次的冲动，沿其系统传导至全心各处，支配心肌的收缩与扩张。

当窦房结发生异常冲动时有以下几种情况。

（1）窦性心动过速　是指成人的窦性频率每分钟超过100次。其发生机制主要与交感神经兴奋及迷走神经张力降低有关，常见于运动、精神紧张、发热、甲状腺功能亢进、贫血、失血、心肌炎和拟肾上腺素类药物作用等情况。

（2）不适当窦性心动过速　是指无明确的生理、病理诱因，静息状态时窦性心律加快。其发生机制与窦房结自律性增加；窦房结自主神经调节异常，交感张力过度增加而副交感张力减弱有关。

（3）窦房结折返性心动过速　是一种少见的室上性心动过速。其发生机制为心房期前刺激在窦房结与邻近心房组织间折返。

（4）窦性心动过速　是指窦性频率每分钟低于60次。其可见：①正常年轻人，尤其在运动过后或体力劳动者，多为生理性；②药物影响，如洋地黄、胺碘酮及普萘洛尔等；③疾病影响，如颅内压增高、甲状腺功能低下或使用β受体阻滞剂等。

（5）窦性心律不齐　是由于窦房结不规则地发出冲动而引起的一种心率的增快与减慢。

（6）窦性静止　是指在规律的窦性心律中，因迷走神经张力增大或窦房结障碍，在一段时间内窦房结停止发放激动。其发病机制为迷走神经张力亢进或颈动脉窦过敏者，但多见于冠心病、心肌炎、高血钾和某些药物的影响。

（7）窦房传导阻滞　是指窦房结起搏细胞发出的冲动，经移行细胞传到心房时发生了传出延迟或传出障碍。其发病机制为：①迷走神经张力增高和颈动脉窦过敏；②洋地黄或奎尼丁等药物的毒性反应；③各种器质性心脏病如冠心病、心肌炎等。

（8）病态窦房结综合征（SSS）　是指窦房结及其邻近组织病变引起窦房结起搏功能和（或）传导障碍，从而产生多种心律失常，血流动力学障碍以及心功能受损，严重者可发生心脏性猝死。其发生机制为：①不明原因的心肌退行性变，如冠心病、心肌炎及心脏手术损伤窦房结等；②迷走神经张力异常增高，如老年人长期应用抗心律失常药物等。

三、临床表现

（一）症状

窦性心律失常一般可无症状或出现呼吸急促、头晕、心悸、乏力或心搏脱漏等感觉。

（二）体征

不同类型的窦性心律失常心电图特征参见第四章第三节异常心电图相关内容。

（三）并发症

窦性心律失常很少引起并发症。窦性静止、窦房传导阻滞及SSS的患者严重时可出现阿-斯综合征、脑梗死及猝死。

四、治疗原则

（1）生理性窦性心动过速　通常无需治疗，按压颈动脉窦、Valsalva 动作或其他刺激迷走神经的手法可使窦性心动过速逐渐减慢。

（2）继发性窦性心动过速　消除病因后，多可缓解，必要时可在医生处方下给予 β 受体阻滞剂或非二氢吡啶类钙通道阻滞剂如维拉帕米及地尔硫䓬等药物进行治疗。

（3）心动过缓　患者针对病因及症状治疗，避免使用对传导系统有抑制作用的药。若药物治疗后症状仍未改善，应考虑安装心脏起搏器。

（4）快-慢综合征的患者发作心动过速时　应谨慎使用抗心律失常药物，以免加重心动过缓，宜安置起搏器后应用抗快速性心律失常药物。

第二节·房性心律失常

一、定义及流行病学

（一）定义

房性心律失常是指心房在生理因素发生变化或在某些病变的情况下，电传导系统发生异常，导致心脏搏动节律或速率的异常改变。它包括房性期前收缩、房性心动过速、心房扑动、心房颤动。

（二）流行病学

该类心律失常好发于器质性心脏病患者、老年人。

二、病理解剖与生理

（一）房性期前收缩

又称房性早搏，是指心房的异位节律点提早发出的激动引起整个或部分心脏的过早除极。可起源于窦房结以外心房的任何部位，其电生理机制为：①自律性增强；②折返及心房内并行心律。

（二）房性心动过速

简称房速，起源于心房且无需房室结参与及维持的心动过速。可分为自律性房性心动过速、折返性房性心动过速及紊乱性房性心动过速。其发生机制见表 11-1。

（三）心房扑动

简称房扑，是一种快速的房性异位节律，其发病机制为右心房的电脉冲信号传

表 11-1　房速的发生机制

房速类型	发生机制	临床病因
自律性	与心房肌细胞自律性增高有关	多见基础心脏疾病患者、洋地黄中毒及低钾血症等
折返性	与心房内某一部分不应期延长形成折返环路有关	心房扩大及外科手术患者
紊乱性	触发活动所致	慢性肺部疾病、代谢或电解质紊乱、洋地黄过量

导通路出现异常，致使心房搏动过快，可达到每分钟 250～300 次，导致心房肌肉收缩的频率无法与心室保持同步。

（四）心房颤动

简称房颤，起源于心房快速无序的颤动波，表现为不规则且很快的心率，由心房失去正常节律所致。多见于原发性心血管病的患者。正常人在大量饮酒的情况下也会发生。目前临床上将其分为首诊房颤、阵发性房颤、持续性房颤、长期持续性房颤及永久性房颤，房颤的类型、持续时间及治疗策略见表 11-2。

表 11-2　房颤的类型、持续时间及治疗策略

类型	持续时间	治疗策略
首诊房颤	首次发作或首次发现，可反复或不反复发作，可以是下述四种房颤类型中任意一种	无需预防性抗心律失常治疗，除非症状严重
阵发性房颤	持续时间≤7 天，常≤48h，反复发作能自行终止	预防复发，心室率控制，必要时抗凝和导管消融治疗
持续性房颤	持续时间＞7 天，反复发作，非自限性，多需药物或直流电复律来恢复窦性节律	心室率控制，必要时抗凝和（或）转复，预防性抗心律失常药物或导管消融治疗
长期持续性房颤	持续时间≥1 年，长期持续发展，患者有转复愿望	抗心律失常药物，电复律导管消融或外科手术转复为窦律
永久性房颤	持续时间＞1 年，不能终止或终止后又复发，无转复愿望	心室率控制＋抗凝

三、临床表现

（一）症状

房性心律失常多无明显症状，部分患者表现为心悸、胸闷、胸痛、头晕、呼吸困难、乏力，自觉有停跳感。合并器质性心脏病的患者甚至可表现为晕厥、心肌缺血或肺水肿等，症状发作可呈短暂、间歇或持续发生。

（二）体征

（1）房性期前收缩患者心脏听诊时，期前收缩第一心音增强，第二心音减弱或消失，其后有一较长间歇。

（2）房性心动过速患者当房室传导比例发生变动时，听诊心律不恒定，第一心音强度变化。颈静脉见到 a 波数目超过听诊心搏次数。

（3）心房扑动患者的心室率可规则或不规则，颈静脉搏动次数常为心室率的倍数。按摩颈动脉窦时，心室率可突然明显减慢或不规则。运动时可使心室率成倍增加。

（4）心房颤动时伴有脉搏短促，心界扩大，第一心音强弱不等。

（5）不同类型的房性心律失常心电图特征参见第四章第三节异常心电图相关内容。

（三）并发症

房性心律失常的并发症主要与心律失常的个体情况以及是否引起血流动力学紊乱有关，如心房纤维性颤动，可致心脏血栓脱落引起脑栓塞。它还会导致心室率快、心功能差、心力衰竭等。心室率过快会导致心脏泵血减少。如果患有冠心病，还可能诱发心肌缺血，导致心绞痛、心肌自身免疫性疾病等。甚至会导致猝死。

四、治疗原则

该病治疗应根据患者临床症状进行考虑。房性早搏一般不需药物治疗，若频繁发生，并引起阵发性房性心动过速，可用 β 受体阻滞剂、维拉帕米、地尔硫䓬或使用 I 类抗心律失常药。心房扑动、心房颤动需转律时，可用普罗帕酮、胺碘酮。减慢心室率可用 β 受体阻滞剂、维拉帕米及强心苷类。房性心律失常的其他治疗策略参考房颤的治疗策略，见表 11-2。

第三节·房室交界性心律失常

一、定义及流行病学

（一）定义

房室交界性心律失常是发生在心房和心室中间的交界区，常常可以表现为房室交界区期前收缩、房室交界区逸搏与心律、房室交界区非阵发性心动过速。

（二）流行病学

健康人即可发生房室交界区的心律失常，如交界区早搏等，这种生理性改变通常情况下不会导致明显的血流动力学异常，对人体无明显危害。而房室交界区阵发性心动过速，常见的是洋地黄中毒，其他的为下壁心肌梗死、心肌炎、急性风湿热或心脏瓣膜手术后，偶尔可以见于正常人。

二、病理解剖与生理

房室交界性心律失常的冲动是由房室交界部位发出，其部位是指房室瓣环以及周围的心脏组织结构（包括间隔、间隔旁、Koch三角和房室传导系统）。

（1）房室交界性期前收缩　简称房室交界性早搏，冲动起源于房室结上下部交界区，可前向和逆向传导，分别产生提前发生的QRS波群与逆行P波。

（2）房室交界性逸搏　是指基本心搏延迟或阻滞时，交接区起搏点被动的发生冲动产生的心搏，多见于窦房结发放冲动频率减慢或传导受到阻碍时。

（3）非阵发性房室交界性心动过速　又称加速性交界性心动过速，其发生与交界区组织自律性增高或触发活动有关。最常见的原因是洋地黄中毒，其他如下壁心肌梗死、心肌炎、急性风湿热或心脏瓣膜手术后，亦可见于正常人。

（4）阵发性室上性心动过速（PSVT）　简称室上速，主要包括房室结折返性心动过速、房室折返性心动过速两类。其中房室结折返性心动过速多发生于没有器质性心脏病的患者，房室折返性心动过速是由于折返机制所致，折返途径由正常房室传导系统和房室旁路（肯氏束）组成。

三、临床表现

（一）症状

绝大多数室上性心动过速患者可有心悸、眩晕，部分患者可有心绞痛、低血压或心力衰竭。其他房室交界性心律失常可无明显症状。

（二）体征

心律绝对规整，第一心音强度恒定。不同类型的房室交界性心律失常心电图特征参见第四章第三节异常心电图相关内容。

（三）并发症

该心律失常会诱发室性心动过速、心室颤动，严重时还会导致心脏性猝死。

四、治疗原则

临床的意义较少，一般进行基础疾病的治疗。当室上性心动过速发作需终止时，应在监护下进行，主要处理措施有：①迷走神经刺激；②抗心律失常药；③直流电复律（药物治疗无效或血流动力学不稳定者）；④食管心房调搏。经导管射频消融术是室上性心动过速的一线治疗方法，可达根治目的。

第四节 · 预激综合征

一、定义及流行病学

（一）定义

预激综合征又称为 WPW 综合征，是指冲动经附加通道下传，提早兴奋心室的一部分或全部，引起部分心室肌提前激动。根据胸前导联心电图的表现，常将 WPW 综合征分为两型，即 A 型和 B 型。

（二）流行病学

大部分预激综合征是心脏先天性发育异常造成的，发病率约 0.15%，患者中男性多于女性，各年龄组均有发病，常无器质性心脏病。先天性心血管病如三尖瓣下移畸形可并发预激综合征。

二、病理解剖与生理

预激综合征是因为心房和心室之间除了正常的传导通路外，形成了一条或几条异常通路，异常的通路会导致心脏电信号异常传播。已知的旁路有：①房室旁道（kent 束），大多位于左右两侧房室沟或间隔旁，连接心房肌和心室肌；②房结旁道（James 通路），为心房和房室结下部或房室束的通道；③结室、束室连接（Mahaim 纤维），为连接房室结远端或房室束或束支近端与室间隔的通路。

三、临床表现

（一）症状

不发生心动过速的预激综合征患者，往往无特殊症状，当患者发作时可伴心悸、胸闷、头昏、出汗和面色苍白。严重者可出现心绞痛、呼吸困难、血压下降、下肢水肿等心功能不全的表现。

（二）体征

A 型是指预激波在胸前 $V_1 \sim V_5$ 导联中都呈正向，QRS 波群以 R 波为主。B 型是指预激波在 $V_1 \sim V_3$ 导联为负向或正向，QRS 波群以 S 波为主，$V_4 \sim V_6$ 导联中预激波和 QRS 波群都呈正向。WPW 综合征的心电图表现还可提示附加通道的位置，A 型提示旁道位于左心房室间，B 型提示旁道位于右心房室间，Ⅱ、Ⅲ、aVF 导联高 QRS 波提示旁道位于心底部，而Ⅱ、Ⅲ、aVF 导联 QRS 主波负向为主提示旁道位于后间隔部位。

（三）并发症

通常认为预激综合征患者预后良好，对于无症状患者一般无需特殊处理。少数未经有效治疗，房室旁道传导能力强、合并房扑或房颤发作的患者，如果旁路的前向不应期短，心室率可极快，导致室颤。

四、治疗原则

无症状性预激综合征患者预后良好，可以观察随访，无须治疗。但对于高风险职业的患者如学校班车司机、飞行员、水下作业人员则应予以射频消融术治疗。发生逆向房室折返性心动过速或经旁道下传的心房颤动、心房扑动时，应仔细诊断，积极处理。此时不能使用洋地黄和维拉帕米，因其能缩短旁道不应期，使心室率明显增加，甚至发展成室颤。药物可选用伊布利特、普鲁卡因胺等，同步直流电击复律为一安全有效的手段。预激伴房颤及发作房室折返性心动过速患者应选用射频消融术根治。

第五节 · 室性心律失常

一、定义及流行病学

（一）定义

室性心律失常指起源于心室的心律失常，是常见的心律失常，包括室性期前收缩（室性早搏）、室性心动过速（室速）、心室扑动和心室颤动（室颤）等。

（二）流行病学

室性心律失常是临床上十分常见的心律失常，多发生在诊断明确的结构性心脏病和离子通道病患者，但在心脏结构正常的人群中并非少见。老年人群中室性心律失常的发生情况，就像器质性心脏病一样随年龄而增加。

二、病理解剖与生理

（1）室性期前收缩（PVC）　是一种最常见的心律失常，指希氏束分叉以下的部位过早发生的提前使心肌除极的心搏，常见于：①冠心病、风湿性心脏病与二尖瓣脱垂患者；②电解质紊乱（低钾血症或低镁血症）及药物（洋地黄类及某些抗心律失常药物）诱发；③在正常人中也可发生。

（2）室性心动过速（VT）　简称室速，是起源于希氏束分叉以下的特殊传导系统或者心室肌连续三个或三个以上的异位搏动，多见于器质性心脏病如冠心病、心肌病、心肌梗死等。其发生机制包括折返激动、触发活动、自律性增强三方面。

（3）心室扑动（VF）和心室颤动（Vf）　心室扑动简称室扑；心室颤动简称室颤，是最严重的致命性心律失常，心室丧失有效的整体收缩，表现为心室肌快而微弱的收缩及不协调的快速乱颤，使心脏丧失有效排血功能，导致心、脑、周围组织等灌注停止。室扑是室颤的前兆，室颤是循环衰竭的临终改变，也是心搏骤停最常见的表现形式。常见于缺血性心脏病，此外，抗心律失常药物、严重的缺氧、缺血以及电击伤等均可引起。

三、临床表现

（一）症状

室性期前收缩时大多数患者无明显症状，偶尔表现为心悸、胸闷、心脏停搏感等。当患者发生非持续性室速（发作时间短于 30s，能自行终止）时通常无症状，若持续性室速（发作时间超过 30s，需药物或电复律始能终止）则常伴有明显血流动力学障碍与心肌缺血，可出现低血压、少尿、晕厥、气促、心绞痛等。当患者发生心室扑动与心室颤动时，可出现意识丧失、抽搐、呼吸停顿甚至死亡。

（二）体征

（1）室性期前收缩听诊时，室性期前收缩后出现较长的停歇，室性期前收缩之第二心音强度减弱，仅能听到第一心音，桡动脉搏动减弱或消失。
（2）室性心动过速听诊心律轻度不规则，第一、二心音分裂。
（3）心室扑动与心室颤动患者表现为意识丧失，大动脉搏动消失，听不到心音。
（4）室性心律失常的心电图特征参见第四章第三节异常心电图相关内容。

（三）并发症

偶发的室性早搏没有明显并发症。室性心动过速时患者可出现休克，有脑血管疾病的患者还会诱发脑血栓。当发生室扑、室颤时会导致患者死亡。

四、治疗原则

主要根据病因、临床表现、器质性心脏病的严重程度来决定治疗方案。对于良性室早，无症状者通常不需抗心律失常药物治疗，有症状且影响生活和工作者可选用抗心律失常药如美西律、β受体阻滞剂等。对室速患者治疗应针对病因（补钾、停药）使用药物治疗，若药物治疗无效，可用食管心房调搏或心内膜起搏，通常起搏频率为 100 次/min。室速发作时伴低血压、昏厥者，应立即进行电击复律继以利多卡因静脉滴注维持，待病情稳定后可行射频消融术。若患者出现室颤、室扑应立即予以心肺复苏。对于特发性心室颤动的存活患者及特发性室速反复发作伴晕厥的患者推荐植入 ICD。

第六节·传导阻滞

一、定义及流行病学

（一）定义

心脏传导阻滞指冲动在心脏传导系统的任何部位的传导发生减慢或阻滞。

（二）流行病学

心脏传导阻滞的高发人群主要是老年人，因为老年人随着年龄的增大，心脏传导系统会发生老化，从而影响正常供血，加大发生心脏传导阻滞的可能，此外，一些年轻人和婴幼儿也可能发生心脏传导阻滞，这种情况大多是由于病毒性心肌炎、感染或全身结缔组织病累及到心脏系统导致的，最后，一些外科手术和介入手术也可能间接导致心脏传导阻滞。

二、病理解剖与生理

（一）房室传导阻滞

房室传导阻滞是指心电冲动在房室传导组织中传导延迟，以至冲动部分或全部不能到达心室。按阻滞部位常分为房室交界区传导阻滞、希氏束内传导阻滞及双侧束支或分支传导阻滞。按严重程度分为一度、二度Ⅰ型、二度Ⅱ型和三度（完全性房室传导阻滞）。常见的病因有：①迷走神经功能亢进；②电解质紊乱或药物中毒；③心肌炎、心肌缺血或坏死、传导系统或心肌退变、先天性心脏病、心脏手术损伤。

（二）室内传导阻滞

室内传导阻滞是指房室束分支以下的传导障碍。室内传导系统由三支组成：右束支，左前分支和左后分支。右束支传导阻滞较为常见，常发生于风湿性心脏病、高血压性心脏病、冠心病、心肌病与先天性心脏病，亦可见于大面积肺梗死、急性心肌梗死后。此外，正常人亦可发生。左束支传导阻滞常发生于充血性心力衰竭、急性心肌梗死、急性感染、奎尼丁与普鲁卡因胺中毒、高血压性心脏病、风湿性心脏病、冠心病与梅毒性心脏病。左前分支传导阻滞较为常见，左后分支传导阻滞较为少见。

三、临床表现

（一）症状

一度和二度Ⅰ型房室传导阻滞患者通常无症状。二度Ⅱ型和三度 AVB 患者可有心悸、疲倦、乏力、头晕、晕厥。当患者出现完全性房室传导阻滞时，因心室率过慢导致脑缺血，可出现暂时性意识丧失，甚至抽搐，称为阿-斯综合征，严重者可致猝死。

（二）体征

一度 AVB 的第一心音强度减弱；二度 I 型 AVB 的第一心音强度逐渐减弱并有心搏脱漏，二度 II 型房室传导阻滞有间歇性心搏脱漏，但第一心音强度恒定；三度 AVB 的第一心音强度经常变化，第二心音可呈正常或反常分裂。不同类型的传导阻滞心电图特征参见第四章第三节异常心电图相关内容。

（三）并发症

完全性房室传导阻滞因心室率缓慢，可出现晕厥、阿-斯综合征、心脏性猝死、心力衰竭、脑栓塞等并发症。

四、治疗原则

（一）房室传导阻滞

应针对不同的病因进行治疗。一度 AVB 与二度 I 型 AVB 心室率不太慢者，无需特殊治疗。二度 II 型与三度 AVB 如心室率显著缓慢，伴有明显症状或血流动力学障碍，甚至阿-斯综合征发作者，应给予起搏治疗。阿托品（0.5～2.0mg，静脉注射）可提高房室传导阻滞的心率，适用于阻滞位于房室结的患者。异丙肾上腺素适用于任何部位的房室传导阻滞，但应用于急性心肌梗死时应十分慎重，因可能导致严重室性心律失常。以上药物使用超过数天，往往效果不佳且易发生严重的不良反应，仅适用于无心脏起搏条件的应急情况。因此，对于症状明显、心室率缓慢者，应及早给予临时性或永久性心脏起搏治疗。

（二）室内传导阻滞

束支阻滞本身不妨碍心脏泵血功能，亦无明确的临床症状，故无需特殊治疗。在治疗上主要是病因治疗，并避免使用可能加重传导阻滞的药物。当阻滞严重影响房室传导功能，出现心脏功能恶化或相应临床症状时，可采用人工起搏器治疗。

第七节 · 心律失常护理诊断及护理要点

一、护理诊断

（1）活动无耐力 与心律失常导致心排血量减少有关。

（2）焦虑、恐惧 与心律失常反复发作、治疗效果不满意有关。

（3）知识缺乏 与缺乏疾病的护理及预防相关知识有关。

（4）潜在并发症 猝死。

二、护理要点

1. 体位与休息

根据患者具体病情取正确舒适体位：①当患者因心律失常发生导致胸闷、心悸、头晕等不适，应采取高枕位或半卧位休息，避免左侧卧位，因其可使患者感觉到心脏的搏动而使不适感加重；②出现心力衰竭时，协助患者半坐卧位，以减轻肺淤血，减轻呼吸困难；③发生严重心律失常时，出现血压下降、休克时，协助患者去枕平卧，抬高头部和下肢 15°～20°，以增加回心血量，保证脑组织的血液供应；④当出现意识丧失、抽搐时，让患者保持平卧位，头偏向一侧，防止分泌物流入气管引起窒息，并注意防止舌咬伤。

2. 病情观察

心律失常患者入院后予以：①心电监测，连续监测心率变化和心律失常的类型，测量脉搏时听心音，发现患者心电示波出现以下几种情况需及时告知医生，如室性期前收缩 "R-on-T" 型，呈联律、多发、多源性室性期前收缩；室性心动过速；心动过缓（45 次/min 以下）；二度以上的房室传导阻滞。②氧疗，患者伴呼吸困难、发绀等缺氧表现时，根据缺氧程度调节氧流量予以吸氧。③电解质紊乱易诱发心律失常（参见第四章第三节异常心电图），严密监测电解质，遵医嘱进行对症处理，予患者饮食指导，如低钾血症时，给予含钾高的食物，如柑橘类、香蕉等；高钾血症时，应限制含钾食物。④患者术后并发症护理要点参见第二十一章起搏器植入和护理及第二十三章电生理射频消融术和护理相关内容。

3. 避免诱因

根据患者性格及基本情况针对性进行心理安慰，减轻压力，使其保持情绪稳定，为患者讲解诱发心律失常的常见因素，如情绪紧张、过度疲劳、急性感染、寒冷刺激、不良生活习惯（如熬夜，食用刺激性饮料，如咖啡、浓茶、可乐，烟酒等）。

4. 配合抢救

根据心律失常的类型，准备药物和抢救仪器。如房性、房室交界性心律失常，备好洋地黄、β 受体阻滞剂；室性心动过速，备好利多卡因、除颤仪；出现室颤、室扑时立即进行电除颤和心肺复苏；心动过缓，备好阿托品、异丙肾上腺素；心率少于 45 次/min，药物治疗效果不佳，需准备安装心脏起搏器。

5. 健康宣教

（1）药物宣教，告知患者心律失常药物名称、剂量、用法、副作用、必要时提供书面材料。

（2）评估患者心律失常的类型及临床表现，与患者及家属共同制订活动计划，对无器质性疾病的良性心律失常患者鼓励正常工作和生活；窦性停搏、二度Ⅱ型或三度 AVB、持续性室速等严重心律失常患者或快速心室率引起血压下降者，应卧床休息，减少心肌耗氧量（卧床期间加强生活护理）。

6. 居家护理

指导患者测量脉搏并教其掌握相对应的应急措施（如心肺复苏术），告知患者需要就诊的情形：①脉搏过慢，少于 60 次/min，并有头晕、目眩及黑矇；②脉搏过快，超过 100 次/min，休息及放松后不能缓解；③使用抗心律失常药物后出现药物副作用等；④脉搏节律不齐，出现漏搏，过早搏动，超过 5 次/min；⑤原本整齐的脉搏出现忽快忽慢、忽强忽弱现象。

第十二章 ▶▶ 先心病治疗与护理

先天性心脏病（CHD）是先天性畸形中最常见的一类，约占各种先天畸形的 28%，指在胚胎发育时期由于心脏及大血管的形成障碍或发育异常而引起的解剖结构异常，或出生后应自动关闭的通道未能闭合（在胎儿属正常）的情形。先天性心脏病发病率不容小视，占出生活婴的 0.4%～1%，这意味着我国每年新增先天性心脏病患者 15 万～20 万。

第一节 · 房间隔缺损

一、定义及流行病学

（一）定义

房间隔缺损（ASD）是指在胚胎发育过程中，房间隔的发育、吸收和融合出现异常，导致左、右心房之间残留未闭的缺损。

（二）流行病学

房间隔缺损约占所有先天性心脏病的 10%，发病率在小儿先天性心脏病中排第二位，占成人先天性心脏病的 20%～30%，是成年人中最常见的先天性心脏病。女性较男性多见。

二、病理解剖与生理

房间隔缺损是一种先天心脏发育缺陷，病因尚不明确，目前认为是遗传因素和环境因素等复杂关系相互作用的结果，常见的染色体畸变如唐氏综合征、18-三体综合征等。根据房间隔缺损的发病机制和解剖学特点可将 ASD 分为原发孔型房间隔缺损和继发孔型房间隔缺损。原发孔型房间隔缺损位于心房间隔下部，下缘缺乏心房间隔组织，由心室间隔的上部和三尖瓣与二尖瓣组成；常伴二尖瓣前瓣叶的缺裂，导致二尖瓣关闭不全，少数有三尖瓣隔瓣叶的缺裂。继发孔型房间隔缺损系胚胎发育过程中，原始房间隔吸收过多，或继发性房间隔发育障碍，导致左右心房间隔存在通道所致，分为四型：①中央型或称卵圆孔型，缺损位于卵圆窝的部位，四周有完整的房间隔结构，约占 76%；②下腔型，缺损位置低，呈椭圆形，下缘缺如和下腔静脉入口相延续，左心房后壁构成缺损的后缘，约占 12%；③上腔型或称静脉窦型缺损，位于心房间隔的上部，上缘连接上腔静脉入口处，约占 3.5%；④混合型，兼具上述两种以上的缺损，缺损一般较大，约占 8.5%。

三、临床表现

（一）症状

单纯的 ASD 患者在儿童期大多无特异性症状，随着年龄的增长症状可逐渐明显，主要表现为乏力，伴心悸、虚弱或容易疲劳，特别是在运动时感呼吸短促或困难。

（二）体征

多数患儿在婴幼儿期无明显体征，随着年龄的增长可出现心脏增大，前胸饱满，搏动活跃，少数大缺损、分流量大者可触及震颤。缺损小的仅在体格检查时发现胸骨左缘第 2～3 肋间有收缩期杂音。缺损较大时分流量也大，导致肺充血，由于肺循环血流增多而反复发生呼吸道感染，严重者早期发生心力衰竭；另一方面，体循环血流量不足，表现为体形瘦长、面色苍白、乏力、多汗、活动后气促和生长发育迟缓。

（三）并发症

一般小型房间隔缺损在术后预后良好，可无相关严重并发症；大、中型房间隔缺损在 20～30 岁将发生充血性心力衰竭和肺动脉高压；35 岁后病情发展迅速，如不采取干预措施，患者可因肺动脉高压使右心容量负荷和压力负荷均增加，进而出现右心功能衰竭。此外，还可发生室上性心律失常，特别是房扑、房颤。部分患者可因矛盾性栓塞引起脑血管栓塞。

四、治疗原则

继发孔型小房间隔缺损（直径<1cm）在 1 岁内有自然闭合可能。但 1 岁后自然闭合可能性很小，因而继发孔型小房间隔缺损在 1 岁前不需治疗。目前主要的治疗方法为 ASD 封堵术。而所有引起血流动力学改变的 ASD 均应手术治疗，手术方法包括直接缝合和人工组织补片，但肺动脉高压者手术需慎重（器质性或称阻力型肺动脉高压患者禁行手术治疗）。无法修复的房间隔缺损，可用药物降低相关并发症，如抗凝血剂、β受体阻滞剂等。

第二节 · 室间隔缺损

一、定义及流行病学

（一）定义

室间隔缺损（VSD）指室间隔在胚胎时期发育不全，形成异常交通，在心室水平产生左向右分流。绝大多数为先天性，少数为后天性。

（二）流行病学

室间隔缺损是最常见的先天性心脏病之一，约占先心病的 20%，可单独存在，也可与其他畸形并存。

二、病理解剖与生理

遗传因素被认为是室间隔缺损的主要病因之一。此外，母亲妊娠期间感染病毒、服用致畸药物、接触大量辐射等，也可影响胎儿的正常发育，导致室间隔缺损等先天性心脏病的发生。后天性室间隔缺损包括外伤引起的室间隔破裂、急性心肌梗死伴发的室间隔穿孔等，通常是肌部室缺，常常因缺损口较大引起急性血流动力学障碍，死亡率很高。室间隔缺损常在 0.1～3cm，位于膜部者则较大，肌部者则较小，后者又称 Roger 病。室间隔由膜部、漏斗部和肌部组成，根据缺损部位不同，可将室间隔缺损分为三型。①膜周型室间隔缺损为膜部室缺：是室间隔缺损中最常见的一型，约占 78%，分为单纯膜部室缺、嵴下型膜部室缺和隔瓣下型膜部室缺三个亚型。②双动脉下型室间隔缺损为漏斗部室缺：约占 20%，可进一步分为干下型漏斗部室缺和嵴内型漏斗部室缺。③肌部型室间隔缺损为肌部室缺：约占 2%，分为流入道肌部室缺和小梁区肌部室缺两个亚型。

三、临床表现

（一）症状

室间隔缺损患者的症状严重程度常与缺损大小、心脏血流动力学受影响程度有关。患者常无明显的临床症状，部分患者表现为咳嗽、呼吸困难，容易感冒。大型室间隔缺损时，小儿可表现出喂养困难、体重不增、生长发育迟缓，活动后呼吸急促、多汗、乏力等，而未经治疗存活至成人期的患者少见。

（二）体征

室间隔缺损患者无论缺损大小，常有特征性听诊杂音，如在胸骨左缘第 3～4 肋间闻及响亮而粗糙的全收缩期杂音，伴有震颤，分流量较大者于肺动脉瓣区可闻及第二心音增强或亢进。随着病情发展，肺血管阻力增高，左向右分流减少，收缩期杂音减弱或消失，肺动脉瓣区第二心音明显亢进。缺损较大时因心内左向右分流量多，肺动脉血量增加，肺动脉扩张压迫喉返神经，可引发声音嘶哑。

（三）并发症

小型室间隔缺损预后良好，但可能会合并感染性心内膜炎。室间隔缺损较大者，一旦及时采取手术治疗，如无术后并发症，一般预后良好，基本可与正常人无异。室间隔缺损较大但未及时治疗者，可出现肺动脉高压、肺炎、心力衰竭、心律失常、感染性心内膜炎、艾森曼格综合征、心脏性猝死。

四、治疗原则

小型的无症状室间隔缺损可不治疗，随时观察。需治疗的室间隔缺损可行VSD封堵术及手术治疗。外科手术是关闭室间隔缺损的常规而成熟的方法，当合并心力衰竭或心内膜炎者，充分内科治疗控制 3～6 个月后可行手术治疗。并发严重肺动脉高压患者视为手术禁忌证。

第三节·动脉导管未闭

一、定义及流行病学

（一）定义

动脉导管未闭（PDA）是指肺动脉与主动脉间的异常血流通道。胎儿出生后，肺膨胀并承担气体交换功能，肺循环和体循环各司其职，动脉导管可在数月内因废用而闭合，如 1 岁后仍持续不闭合，即为动脉导管未闭。

（二）流行病学

动脉导管未闭是一种较常见的先天性心血管畸形，占先天性心脏病的 10%～21%，女性发病率高于男性。早产儿发病率明显增加，体重小于 1kg 的婴儿发病率高达 80%。约 10% 的动脉导管未闭并存其他心血管畸形。

二、病理解剖与生理

目前其病因尚不明确，可能与母亲妊娠期的环境因素（如早产、低氧、母亲妊娠早期病毒感染等）、遗传因素（如染色体异常患儿的某些综合征）等有关。动脉导管未闭多位于主动脉峡部和左肺动脉根部之间。根据未闭导管的形态，可将导管分为 5类。①管型：管状导管两端直径相等，外形如圆管或圆柱。②漏斗型：较多见。导管的主动脉端往往粗大，而肺动脉端则较狭细，呈漏斗状，或先为喇叭口状，以后为圆管状入肺动脉。③窗型：较少见。导管极短，两端开口几乎吻合，管腔较粗大，管壁却很薄。④哑铃型：较少见，导管中段细，主、肺动脉两侧扩大，外形像哑铃。⑤动脉瘤型：极少见，导管两端细，中间呈动脉瘤样扩张，壁薄而脆，张力高，容易破裂。

三、临床表现

（一）症状

动脉导管未闭的症状取决于主动脉至肺动脉分流量的多少以及是否产生继发肺动脉高压及其程度。轻者可无明显症状，重者常见有劳累后心悸、气急、乏力。晚期肺动脉高压严重时产生逆向分流，患者可出现发绀。

（二）体征

听诊时胸骨左缘第2肋间可闻及响亮的连续性机器样杂音，伴有震颤。肺动脉第二心音亢进。分流量较大者，在心尖区尚可听到因二尖瓣相对性狭窄产生的舒张期杂音。收缩压多在正常范围，舒张压降低，脉压增大，出现水冲脉、枪击声和毛细血管搏动征等周围血管征。

动脉导管未闭分流量大患者可有心前区突出、鸡胸等体征。

（三）并发症

动脉导管细小者可能不会引起并发症，导管粗大且未及时充分治疗的患者可能会出现肺动脉高压、心力衰竭、感染性心内膜炎等并发症。

四、治疗原则

在早产儿中，非甾体类抗炎药物如布洛芬、吲哚美辛等可帮助关闭动脉导管。有血流动力学意义的动脉导管未闭者，应择期进行内科经皮动脉导管未闭封堵术、外科结扎、钳闭或切断缝合术。但对已有明显继发性肺动脉梗阻病变，出现右向左分流者则禁忌手术治疗，应进行对症药物处理。

第四节 · 肺动脉瓣狭窄

一、定义及流行病学

（一）定义

肺动脉瓣狭窄（PS）是指左右心室之间无交通（即室间隔完整），肺动脉瓣、瓣上或瓣下有狭窄。

（二）流行病学

本病男女之比约为3:2，发病年龄大多在10～20岁，常单独出现，发病率较高，约占 10%，也可作为其他心脏畸形如法洛四联症等的组成部分。

二、病理解剖与生理

在胚胎发育第 6 周，动脉干开始分隔成为主动脉与肺动脉，在肺动脉腔内膜开始形成三个瓣膜的原始结节，并向腔内生长，继而吸收变薄形成三个肺动脉瓣，如瓣膜在成长过程发生障碍，如孕妇发生宫内感染尤其是风疹病毒感染时三个瓣叶交界融合成为一个圆顶状突起的鱼嘴状口，即形成肺动脉瓣狭窄。

三、临床表现

（一）症状

轻度肺动脉狭窄患者一般无症状，但随着年龄的增大症状逐渐显现，主要表现为劳动耐力差、乏力和劳累后心悸、气急等症状。重度狭窄者可有头晕或剧烈运动后昏厥发作，晚期可出现颈静脉怒张、肝脏肿大和下肢水肿等右心衰竭的症状。

（二）体征

在胸骨左缘第 2 肋骨处可听到响亮粗糙的喷射性吹风样收缩期杂音，向左颈部或左锁骨下区传导，杂音最响亮处可触及收缩期震颤，杂音强度因狭窄程度、血流流速、血流量和胸壁厚度而异。肺动脉瓣区第二心音常减弱、分裂。

（三）并发症

肺动脉瓣再狭窄是其最常见的并发症，治疗后要定期随访。同时外科手术后导致肺动脉瓣损伤、交界损伤，可能会存在肺动脉瓣关闭不全，血液在舒张期由肺动脉反流入右心室。

四、治疗原则

介入或手术治疗该疾病前应行右心导管检查及右心室造影以确定狭窄部位及程度。目前经皮球囊肺动脉瓣成形术（PBPV）已经成为先天性肺动脉瓣狭窄的首选治疗方法。当瓣膜发育不良，瓣环过小，可能需要手术。对于球囊扩张不成功或不宜进行球囊扩张者，如狭窄上下压力阶差＞40mmHg 应采取手术切开瓣膜及瓣环。

第五节 · 主动脉缩窄

一、定义及流行病学

（一）定义

先天性主动脉缩窄是指左锁骨下动脉起始部近端与动脉导管连接处远端间主动

脉弓的先天性狭窄，常见部位在主动脉弓降部、动脉导管附近。

（二）流行病学

主动脉缩窄是一种较多见的先天性主动脉畸形，其发病率为 0.06% 左右，约占先天性心血管畸形的 5%～8%。发病率男性高于女性。

二、病理解剖与生理

主动脉缩窄的发病机制尚未明确。由于 98% 的患者缩窄段位于主动脉峡部，因此推论可能与胚胎时期血液循环的特殊形式有关。胎儿时期，位于左锁骨下动脉及动脉导管之间的主动脉峡部，处于相对无血流通过的状态，如此处腔径不能随发育而增大或退缩，则可产生缩窄。

三、临床表现

（一）症状

主动脉缩窄以上供血增多，血压增高，患者可出现头痛、头晕、面部潮红、鼻出血等；狭窄以下供血不足而有下肢无力、麻木、发凉甚至间歇性跛行。

（二）体征

患者心尖搏动增强，心界常向左下扩大，沿胸骨左缘到中上腹可闻及收缩中后期喷射性杂音，有时可在左侧背部闻及。

（三）并发症

患者可发生高血压、充血性心力衰竭、主动脉破裂、细菌性心内膜炎、颅内出血等，严重者甚至导致死亡。

四、治疗原则

主动脉缩窄主要采用手术治疗，目的是彻底解除主动脉缩窄、重建畅通主动脉血流通道。医生会根据患者年龄、临床表现（包括影像学检查）等给予个体化的手术方案。

第六节·法洛四联症

一、定义及流行病学

（一）定义

法洛四联症是联合的先天性心血管畸形，主要有四种心脏结构的畸形：室间隔缺损、肺动脉狭窄、主动脉骑跨、右心室肥厚。法洛四联症是常见的先天性心脏病，在发绀型先天性心脏病中居首位。

（二）流行病学

婴幼儿患病概率约为 0.2‰，法洛四联症在儿童青紫型心脏畸形中居首位。未经手术治疗的极少数病例虽然可能生存到 40 岁以上，但绝大多数未经手术治疗的患者在童年期死亡。有研究表明，约 70% 的法洛四联症患儿不经手术可生存到 6 个月；50% 生存到 2 岁；40% 生存到 5 岁；20% 生存到 10 岁。不过不同文献报道的这项数据略有不同。

二、病理解剖与生理

法洛四联症的四种畸形是右心室漏斗部或圆锥发育不良引起，即当胚胎第 4 周时动脉干未反向转动，主动脉保持位于肺动脉的右侧，圆锥隔向前移位，与正常位置的窦部室间隔未能对拢，因而形成发育不全的漏斗部和嵴下型室间隔缺损，即膜周型室间隔缺损。若肺动脉圆锥发育不全，或圆锥部分完全缺如，则形成肺动脉瓣下型室间隔缺损，即干下型室间隔缺损。

法洛四联症的病理生理主要表现为肺动脉狭窄较轻者，可有左向右分流，此时患者可无明显的青紫，肺动脉狭窄严重时，出现明显的右向左分流，临床出现明显的青紫，临床上的杂音由右心室流出道梗阻所致。右心室流出道梗阻时，右心室后负荷加重，引起右心室的代偿性肥厚，由于主动脉骑跨于两心室之上，主动脉除接受左心室的血液外，还接受一部分来自右心室的静脉血，输送到全身各部，因而出现青紫。同时肺动脉狭窄，肺循环进行气体交换的血流减少，更加重了青紫程度。此外由于进入肺动脉的血液减少，增粗的支气管动脉与肺血管之间形成侧支循环。

三、临床表现

（一）症状

自幼出现进行性发绀和呼吸困难，哭闹时症状更加明显。严重者可出现缺氧性发作、意识丧失或抽搐。这是由于在肺动脉漏斗部狭窄的基础上，突然发生该部肌肉痉挛，引起一时性肺动脉梗阻，使脑缺氧加重所致。

（二）体征

患者发育较差，心前区可稍隆起，可见杵状指（趾）。胸骨左缘第 2～4 肋间可听到粗糙的喷射样收缩期杂音（此杂音为肺动脉瓣口狭窄所致，其响度与狭窄的程度成反比），常伴收缩期细震颤。

（三）并发症

儿童期未经手术治疗者预后不佳，由于长期右心压力增高及缺氧可发生心功能不全。此外，可因长期缺氧代偿导致红细胞和血红蛋白显著增加，血液黏稠度高，血流变慢，而引起脑血栓，若为细菌性血栓，则可发生感染性心内膜炎及脑脓肿。

四、治疗原则

法洛四联症的治疗原则为以手术修复为主，根据患者的具体情况不同，可以选择的手术方法一般包括根治性手术和姑息手术治疗，姑息手术治疗为根治性手术创造条件，姑息手术是指手术方式为体循环-肺循环分流术及右心室流出道疏通术，根治性手术过程为经右心房或右心室切口，剪除肥厚的壁束和隔束肌肉，疏通右心室流出道，用补片修补室间隔缺损，将骑跨的主动脉融入左心室，自体心包片或人工血管片加宽右心室流出道、肺动脉瓣环或肺动脉主干及分支。总体的治疗目标为矫正畸形，延长患者寿命，改善预后。

第七节·卵圆孔未闭治疗与护理

一、定义及流行病学

（一）定义

卵圆孔是心脏房间隔在胚胎时期的一个生理性通道，正常情况下在出生后 5～7 个月左右融合，若未能融合则形成卵圆孔未闭（PFO）。PFO 与不明原因脑卒中之间存在着密切的联系。

（二）流行病学

卵圆孔未闭是目前成人中最为常见的先天性心脏异常，研究发现 1～29 岁 PFO 发生率为 30%，30～79 岁为 25%，80 岁以上为 20.2%。一般认为成年人 PFO 的发生率约为 25%，即在正常人群中约 4 人中即可检出 1 人患有此病。

由于 PFO 的分流量太小，长期以来认为 PFO 不会造成临床后果。近年来，越来越多的研究发现，PFO 患者发生脑卒中、偏头痛、外周动脉栓塞、减压病等风险较正常人群呈数倍升高，PFO 的致病作用才引起了广大专家和学者的关注。因 PFO 的存在造成 "反常栓塞"，美国报道每年至少有 50000 例脑卒中是通过 PFO 所致的反常栓塞；我国尚缺乏反常栓塞的流行病学研究资料，据估计我国反常栓塞发生率约占全部动脉栓塞类疾病的 2%。临床探索采用闭合 PFO 的方法来预防脑卒中复发事件、治疗偏头痛和斜卧呼吸-直立型低氧血症等。虽然大多数临床研究显示出较好的疗效，但循证研究仍有争议。

二、病理解剖与生理

在胚胎发育至第 6、7 周时，心房间隔先后发出 2 个隔，先出现的隔为原发隔，后出现的隔为继发隔。卵圆窝处原发隔与继发隔未能粘连融合而留下一小裂隙，称为卵圆孔未闭。PFO 的长度范围为 3～18mm，平均为 8mm；大小范围从 1～19mm 不等，平均 4.9mm，且随年龄增加而增大。PFO 在功能上与心脏瓣膜相类似，正常人左心房压力比右心房高 3～5mmHg，PFO 应处于关闭状态。通常根据 PFO 的解剖结构和房间隔特征，将其分为简单型 PFO 和复杂型 PFO 两种类型。简单型 PFO 的特征为：长度短（＜8mm）、无房间隔膨出瘤（atrial septal aneurysm，ASA）、无过长的下腔静脉瓣或希阿里氏网、无肥厚的继发间隔（≤10mm）及不并发房间隔缺损（atrial septal defect，ASD）；不能满足上述条件者为复杂型 PFO，其长隧道型（≥8mm），并发 ASA，复合病变型，继发间隔过厚（＞10mm），过长的下腔静脉或希阿里氏网，左心房侧多发出口，主动脉根部扩张引起解剖异常。

三、临床表现

（一）症状

卵圆孔未闭在无分流或分流量小时多无症状，难以听到杂音。当发生明显分流时可能出现不明原因脑卒中（CS）或偏头痛。同时也可伴随晕厥、暂时性失语、睡眠性呼吸暂停、平卧性呼吸困难、斜卧呼吸-直立性低氧血症等潜在症状。

（二）体征

一般没有明显体征，分流较大时可有类似于房间隔缺损的体征。

（三）并发症

（1）PFO 相关脑卒中　该概念 2020 年由美国学者提出，此类患者符合经导管封堵 PFO 手术指征者，封堵后可获益。

（2）心包积液或心脏压塞　为 PFO 封堵术后并发症，发生率约为 0.3％。

（3）封堵器栓塞或移位　为 PFO 封堵术后并发症，发生率约为 0.4％。

（4）主动脉侵蚀、封堵器过敏　非常罕见。

四、治疗原则

PFO 合并不明原因脑卒中、一过性脑缺血发作（TIA）或偏头痛等，应给予治疗，包括药物治疗（抗凝剂或抗血小板制剂）、经导管封堵 PFO，外科手术关闭 PFO。

（一）介入治疗

多项权威研究均证明，对于合并 PFO 的不明原因脑栓塞患者，进行卵圆孔封堵术治疗优于内科药物保守治疗。适应证：①年龄＞16 岁；②不明原因 CS/TIA 合并 PFO，且有中至大量右向左分流；③PFO 相关 CS/TIA，使用抗血小板或抗凝治疗无效或仍有复发；或 PFO 合并明确深静脉血栓或肺栓塞，不适宜抗凝者；④顽固性或慢性偏头痛合并 PFO。

（二）手术治疗

多数情况下，外科修补 PFO 已被介入治疗所替代。

第八节 · 先心病护理诊断及护理要点

一、护理诊断

（1）活动无耐力　与体循环血量减少或血氧饱和度下降有关。

（2）有生长比例失调的危险/有发展迟缓的危险　与先心病体循环血量减少或血氧含量下降影响生长发育有关。

（3）有感染的危险　与肺循环血量增多及心内缺损易致心内膜损伤有关。

（4）气体交换障碍　与肺淤血有关。

（5）营养失调（低于机体需要量）　与喂养困难、体循环血量减少及组织缺氧有关。

（6）焦虑　与疾病反复发作、担心预后有关。

（7）知识缺乏　与患儿及家长缺乏先天性心脏病的相关知识有关。

（8）潜在的并发症　心力衰竭、感染性心内膜炎、脑血栓、脑卒中、心脏性猝死等。

二、护理要点

1. 饮食护理

予患者高蛋白、高热量、高维生素等营养丰富的食物。有心力衰竭者宜进低盐饮食，限制入水量，鼓励患者进食含钾丰富的新鲜水果，如橘子、香蕉等，并多进食蔬菜和蜂蜜，以预防便秘。

2. 避免诱因

（1）营造舒适、安静、整洁的环境，减少声光刺激，保证睡眠、休息，根据病情安排适当活动量，减轻心脏负担。

（2）给予患者心理上的安慰和鼓励，避免出现情绪波动加重头痛症状。

（3）PFO 患者在头痛发作时选择合适的疼痛评估工具进行疼痛评分，根据疼痛等级选择转移注意力等方法以减轻头痛程度，或遵医嘱使用药物缓解头痛。

3. 症状护理

（1）易疲劳、头昏（因血液动力学的改变而致脑缺血引起）　嘱患者卧床休息，给予低流量氧气吸入，给予舒适、安静、整洁的环境，避免噪声干扰，保证患者足够的睡眠。

（2）心悸、气促（因心脏排血量不足，使心肌缺血，心率代偿性加快所致）　立即遵医嘱给予积极、有效的治疗措施，协助患者取半坐卧位，增大氧流量并嘱患者不用担心、害怕，安排患者亲属陪伴以缓解其紧张情绪。

4. 病情观察

右心导管介入治疗后的特殊观察要点：①术后使用抗凝药物时应密切观察全身皮肤有无出血点及大小便颜色，有无牙龈出血、鼻衄等情况；②动脉导管未闭封堵术后患者如缺口较大时应观察血小板计数是否急剧下降，如是则应遵医嘱输注血小板制剂；③室间隔缺损封堵术后应严密观察心电示波是否出现房室传导阻滞，如是则遵医嘱进行相应处理。

5. 出院指导

（1）指导患者或家属根据病情建立合理的生活制度和活动量，避免剧烈运动和重体力劳动。

（2）注意预防感冒、肺炎、皮肤外伤等。

（3）依据营养评估情况加强营养、合理调配饮食、增加患者抵抗力。

（4）加强小儿早期教育，促进其心理和智力发育，减少疾病对小儿的影响。

（5）定期随访，术后 1 个月、3 个月、6 个月和 1 年应复查超声心动图，除了解封堵器位置、有无封堵器血栓及心脏结构外，重点应做经胸超声心动图声学造影或对比增强经颅多普勒超声声学造影检查，判断有无右向左分流。

心肌疾病是一组异质性疾病，由不同病因引起心肌病变，导致心脏机械和心电功能障碍，常表现为心脏结构异常、心力衰竭和（或）心律失常。欧洲心脏病学会（ESC）将心肌病定义为非冠心病、高血压病、瓣膜病和先天性心脏病等原因所引起的心肌结构及功能异常。

第一节 · 病毒性心肌炎

一、定义及流行病学

（一）定义

病毒性心肌炎（VMC）是由于病毒（尤其是柯萨奇 B 组）侵犯心脏所引起的，以心肌细胞变性或坏死、间质充血水肿、炎性细胞浸润及纤维渗出为主要病理特征的心脏疾病。

（二）流行病学

病毒性心肌炎的发病率无确切数据，一般估计儿童年发病率小于 1/10 万。同时它可发生在婴幼儿到老年人的各个年龄段，从临床发病情况来看，以儿童和 40 岁以下的成年人居多，35％的患者在 10～30 岁。心肌炎发病无明显性别差异，一般认为男性略高于女性。

二、病理解剖与生理

病毒性心肌炎可导致心肌细胞坏死、变性和肿胀，间质损害为主者可见心肌纤维及血管周围结缔组织炎性细胞浸润，累及瓣膜时可见赘生物，附壁血栓和心包积液。该疾病可由多种病毒引起，柯萨奇 B 组病毒是最为常见的致病原因，占 30％～50％。其过程有两个阶段：

（1）病毒复制期 该阶段是病毒经血液直接侵犯心肌，产生心肌细胞溶解作用。

（2）免疫变态反应期　通过免疫变态反应，主要是 T 细胞免疫损伤致病。

三、临床表现

（一）症状

病毒性心肌炎患者临床表现取决于病变的广泛程度和部位，轻者可无症状。患者常在发病前 1～3 周有上呼吸道或肠道感染史，表现为发热、全身酸痛、咽痛、倦怠、恶心、呕吐、腹泻等症状，然后出现心悸、胸闷、胸痛或心前区隐痛、头晕、呼吸困难、水肿，甚至发生阿-斯综合征；极少数患者出现心力衰竭或心源性休克。

（二）体征

病情轻者通常无心脏增大，重者可出现心脏轻到中度增大。心率增快、与体温升高不成比例，常有心律失常，以房性和室性期前收缩及房室传导阻滞最为多见。第一心音减弱或分裂，心音可呈胎心律样。若同时有心包受累，可闻及心包摩擦音。合并心力衰竭可见肺部湿啰音、颈静脉怒张、肝脏增大和双下肢水肿等。病情严重者可出现心源性休克。

（三）并发症

患者病情急缓不定，病程多呈自限性，但少数呈暴发性导致急性泵衰竭或猝死。有些可进展为扩张型心肌病。

四、治疗原则

休息是病毒性心肌炎急性期的重要治疗措施。心力衰竭的患者按常规心力衰竭治疗，但因心肌病变应用洋地黄药物时需谨慎，从小剂量开始。积极控制心律失常，急性期伴有三度 AVB 的患者需尽早安装临时心脏起搏器预防猝死，三度 AVB 不能恢复者需安装永久心脏起搏器。出现休克时应积极纠正。

第二节·扩张型心肌病

一、定义及流行病学

（一）定义

扩张型心肌病（DCM）是一类以左心室或双心室扩大伴收缩功能障碍为特征的心肌病，常产生充血性心力衰竭，是一种异质性心肌病。

（二）流行病学

我国的发病率为（13～84）/10 万，男性多于女性，且常见于青壮年。25%～50%的扩张型心肌病有基因突变或家族遗传背景，遗传方式主要为常染色体显性遗传。

既往研究数据显示，该病确诊后，5 年生存率约 50%，10 年生存率约 25%。

二、病理解剖与生理

多数扩张型心肌病病因不详，已经明确的病因包括感染、非感染的炎症、中毒、内分泌和代谢紊乱等。随着近年来基因检测的开展，越来越多的扩张型心肌病被确定为遗传。表现为心肌细胞不均匀性肥大、变长，发生空泡变、肌溶解、心肌间质纤维化，细胞核变大，核浓染，且不整齐；肥大的细胞和萎缩的细胞交错复杂，甚至心肌间质纤维化和小的坏死，形成瘢痕；两侧心腔显著扩大，心室壁略微增厚或正常，出现离心性肥大，导致二尖瓣和三尖瓣相对性的关闭不全。

三、临床表现

（一）症状

临床以气促最为常见，并且逐渐加重。由于肺淤血引起咳嗽咳痰，患者常感乏力、心悸。当出现右心衰竭时患者感上腹饱胀、食欲减退。尚可有脑、肾、肺等处的栓塞表现。部分患者可发生晕厥、猝死，多与心律失常有关。

（二）体征

可发现心界扩大，听诊第一心音减弱，常可听见第三或第四心音，心率快时呈奔马律。有时可于心尖部闻及收缩期吹风样杂音（二尖瓣或三尖瓣关闭不全所致）。肺部听诊时两肺底可闻及湿啰音，左心衰竭严重时可闻及满肺湿啰音或伴哮鸣音。右心衰竭时可见颈静脉怒张、下肢或全身水肿、腹水等。

（三）并发症

扩张型心肌病患者的扩大心腔内形成附壁血栓很常见，栓塞是其常见并发症，其他还有充血性心力衰竭、心律失常等。

四、治疗原则

扩张型心肌病的治疗以改善心肌重构为主，减轻心脏负荷为辅。同时需要防治心律失常和心功能不全，有栓塞史的要予以抗凝治疗。对于严重的患者，可以考虑人工心脏辅助装置或者心脏移植，还可以行心脏的再同步治疗。

第三节·肥厚型心肌病

一、定义及流行病学

（一）定义

肥厚型心肌病（HCM）是一种遗传性心肌病，指并非因心脏负荷异常引起的左心室室壁增厚。

（二）流行病学

国外报道成人肥厚型心肌病发病率为 0.02%～0.23%，男性发病率略高于女性。有调查显示我国的患病率为 180/10 万。

二、病理解剖与生理

HCM 是常染色体显性遗传性疾病，60%～70% 为家族性，30%～40% 为散发性，家族性病例和散发病例、儿童病例和成年病例具有同样的致病基因突变。目前已证实，至少 14 个基因突变与肥厚型心肌病的发病有关，其中 10 种是编码肌小节结构蛋白的基因，绝大部分突变位于这些基因。其病理特征为不能以其他原因解释的心室壁增厚，主要累及室间隔和游离壁，常呈非对称性肥厚，伴有心室腔缩小。

根据肥厚部位分型可将肥厚型心肌病分为心尖肥厚、右心室肥厚和孤立性乳头肌肥厚。根据超声心动图检查测定的左心室流出道与主动脉峰值压力阶差（LVOTG），可将肥厚型心肌病患者分为三型。①梗阻性肥厚型心肌病：安静时 LVOTG≥30mmHg（1mmHg=0.133kPa）。②非梗阻性肥厚型心肌病：安静或负荷运动时 LVOTG 均<30mmHg。③隐匿梗阻性肥厚型心肌病：安静时 LVOTG 正常，负荷运动时 LVOTG≥30mmHg。

三、临床表现

（一）症状

临床上 90% 以上的 HCM 患者出现劳力性呼吸困难。三分之一的 HCM 患者出现劳力性胸痛（冠脉造影结果正常），含服硝酸甘油可使症状加重。部分患者在运动时出现晕厥（晕厥与左心室流出道梗阻、室性心律失常有关）。

（二）体征

心尖肥厚型患者多可触及抬举性心尖搏动，可闻及第三心音及第四心音及心尖区相对性二尖瓣关闭不全的收缩期杂音。梗阻性肥厚型心肌病患者胸骨左缘第 3～4 肋间可闻及粗糙的收缩中晚期喷射性杂音（杂音在下蹲、运动、使用 β 受体阻滞剂时减弱，而含服硝酸甘油、做 Valsalva 动作时增强），10% 的患者可伴震颤。

（三）并发症

本病预后差异很大，是青少年运动猝死的最主要原因之一。部分患者出现心衰、房颤和栓塞，少数患者进展为终末期心衰。

四、治疗原则

HCM 的治疗目标为改善症状、减少并发症和预防猝死。治疗方法主要包括药物治疗和手术治疗。对于有症状且存在 LVOTO 患者，治疗目标是使用药物（如 β 受体阻滞剂、非二氢吡啶类钙通道阻滞剂、ACEI、ARB 等）、外科室间隔切除术、酒精消融术或双腔起搏器治疗改善症状；对于有症状无 LVOTO 患者，治疗重点是管理心力衰竭、心律失常和心绞痛；对于药物治疗无效的进展性左心室收缩或舒张功能障碍患者，考虑心脏移植。对于高危患者，除避免剧烈运动和药物治疗外，还应安装植入式心脏复律除颤器预防猝死。对于无症状 HCM 患者，建议每年定期临床评估，进行相应的预防和治疗。

第四节 · 围生期心肌病

一、定义及流行病学

（一）定义

围生期心肌病（PPCM）也称为围产期心肌病，指既往无心脏病病史，在妊娠最后 1 月至产后 5 个月内发生的心肌收缩功能障碍，左心室射血分数低于 45% 为主，并排除其他原因引起的心力衰竭的一种特发性心肌病。

（二）流行病学

国际上认为本病总体发病率约为 1：（300～15000）（妊娠总数）。好发于黑色人种、多胎、多次妊娠、妊娠期高血压、高龄、肥胖、营养不良等孕产妇。

二、病理解剖与生理

PPCM 病因可能有遗传因素、炎症、病毒性心肌炎、异常的免疫应答、血流动力学反应异常、营养不良、催乳素和细胞凋亡、细胞因子、激素功能异常、肾上腺素能增高等。目前认为妊娠相关激素及其分解和代谢异常所导致的系统性血管生成障碍以及个体对这些变化的易感性不同是 PPCM 的主要病理生理机制。

三、临床表现

（一）症状

患者可出现不同程度的呼吸困难：劳力性呼吸困难、端坐呼吸、夜间阵发性呼吸困难等。随病情加重逐渐出现食欲下降、腹胀及下肢水肿等右心功能不全症状。与扩张型心肌病相似。

（二）体征

心浊音界可向两侧扩大。心率增快，可闻及第三心音、奔马律，心尖可闻及因左心室扩大相对性二尖瓣关闭不全引起的收缩期杂音。双肺底细湿啰音，重者呼吸时可闻及哮鸣音。出现右心衰竭时，可见颈静脉怒张、肝大、肝颈反流征阳性、下肢凹陷性水肿。

（三）并发症

随着病情的发展患者可出现心源性休克、心律失常、血栓栓塞、感染性心内膜炎等。

四、治疗原则

2019 年 ESC 的 PPCM 专家共识中提出了 PPCM 急性发病者的药物治疗可以用"BOARD"来概括，即：B—溴隐亭、O—口服抗心衰治疗、A—抗凝药物、R—血管扩张剂和 D—利尿药。目前建议 PPCM 经优化抗心衰治疗后如 LVEF 持续＜35％，可考虑植入式心脏转复除颤起搏器（ICD），以预防室颤。严重左心室功能障碍伴或不伴心源性休克的患者可能需要植入左心室辅助装置（LVAD）以等待心功能恢复或作为心脏移植的过渡。

第五节 · 酒精性心肌病

一、定义及流行病学

（一）定义

酒精性心肌病（ACM）是指长期大量摄入乙醇，并具有典型的扩张型心肌病的血流动力学变化、症状、体征及影像学特点，同时排除其他能导致扩张型心肌病原因的一种慢性心肌病。

（二）流行病学

据报道，全世界约 4％的疾病与乙醇有关，多发生于 30～55 岁的男性，通常有10 年以上过度嗜酒史，男性和女性中分别有 6.3％和 1.1％的死亡与乙醇相关。另有统计表明，ACM 占所有心脏疾病的 3.8％，占非缺血性扩张型心肌病的 21％～36％，由 ACM 导致的心脏性猝死的发生率为 19％。长期饮酒（每天摄入乙醇超过 80g，且饮酒时间在 5 年以上）人群中，ACM 的发病率为 23％～47％，多发平均年龄为50 岁左右，男性约占 86％，且发病率呈逐年升高趋势。由于 ACM 没有确切的诊断标准，有相当一部分潜在的 ACM 患者在终末期会出现心功能下降等临床症状，最终导致心力衰竭，若继续饮酒，4 年内病死率接近 50％。

二、病理解剖与生理

酒精及其代谢产物具有心肌毒性，长期饮酒可致营养障碍，B 族维生素及叶酸

不足造成维生素 B_1 缺乏也是引起心肌病变的重要因素。目前可能的机制还有细胞坏死凋亡、氧化应激、线粒体以及蛋白质损伤等，但临床上以及死亡后并无特征性病理学改变。

三、临床表现

（一）症状

临床表现类似扩张型心肌病，参见本章第二节扩张型心肌病相关内容。

（二）体征

心影普遍增大，心胸比例＞0.55。当心腔有明显扩大时可伴有相对性瓣膜关闭不全性杂音。合并心力衰竭时亦可有颈静脉怒张、肝淤血、下肢水肿及胸腔积液等。

（三）并发症

患者可出现心房颤动、体循环栓塞、心力衰竭等并发症。

四、治疗原则

治疗的关键是早诊断、早戒酒及对症治疗，以延续或逆转病情。合并心衰时使用血管紧张素转换酶抑制剂逆转心室重构（急性心衰时暂时不用）、小剂量洋地黄强心，间断利尿，同时扩血管。有明显心律失常者，可首选地尔硫草或维拉帕米。酒精性心肌病多伴有高脂血症及高铁血红蛋白血症，易致血栓形成，更易猝死。在治疗的同时，积极劝说戒酒戒烟，卧床休息，限制摄水量。

第六节 · 淀粉样变心肌病

一、定义及流行病学

（一）定义

淀粉样变心肌病是由不可溶性淀粉样蛋白沉积于心肌组织间隙导致的，以心室舒张功能不全为主要表现的一种继发性限制型心肌病。

（二）流行病学

本病临床少见，国内暂无权威的流行病学数据统计。

二、病理解剖与生理

淀粉样变性系指组织内积聚大量具糖蛋白性质的纤维物质，其主要蛋白成分为免疫性轻链蛋白（AC）、非免疫性淀粉蛋白（AA）、类降钙素蛋白（AEI）以及老年性淀粉样变的血浆前蛋白（SA）4 种。由于心室僵硬，可致左心室舒张早期充盈速度减慢。

（1）AC 致淀粉样变性　为目前临床最常见的淀粉样变性，多见于原发性、系统性淀粉样变性，系免疫球蛋白降解缺陷或合成缺陷所致。此类淀粉样物质为异常克隆的 β 细胞所分泌；主要累及心脏、胃肠、肌肉和皮肤。此外，肝、脾、肾以及甲状腺亦可受累。

（2）AA 致淀粉样变性　临床称为继发性淀粉样变性，常由结核病、风湿性关节炎、溃疡性结肠炎、慢性化脓性疾患等慢性感染性疾病导致，系由炎性反应之巨噬细胞吞噬血清 AA 蛋白，并使之分解所致。主要累及肾、肝、脾和肾上腺等组织。此外，尚与心房黏液瘤形成有关。

（3）AEI 致淀粉样变性　多见于甲状腺髓样癌。

（4）SA 致淀粉样变性　心脏、胰腺、前列腺和大脑为其主要受累部位，尤好发于老年人，故临床多称为老年性系统性淀粉样变性。

三、临床表现

（一）症状

患者可出现周围性水肿、心悸、气促、直立性低血压等症状。

（二）体征

可发现颈静脉充盈，有库斯莫尔征，舒张期额外心音。一些病例可有二尖瓣关闭不全的心脏杂音。两肺底可闻及湿啰音。大部分患者胸前导联出现病理性 Q 波或过渡区 R 波递增不良。

（三）并发症

心肌组织的淀粉样变可导致心内传导系统受累、缓慢性心律失常、房室传导阻滞，乃至猝死。同时它对肾功能、肺功能、消化能力等方面都会产生影响。会出现不同程度的呼吸道感染、血栓形成和栓塞、心源性肝硬化、消化不良、电解质紊乱等。

四、治疗原则

本病目前缺乏特异性治疗方案，主要是对症支持治疗，如抗心力衰竭、抗心律失常等。肝脏移植手术能防止疾病的进展，并可能逆转淀粉样物质在某些组织中的沉积；但当心肌严重浸润时，肝、心联合移植是惟一可能有效的方法。

第七节 · 心肌病护理诊断及护理要点

一、护理诊断

（1）胸闷、胸痛　与劳力负荷下肥厚的心肌需氧增加和供血供氧下降有关。

（2）活动无耐力　与心肌受损、并发心律失常或心力衰竭有关。

（3）有受伤的危险　与心肌病所致头晕及晕厥有关。

（4）焦虑　与担心疾病预后有关。

（5）知识缺乏　缺乏配合治疗等方面的知识。

（6）潜在并发症　心源性休克、心力衰竭、恶性心律失常等。

二、护理要点

1. 休息与活动

急性期应卧床休息，保证充分的休息和睡眠时间，有利于心功能恢复，防止病情加重或转为慢性病程；限制体力活动直至完全恢复；患者症状消失、各项指标等恢复正常后方可逐渐增加活动量。活动时严密监测心率、心律、血压变化，若活动后出现胸闷、心悸、气促、心律失常时应停止活动。

2. 病情监测

患者出现胸闷、胸痛时，评估疼痛的部位、性质、程度、持续时间、诱因及缓解方式，注意血压、心率、心律及心电图变化。嘱患者立即停止活动，并卧床休息，遵医嘱使用药物治疗（主要是钙通道阻滞剂，不宜用硝酸酯类药物），注意药物不良反应。

3. 饮食护理

指导患者进食营养丰富、易消化的食物，尤其是补充富含维生素 C 的食物，如新鲜蔬菜、水果，以促进心肌代谢与恢复；戒烟酒。

4. 用药护理

伴有心力衰竭使用洋地黄类时，剂量宜偏小，并须严密观察其毒性作用。心肌炎合并休克或高度房室传导阻滞时常使用肾上腺皮质激素，应严密观察其副作用，防止水、钠潴留诱发心力衰竭，注意观察有无应激性溃疡的表现。

5. 发热护理

体温＞37.2℃且＜38.5℃时遵医嘱采用物理降温处理（如温水擦浴、醇浴、冰敷等），体温≥38.5℃时，遵医嘱给予药物降温，注意监测体温变化和患者一般情况，防止降温过快而发生虚脱；降温过程中，应注意更换患者的床单、衣服，防止患者受凉，督促患者多饮水，防止出现低血容量性休克和水电解质紊乱。

6. 潜在并发症的预防和护理

（1）低血压或心源性休克　密切观察是否有低血压或休克的症状及体征。一旦发生给予去枕平卧，抬高头部和下肢 15°～20°。具体内容见第三十一章心源性休克判断与救治。

（2）心力衰竭　密切观察有无心衰症状或体征，参见第十章心力衰竭治疗与护理。

（3）恶性心律失常　重症/暴发性病毒性心肌炎常发生各种心律失常，急性期应严密心电监测直至病情平稳。注意心率、心律、心电图变化，若发生恶性心律失常，应遵医嘱使用抗心律失常药物，准备好抢救仪器及药物，配合急救处理。

7. 心理护理

病毒性心肌炎中青壮年占多数，患病常影响日常生活、学习或工作，调节患者心态，告诉患者体力恢复需要一段时间，不要急于求成，使其能够积极乐观地配合治疗。

8. 健康指导

（1）疾病预防指导　避免剧烈运动、突然屏气或站立、持重、情绪激动、饱餐、寒冷刺激，戒烟酒，防止诱发心绞痛。

（2）饮食指导　病毒性心肌炎应进食高蛋白、高维生素、清淡易消化食物，尤其是补充富含维生素 C 的食物。戒烟酒及刺激性食物。心肌疾病患者一旦发生心力衰竭，饮食方面应注意减少盐的摄入。

（3）活动指导　扩心病一般按心功能分级进行活动；肥厚型心肌病应避免竞技性运动或剧烈的体力活动，避免情绪激动、持重或屏气用力等，减少晕厥和猝死的危险；病毒性心肌炎急性期应限制体力活动直至完全恢复，一般为起病后至少 6 个月。

（4）用药指导　嘱患者遵医嘱服用药物，说明药物的名称、剂量、用法，观察药物疗效及不良反应。

（5）病情监测指导　出院前教会患者及家属测脉搏的方法，发现异常或有胸闷、心悸等不适情况时应及时复诊。

第十四章

心包炎治疗与护理

心包炎是指心包因细菌、病毒、自身免疫、物理、化学等因素而发生急性炎性反应和渗液，以及心包粘连、增厚、缩窄、钙化等慢性病变。临床上主要有急性心包炎和慢性缩窄性心包炎。

第一节·急性心包炎

一、定义及流行病学

（一）定义

急性心包炎是心包膜脏层和壁层的急性炎症性疾病，其病程＜6周。临床上以胸痛、心包摩擦音、心电图改变和心包渗液为特征。

（二）流行病学

在我国及其他经济发达国家，本病80％～90％不能明确原因，推测其中多数为病毒感染。若无法明确原因者，常称为急性非特异性心包炎。另外，10％～20％的患者，由细菌感染、一些全身性疾病、急性心肌梗死、外伤及心脏手术等引起。

二、病理解剖与生理

急性心包炎可由各种原发疾病引起，但大部分病因不明。在发达国家，病毒感染为最常见的致病因素。综合国内文献，过去常见病因为风湿热及结核杆菌等细菌感染，近年来病毒感染、肿瘤及心肌梗死后心包炎发病率增多。患者心包层增厚，伴有不同程度的心包积液及心包内纤维束。

三、临床表现

（一）症状

炎症性心包炎的主要症状是胸痛，与其他急性胸膜性胸痛鉴别的一个重要特点是，其疼痛在取前倾坐位时可减轻。当发生心脏压塞时，表现为呼吸困难、烦躁不安、面色苍白、乏力、发绀、上腹部疼痛、水肿，甚至休克；当压迫食管可出现吞咽困难，压迫气管可出现咳嗽、声音嘶哑。患者还可出现发冷、发热、乏力、心悸、食欲减退、中毒症状、感染征象等全身症状。

（二）体征

心包摩擦音是心包炎的典型体征，呈表浅的搔抓样粗糙刺耳的高频音。当出现急性心脏压塞，主要表现有：颈静脉怒张；动脉压下降，脉压差变小，伴明显心动过速；奇脉。

（三）并发症

急性心包炎的炎症感染累及心包以及血流动力学的改变，主要可导致心包积液和心脏压塞。

四、治疗原则

绝对限制活动，卧床休息，最新指南首次将秋水仙碱作为急性心包炎治疗的Ⅰa类推荐药物，与阿司匹林/NSAIDs一起，均为急性心包炎的一线治疗用药。但对于无法使用NSAID、秋水仙碱或治疗无效的急性心包炎患者，在排除感染或存在自身免疫性疾病等特殊病症后，应考虑使用低剂量糖皮质激素。若患者出现心脏压塞应立即继续心包穿刺或心包切开引流等。

第二节·缩窄性心包炎

一、定义及流行病学

（一）定义

缩窄性心包炎是由于心包慢性炎症所致心包增厚、粘连甚至钙化，使心脏舒张、收缩受限，心功能减退，引起全身血液循环障碍的疾病。

（二）流行病学

目前对该病发病率的人群基础研究资料较少，尚无全面了解本病的发病趋势。

二、病理解剖与生理

缩窄性心包炎继发于急性心包炎，其病因在我国仍以结核性为最常见，其次为化脓性和创伤性心包炎后演变而来。少数与心包肿瘤、急性非特异性心包炎及放射性心包炎等有关。也有部分患者其病因不明。

三、临床表现

（一）症状

患者活动后可明显出现呼吸困难（因肺毛细血管压升高，心排出量下降、腹水致膈肌升高、胸腔积液导致呼吸运动受限等）、食欲缺乏、腹胀、乏力、心悸等临床表现。

（二）体征

颈静脉怒张、肝大、腹水及下肢水肿是最常见的体征。同时心脏视诊见收缩期心尖回缩，舒张早期心尖搏动，触诊有舒张期搏动撞击感，叩诊心浊音界正常或扩大，胸骨左缘 3～4 肋间听到心包叩击音，无杂音。其他体征可见血压低，脉搏快，1/3 出现奇脉，30％合并心房颤动。

（三）并发症

随着病情的发展可出现心包缩窄、心肌萎缩、心源性肝硬化等疾病。

四、治疗原则

内科疗法只能作为减轻患者症状及手术前准备之用，有条件者应尽快施行外科心包剥离术，大部分患者术后症状较前明显改善。对于一过性心包缩窄或由炎症因素导致的新近诊断的心包缩窄，可考虑行 2～3 个月的经验性抗炎治疗；对于渗出-缩窄性心包炎可药物治疗后行心包切除术；对于持续 3～6 个月以上的心包缩窄，且手术高风险者和累及心肌者采用心包切除术联合药物治疗。

第三节 · 心包炎护理诊断及护理要点

一、护理诊断

（1）气体交换受损　与邻近支气管、肺组织受压迫引起肺淤血，肺活量减少有关。

（2）胸痛　与纤维蛋白、白细胞的渗出，造成两层组织粗糙粘连形成机械性的摩擦有关。

（3）体温过高　与心包炎症有关。

（4）体液过多　与渗出-缩窄性心包炎有关。

（5）活动无耐力　与心排血量减少有关。

（6）潜在并发症　急性心脏压塞、心力衰竭等。

二、护理要点

1. 休息与体位

急性期应绝对卧床休息或限制活动，直至症状缓解，呼吸困难明显者采取半卧位或坐位。衣着应宽松，以免妨碍胸廓运动。

2. 病情监测

（1）观察呼吸困难的程度，有无呼吸浅快、发绀，监测血气分析结果。避免受凉，以免发生呼吸道感染而加重呼吸困难。胸闷气急者给予氧气吸入。

（2）胸痛症状严重时，评估疼痛的部位、性质及其变化情况，是否可闻及心包摩擦音，指导患者勿用力咳嗽、深呼吸或突然改变体位，疼痛评分为中重度者根据医嘱给予镇痛药。

3. 饮食护理

做好患者的营养评估，依据评估结果给予高热量、高蛋白、高维生素、易消化食物，限制钠盐摄入，预防便秘，必要时遵医嘱使用缓泻药。

4. 用药护理

遵医嘱给予非甾体类解热镇痛剂，注意观察有无胃肠道反应、出血等不良反应。若疼痛加重，可应用吗啡类药物。应用抗菌药物、抗结核、抗肿瘤等药物治疗时做好相应观察与护理。

5. 潜在并发症的预防与护理

（1）急性心脏压塞　观察患者各项生命体征，如出现面色苍白、心动过速、低血压、脉压变小、脉搏细弱、动脉收缩压下降、呼吸浅快、烦躁不安、发绀等表现，警惕出现心脏压塞。一旦发生，做好心包穿刺引流的配合和护理，具体内容见第二十七章第三节心包穿刺引流、第三十二章急性心脏压塞判断与救治。

（2）心力衰竭　控制输液速度，防止加重心脏负担。一旦发生急性左心衰竭，应做好抢救配合，具体内容见第二十八章急性左心衰竭判断与救治。

6. 健康指导

（1）日常生活指导　出院后强调充分休息、加强营养、增强机体抵抗力。避免受凉，防止呼吸道感染。

（2）饮食指导　进食高热量、高蛋白、高维生素、易消化食物，限制钠盐摄入。

（3）用药指导　坚持足够疗程的药物治疗（如抗结核治疗）的重要性，不可擅自停药、防止复发；注意药物不良反应；定期随访检查肝肾功能。

第十五章 ▶▶ 主动脉疾病治疗与护理

第一节 · 主动脉夹层

一、定义与流行病学

（一）定义

主动脉夹层是指主动脉内膜破裂，血液进入主动脉壁中层而形成的血肿，也可称为主动脉夹层血肿。

（二）流行病学

目前针对主动脉夹层，基于人口学的流行病学研究资料不充分，而且本病发展迅速，早期病死率高，部分患者在就诊前即死亡，也有误诊情况存在，导致确切的真实发病率难以获得。有相关报道显示，我国患者平均年龄为 51 岁，其中男性约占 3/4，尤其好发于高血压和马凡综合征（马方综合征）患者。

二、病理解剖与生理

主动脉壁弹力纤维层和平滑肌的病变，先天性发育不全、弹力纤维稀少、断裂、中层囊性坏死是本病的病理特征。其常见的致病因素为高血压、动脉粥样硬化、马方综合征、主动脉缩窄、主动脉瓣双瓣畸形、妊娠、创伤等，梅毒较为少见。Stanford 分型：根据手术的需要将主动脉夹层分为 A、B 两型。A 型：内膜破裂处可位于升主动脉、主动脉弓或近段降主动脉。夹层动脉瘤的范围累及升主动脉，甚或主动脉弓、降主动脉和腹主动脉。B 型：内膜破裂处常位于近段降主动脉，夹层动脉瘤的范围仅限于降主动脉或延伸入腹主动脉，但不累及升主动脉。

三、临床表现

（一）症状

疼痛性质多为刀割样、针刺样或撕裂样，常持续而难以忍受，吗啡等阿片类镇痛药治疗效果也不理想。部分患者可出现面色苍白、出汗、四肢皮肤湿冷和灌注不良等类似休克症状。

（二）体征

可出现四肢血压差异大。心脏听诊可出现主动脉瓣区舒张期杂音。主动脉夹层出现大量渗出或出血时，若血液进入胸腔，可出现气管右移，左侧呼吸音减弱。并发急性左心衰竭时，双肺可闻及湿啰音。

（三）并发症

患者可出现心脏压塞、急性左心衰竭、严重主动脉瓣关闭不全等，除晕厥外，还可能出现低血压。

四、治疗原则

（一）药物治疗

（1）疼痛严重可给予吗啡类药物镇痛，并镇静、制动，密切注意神经系统、肢体脉搏、心音等变化，监测生命体征、心电图、尿量等，采用鼻导管吸氧，避免输入过多液体以免升高血压及引起肺水肿等并发症。

（2）控制血压和降低心率，联合应用 β 受体阻滞剂和血管扩张剂，以降低血管阻力、血管壁张力和心室收缩力，控制收缩压在 100～120mmHg，心率在 60～75 次/min。

（3）通气，严重血流动力学不稳定患者应立即插管通气，并给予补充血容量。

（二）手术治疗

外科手术是切除内膜撕裂口，防止夹层破裂所致大出血，重建因内膜片或假腔造成的血管阻塞区域的血流。

（1）A 型主动脉夹层　为防止急性 A 型夹层破裂或恶化，应尽早手术治疗，慢性期患者经观察病情变化，也需手术。A 型夹层需在体外循环下进行，手术的关键是找到内膜破口位置，明确夹层远端流出道情况，根据病变不同，采用不同手术方式（升主动脉置换、Bentall 手术、Sun 式手术等）。近几年已有学者尝试腔内治疗 A 型主动脉夹层。

（2）B 型主动脉夹层　血管腔内技术及支架材料不断发展，B 型主动脉夹层更多地使用覆膜支架隔绝，其优点是创伤小、出血少、恢复快，病死率低，尤其适用于高龄及全身情况差无法耐受传统手术者，已成为复杂性 B 型主动脉夹层的标准治疗术式，也适用于部分累及主动脉弓或内脏动脉的夹层病例，与传统开放手术相比降低了围手术期并发症发生率。

第二节·主动脉瘤

一、定义及流行病学

（一）定义

主动脉瘤是由于各种原因造成的主动脉壁局部或弥漫性向外扩张或膨出，逐渐发展呈梭形或囊状的瘤样改变。

（二）流行病学

本病男性多见于女性，老年人好发，发病率为 $1.3\%\sim2.7\%$，近年来有增高趋势。此病凶险，一旦破裂则病死率可高达 $50\%\sim80\%$。

二、病理解剖与生理

主动脉瘤是环境、遗传、生物化学等多因素共同作用的结果。各种病因导致血管壁受损，免疫反应被激活，引起局部炎症细胞浸润、血管平滑肌细胞凋亡、细胞外基质代谢失衡及病理性重构，最终导致动脉中膜受损，动脉壁失去弹性，不能耐受血流冲击逐渐膨大形成动脉瘤。常见病因有退行性变、动脉粥样硬化、动脉中层囊性坏死、梅毒、先天发育、创伤与感染等。

根据部位不同，主动脉瘤可分为：胸主动脉瘤（升主动脉瘤、弓部主动脉瘤和降主动脉瘤）和腹主动脉瘤。

三、临床表现

（一）症状

（1）胸主动脉瘤患者可无症状，一般常见症状有胸痛，胸主动脉瘤压迫食管时出现吞咽困难；压迫气管及支气管可出现咳嗽、呼吸困难；压迫喉返神经引起声嘶。当瘤体破裂，可伴有主动脉瓣关闭不全和左心衰竭。

（2）腹主动脉瘤患者症状为腹痛，多位于脐周和中上腹部。

（二）体征

（1）胸主动脉瘤可在腹部正中偏左触及一韧性包块，搏动明显，在瘤体部可闻及收缩期杂音，如弓部瘤影响主动脉根部，引起主动脉瓣关闭不全，听诊主动脉瓣区可闻及舒张期杂音。如压迫上腔静脉可出现颜面、颈部及上肢水肿。

（2）腹主动脉瘤常表现为腹部震动感，可触及搏动性肿块，有压痛和细震颤。当瘤体压迫髂静脉可引起下肢水肿，压迫一侧输尿管可致肾盂积水及肾功能减退。

（三）并发症

（1）常发生心力衰竭、栓塞、转移性脓肿和感染性动脉瘤等。

（2）主动脉瘤内漏（发生率为 0～44％）、瘤体破裂、血管内膜损伤、血管穿孔或夹层动脉瘤、支架移位、脱节、截瘫（开放手术和腔内治疗最严重的并发症之一）、或偏瘫、感觉异常等为主动脉瘤术后相关并发症。

四、治疗原则

（1）使用药物控制患者的血压及心肌收缩，减轻患者主动脉病变处的层流剪切力损伤。治疗伴随疾病如糖尿病、高脂血症、冠心病及心功能不全等。

（2）根据动脉瘤的部位、大小、增长的速度和患者的一般身体状况采取相应的治疗，如直径 5cm 的大动脉瘤通常采用外科手术或腔内修复术介入治疗。手术治疗包括动脉瘤切除和动脉重建。动脉重建包括动脉裂口修补、动脉补片移植和动脉端端吻合术等。缺损较大时可行人工血管或自体大隐静脉移植术，以自体大隐静脉移植物为最佳。直径在 4～5cm 的动脉瘤，一般需医患共同探讨、比较手术与动脉瘤破裂的风险，最终决定手术方案。

第三节 · 马方综合征

一、定义及流行病学

（一）定义

马方综合征是一种常染色体显性遗传性结缔组织病，具有家族聚集性，又常被称为马凡综合征。该病可影响全身的结缔组织，包括最常见的受损部位眼部、心血管和骨骼肌肉病变，同时还可导致肺部、皮肤和中枢神经系统受累，心血管病变以主动脉瘤和主动脉夹层常见，是马方综合征患者死亡的主要原因。

（二）流行病学

大多数马方综合征患者有家族史，但同时有 15％～30％ 的患者是由于自身突变导致的，这种自发突变率大约是 1/20000。据估计美国大约有 6 万（占人口数的 0.02％）～20 万人患有此病。该病致病基因携带者有一半的概率将其传给下一代。

二、病理解剖与生理

纤维素原是构成微纤丝或弹力纤维的主要成分，广泛分布于人体的主动脉、眼晶状体悬韧带及骨膜。纤维素原异常造成的结缔组织伸展过度，可导致主动脉扩张及晶状体移位；在骨骼缺陷中则通过骨膜间接发挥作用，结缔组织覆盖在骨膜表面，并在正常的生长过程中提供反作用力，当骨膜的弹性增加时，将出现骨骼生长过度。

三、临床表现

（一）症状

可有胸痛、发绀、乏力、呼吸困难等症状。

（二）体征

患者身材高大、蜘蛛指、先天性心血管畸形、晶状体异位。

（三）并发症

（1）心血管并发症　主动脉瘤、主动脉夹层、心脏瓣膜异常。

（2）眼部并发症　晶状体脱位、视网膜脱落或撕裂、早发性青光眼或白内障。

（3）骨骼并发症　马方综合征增加脊柱畸形的风险。

四、治疗原则

目前尚无特效治疗。有人主张应用男性激素及维生素，对胶原的形成和生长可能有利。对先天性心血管病变宜早期手术修复，对心功能不全、心律失常者宜内科治疗。一旦确诊为合并有主动脉瘤或心脏瓣膜关闭不全，则应视情况考虑手术治疗，因为药物是不能去除此病的。由于动脉瘤有破裂出血的危险，心脏瓣膜关闭不全也有致心衰死亡的危险，所以尽管手术有一定风险，专家们还是建议手术治疗。若提示有主动脉夹层动脉瘤破裂者，应及时手术治疗。

第四节 · 主动脉疾病护理诊断及护理要点

一、护理诊断

（1）疼痛　与夹层的发生及手术创伤有关。

（2）活动无耐力　与心排血量减少有关。

（3）体温过高　与感染有关。

（4）睡眠形态紊乱　与疼痛、焦虑、恐惧等有关。

（5）有皮肤完整性受损的危险　与长期绝对卧床有关。

（6）焦虑、恐惧　与缺乏疾病知识及担心预后等有关。

二、护理要点

1. 休息与活动

疾病急性期绝对卧床休息，避免因外伤、剧烈运动或突然用力（如剧烈咳嗽、用力排便等）导致病情加重。卧床期间使用 Braden 压力性损伤评分表及 Caprini 血栓风险评估量表分别评估压力性损伤和 VTE 的风险，筛检出高危风险患者，给予预防措施，降低压力性损伤的发生，同时指导患者床上进行四肢的主动及被动运动，预防下肢静脉血栓。

2. 饮食护理

控制钠盐摄入，多食新鲜水果、蔬菜及富含粗纤维的食物，适量饮水，以保持大便通畅，必要时遵医嘱使用缓泻剂。

3. 胸痛的观察和护理

应注意询问患者胸痛的感受，严密观察胸痛的强度、部位及性质等，动态评估患者疼痛评分，及时发现细微的病情变化。其胸痛的特点是剧烈的胸痛与心电图不相称，症状与体征不相称，胸痛是首发症状，但心电图无心肌缺血等特异性改变；胸痛明显伴烦躁不安时应警惕瘤体继续扩张或向外膜穿破的危险。

4. 循环监测

（1）血压监测　在急性发病时血压会升高，其机制是胸主动脉近端严重狭窄，使心排出血液大部分流向上肢而引起节段性高血压，同时剧烈的胸痛刺激交感神经兴奋也会导致血压反射性升高，维持血压正常可降低血流对血管的冲击，这是预防瘤体破裂的主要环节；密切观察患者的神志、生命体征及尿量（因动脉瘤破裂，常为内出血，患者常出现低血容量的表现）。

（2）心电监测　可及时发现病情变化，采取有效措施防止恶性心律失常的发生。

5. 心理护理

及时评估患者的应激反应和情绪状态，根据心理评估结合性格特征给予患者有效心理疏导，同时保持环境安静，避免焦虑、烦躁引起血压升高，当血压升高时遵医嘱给予镇痛、镇静等对症治疗，重症者可注射吗啡（注意观察疼痛有无减轻、有无呼吸抑制）。

6. 用药护理

术后应用抗凝药物的患者，应密切观察全身皮肤有无出血点及大小便颜色，有无牙龈出血、鼻出血等情况；主动脉夹层患者使用 β 受体阻滞剂时心率维持在 $60 \sim 70$ 次/min，降压时收缩压控制在 $100 \sim 120 mmHg$；主动脉瘤患者禁用抗凝、抗血小板和溶栓药物，血压宜控制在 $140/90 mmHg$ 以下。

7. 健康宣教

出院时指导患者注意充分休息、加强营养、强调坚持长期服药治疗的重要性、避免受凉，防止呼吸道感染，定期门诊随访，出现异常情况随诊；督促患者参与自我血压管理中，提高血压管理的规范率。

第十六章

▶▶ **心脏瓣膜病治疗与护理**

　　心脏瓣膜病是由多种原因引起的心脏瓣膜狭窄或（和）关闭不全所致的心脏疾病。正常情况下，心脏瓣膜开放使血液向前流动，心脏瓣膜关闭则可防止血液反流，从而保证心脏内血流的单向流动。当瓣膜狭窄时，心腔压力负荷增加；瓣膜关闭不全时，心腔容量负荷增加。这些血流动力学改变可导致心房或心室结构改变及功能失常，最终出现心力衰竭、心律失常等临床表现。

　　心脏瓣膜病的常见病因包括炎症、黏液样变性、退行性改变、先天性畸形、缺血性坏死、创伤性等原因，其中风湿炎症导致的瓣膜损害称为风湿性心脏病（RHD），简称风心病。近年来，随着生活及医疗条件的改善，风湿性心脏病的人群患病率正在降低，黏液样变性及老年瓣膜钙化退行性改变所致的心脏瓣膜病日益增多，但在我国瓣膜性心脏病仍以风湿性心脏病最为常见。

第一节·二尖瓣狭窄

一、定义及流行病学

（一）定义

　　二尖瓣狭窄最常见的致病原因是风湿热，多见于急性风湿热后；部分患者无急性风湿热病史，但多有反复链球菌感染所致的上呼吸道感染。由于反复发生的风湿热，早期二尖瓣以瓣膜交界处及其基底部水肿，炎症及赘生物（渗出物）形成为主，后期在愈合过程中由于纤维蛋白的沉积和纤维性变，逐渐形成前后瓣叶交界处粘连、融合，瓣膜增厚、粗糙、硬化、钙化，以及腱索缩短和相互粘连，限制瓣膜活动能力和开放，致瓣口狭窄。

（二）流行病学

　　急性风湿热后形成二尖瓣狭窄估计至少需要 2 年，通常需 5 年以上的时间，多次反复发作的急性风湿热比仅有一次发作出现瓣口狭窄的病理改变要早。多数患者的无症状期为 10 年以上，主要累及 40 岁以下人群，但二尖瓣狭窄一般在 40～50 岁发病，以女性患者居多，约占 2/3。风湿性心脏病患者中二尖瓣受累者约占 70%，二尖瓣合并主动脉瓣病变者占 20%～30%；单纯二尖瓣狭窄者约为 25%。

二、病理解剖与生理

二尖瓣狭窄的血流动力学异常系由于舒张期血流流入左心室受阻。正常成人二尖瓣口面积为 4～6cm^2；缩小至 2cm^2 时为轻度狭窄；小于 1.5cm^2 时为中度狭窄；小于 1cm^2 时为重度狭窄。二尖瓣狭窄主要累及左心房和右心室。其病理生理演变分为 3 个阶段。①左心房代偿期：瓣口面积小于 2cm^2 时，左心房压升高，左心房代偿扩大、肥厚以加强收缩。②左心房失代偿期：瓣口面积小于 1.5cm^2 时，左心房扩大超过代偿极限，导致肺循环淤血。③右心受累期：长期肺循环压力增高，使右心室负荷过重，最终引起右心衰竭。

三、临床表现

（一）症状

患者一般在瓣口面积减少到 1.5cm^2 以下，即中度狭窄时出现临床症状。且根据狭窄程度、代偿功能及活动强度不同，其临床症状有较大区别。

（1）呼吸困难　早期表现为劳力性呼吸困难，是发生较早的最常见的症状，为肺淤血期的主要临床表现；随病程进展，可出现静息时呼吸困难、阵发性夜间呼吸困难甚至端坐呼吸。若受感染、运动、输液过多过快等因素的诱发易导致急性肺水肿。

（2）咳嗽　是肺静脉高压最常见的症状，多在活动时或夜间睡眠时出现。

（3）咯血　二尖瓣狭窄患者，咯血的发生率为 15%～30%，多发生于较严重的瓣膜狭窄病例。

（4）心悸　常因心房颤动或其他心律失常所致。

（5）胸痛　伴重度肺高压的二尖瓣狭窄患者，可出现胸骨后或心前区压迫感或胸部闷痛，应用硝酸甘油无效，手术后胸痛可消失。

（二）体征

二尖瓣狭窄的患者病情严重时常有"二尖瓣面容"，双颧绀红；其典型体征为心尖区可闻及低调的舒张中晚期隆隆样杂音，左侧卧位时心尖部听得最清楚，常可触及舒张期震颤，伴右心衰竭时可出现颈静脉怒张、肝大、下肢水肿等体征。

（三）并发症

（1）心房颤动　为二尖瓣狭窄最常见的心律失常，可为患者就诊的首发病症。

（2）急性肺水肿　为重度二尖瓣狭窄的严重并发症。

（3）血栓栓塞　可为首发症状，约 20% 的患者可发生体循环栓塞，其中 80% 伴房颤。

（4）右心衰竭　为晚期常见并发症。

（5）肺部感染　感染后常诱发或加重心力衰竭。

（6）感染性心内膜炎　较少见，在瓣叶明显钙化或合并房颤时更易发生。

四、治疗原则

（一）内科治疗

（1）预防和治疗风湿活动　可肌内注射长效青霉素、口服抗风湿药物阿司匹林等。特别重要的是预防风湿热复发，一般应坚持至患者 40 岁，甚至终生应用苄星青霉素，每次 20 万 U，每 4 周肌注 1 次。

（2）预防感染性心内膜炎。

（3）避免剧烈体力活动，呼吸困难者应减少体力活动、限制钠盐摄入，口服利尿药减轻肺淤血。

（4）防治并发症　避免心衰的诱因，出现心衰时积极治疗；并发房颤者应服用抗心律失常药物，以控制心室率；使用抗凝治疗预防血栓栓塞，有复律指征者争取恢复窦性心律。

（二）介入治疗

行经皮球囊二尖瓣成形术，为缓解单纯二尖瓣狭窄的首选方法。

（三）手术治疗

（1）二尖瓣分离成形术　适用于年龄不超过 55 岁、NYHA 心功能Ⅱ～Ⅲ级、近半年内无风湿活动或感染性心内膜炎、术前检查心房内无血栓、不伴有或仅有轻度二尖瓣关闭不全或主动脉瓣病变且左心室不大的患者，若合并妊娠而需手术者宜在孕前 6 个月以内进行。

（2）瓣膜置换术　适用于瓣膜严重损害、不宜行分离成形术者。常用机械瓣或生物瓣，机械瓣经久耐用，不致钙化或感染，但须终生抗凝治疗；伴有溃疡病或出血性疾病者忌用。生物瓣不需抗凝治疗，但可能因感染心内膜炎或数年后瓣膜钙化或机械性损伤而失效。

第二节 · 二尖瓣关闭不全

一、定义及流行病学

（一）定义

二尖瓣结构包括瓣叶、瓣环、腱索、乳头肌四部分，正常的二尖瓣功能有赖于此四部分及左心室的结构和功能完整性，其中任何一个或多个部分发生结构异常或功能失调均可导致二尖瓣关闭不全。当左心室收缩时，血液反向流入左心房。二尖瓣关闭不全常与二尖瓣狭窄同时存在，亦可单独存在，分为急性和慢性两种。

（二）流行病学

我国瓣膜性心脏病仍以风湿性心脏病最为常见。风湿性心脏病患者中二尖瓣受累者约占 70%，其中单纯二尖瓣膜关闭不全约占 25%，二尖瓣合并主动脉瓣病变者占 20%～30%。以前认为二尖瓣关闭不全的原因主要为风湿热，近年来研究发现风湿性单纯性二尖瓣关闭不全占全部二尖瓣关闭不全的百分数在逐渐减少，而腱索断裂是非风湿性单纯性二尖瓣关闭不全的主要病因，其次是感染性心内膜炎、二尖瓣黏液样变性、缺血性心脏病等。二尖瓣膜关闭不全主要好发于老年人群和有过心脏基础病史的患者，随着生活方式的改变和人口老龄化进程的加速，老年退行性瓣膜病在我国逐年增加。

二、病理解剖与生理

主要的病理生理变化是左心室每搏喷出的血流一部分反流入左心房，使前向血流减少，同时使左心房负荷和左心室舒张期负荷增加，从而引起一系列血流动力学变化。

（1）急性　突然发生的急性二尖瓣关闭不全，由于瓣膜反流使左心房及左心室的容量负荷骤增，左心室来不及代偿，左心室舒张末压急剧上升；同时严重的反流显著增加了左心房压和肺静脉压，引起急性肺水肿。

（2）慢性　慢性二尖瓣关闭不全使左心室部分血液反流入左心房，早期通过代偿，左心室腔扩大，心排血量可以正常，患者尚无临床症状，但最终左心室因容量负荷过重出现失代偿，由于左心衰竭，心排血量减少，左心房和肺静脉压升高，出现肺淤血症，进一步导致肺动脉高压致右心衰竭。

三、临床表现

（一）症状

（1）急性　轻度二尖瓣反流可有轻微劳力性呼吸困难。严重二尖瓣反流时很快发生急性左心衰竭，甚至出现急性肺水肿、心源性休克。

（2）慢性　轻度二尖瓣关闭不全可以持续终身无症状。严重反流时，由于心排血量减少，可出现心、脑、肾等重要器官的缺血缺氧表现，患者首先出现的突出症状是疲乏无力，晚期出现右心衰竭表现。

（二）体征

心尖区可闻及全收缩期吹风样杂音；第一心音减弱或消失，肺动脉瓣区第二心音增强；重度反流者，心尖部可出现短促舒张期隆隆样杂音（二尖瓣相对狭窄所致）。

（三）并发症

（1）心房颤动　见于 75% 的慢性重度二尖瓣关闭不全患者。

（2）感染性心内膜炎　较二尖瓣狭窄患者多见。

（3）栓塞　较二尖瓣狭窄少见。

（4）心力衰竭　急性者早期出现，而慢性者出现较晚。

（5）二尖瓣脱垂　患者可发生感染性心内膜炎、脑栓塞、心律失常、猝死、腱索断裂、心衰等并发症。

四、治疗原则

（一）内科治疗

（1）急性　主要是降低肺静脉压，增加心排血量及病因治疗。内科治疗一般为术前过渡措施，可静脉滴注硝普钠降低心脏前、后负荷，减轻肺淤血，减少反流，增加心排血量；病情稳定后可行外科手术治疗。

（2）慢性　内科治疗主要是病因和对症治疗，积极预防和处理并发症。

（二）手术治疗

手术治疗是治疗二尖瓣关闭不全的根本措施，应在左心室功能发生不可逆损害之前进行。手术方法有二尖瓣修复成形术和二尖瓣置换术。

（1）二尖瓣修复成形术　能最大限度地保存天然瓣膜。适应证为：①二尖瓣松弛所致的脱垂；②腱索过长或断裂；③风湿性二尖瓣病变局限，前叶柔软无皱缩且腱索虽有纤维化或钙化但无挛缩；④感染性心内膜炎二尖瓣赘生物或穿孔病变局限，前叶无或仅轻微损害。

（2）二尖瓣置换术　应用于二尖瓣严重损害、不宜施行二尖瓣修复成形术者。

第三节 · 主动脉瓣狭窄

一、定义及流行病学

（一）定义

主动脉瓣狭窄是指多原因引起的主动脉瓣开放受限，病因有三种，即先天性病变、退行性病变和炎症性病变。最常见病因为风湿性心脏病，以风湿性炎症导致瓣膜交界处粘连融合，瓣叶纤维化、僵硬、钙化和挛缩畸形致使瓣口狭窄为主。单纯性风湿性主动脉狭窄非常少见，常合并主动脉瓣关闭不全和二尖瓣病变。

（二）流行病学

单纯性主动脉瓣狭窄多为先天性或退行性病变，极少数为炎症性，且男性多见。目前，与年龄相关的退行性主动脉瓣狭窄已成为成人最常见的主动脉瓣狭窄的原因。

据估计，约有 2% 的 65 岁以上老年人患有此病，超过 85 岁者则达 4%。随着人类寿命的延长和老年人口的增加，主动脉瓣疾病的发病率有升高趋势。

二、病理解剖与生理

正常成人主动脉瓣口面积 $3\sim4cm^2$。当瓣口面积 $\leqslant1cm^2$ 时，左心室收缩压明显升高，跨瓣压差显著。左心室对慢性主动脉狭窄所致的压力负荷增加的主要代偿是通过进行性室壁向心性肥厚来平衡，以维持正常收缩期室壁压力和左心室的排血量。最终随着室壁压力不断增高，出现失代偿，造成心肌缺血和纤维化而导致左心室功能衰竭。

三、临床表现

（一）症状

主动脉瓣狭窄患者，无症状期长，直至瓣口面积 $\leqslant1cm^2$ 时才出现临床症状，呼吸困难、心绞痛和晕厥是典型的主动脉瓣狭窄的常见三联征。

（1）呼吸困难　劳力性呼吸困难为晚期患者常见的首发症状，见于 95% 有症状的患者。随着病情发展，可出现阵发性夜间呼吸困难、端坐呼吸乃至急性肺水肿。

（2）心绞痛　常在运动后发生，休息及含服硝酸甘油可缓解，主要因心肌缺血所致，合并有冠心病的患者更易发生。

（3）晕厥　见于 15%～30% 有症状的患者，部分仅表现为黑矇，可为首发症状。晕厥多与劳累有关，发生于劳力当时，少数在休息时发生。

此外个别患者可出现急性左心衰竭，甚至猝死。

（二）体征

主动脉瓣区可闻及粗糙而响亮的收缩期喷射性杂音，向颈部、胸骨左下缘及心尖区传导伴收缩期震颤；主动脉瓣区第二心音减弱或消失；晚期收缩压、脉压均降低。

（三）并发症

（1）心律失常　10% 患者可发生房颤，可导致左心房压升高和心排出量明显减少，临床症状迅速恶化，可致严重低血压、晕厥或肺水肿。主动脉瓣钙化累及传导系统可致房室传导阻滞，左心室肥厚、心内膜下心肌缺血或冠状动脉栓塞可致室性心律失常。

（2）心脏性猝死　无症状者发生猝死少见，多发生于先前有症状者。

（3）充血性心力衰竭　发生左心衰竭后自然病程缩短，若不行手术治疗，50% 的患者于 2 年内死亡。

（4）感染性心内膜炎　不常见。

（5）体循环栓塞　少见，多见于钙化性主动脉瓣狭窄者。

（6）胃肠道出血　部分患者有胃肠道血管发育不良，可合并胃肠道出血。多见于老年的瓣膜钙化患者，出血多为隐匿和慢性。人工瓣膜置换术后出血可停止。

四、治疗原则

（一）内科治疗

主要目的是确定狭窄程度，观察狭窄进展情况，为有手术指征的患者选择合适的手术时间。治疗措施为：①预防感染性心内膜炎；风湿性心脏病患者应该预防风湿热。②无症状者无需治疗，应定期随访。无症状的轻度狭窄患者一般为 2 年 1 次，体力活动不受限制；中、重度狭窄患者应避免剧烈体力活动，6～12 个月复查 1 次，进行动态观察。一旦出现症状，即需手术治疗。③对症治疗：出现心绞痛时可试用硝酸酯类药物；如有频发房性期前收缩，应予抗心律失常药物，预防心房颤动；心力衰竭者应限制钠盐摄入，可用洋地黄类药物和慎用利尿药。

（二）介入治疗

对高龄、心衰和手术高危患者，可进行经皮球囊主动脉瓣成形术。

（三）外科治疗

凡出现临床症状者，均应考虑手术治疗。若不做主动脉瓣置换，3 年病死率可达 75%。主动脉瓣置换后，存活率接近正常。

（1）主动脉瓣交接分离术　可有效改善血流动力学，手术病死率 2%，但 10～20 年后可继发瓣膜钙化和再狭窄，需再次手术，适用于儿童或青少年。

（2）瓣膜置换术　为治疗成人主动脉瓣狭窄的主要方法，合并冠脉病变时宜同时实施冠脉旁路移植术。

第四节 · 主动脉瓣关闭不全

一、定义及流行病学

（一）定义

主动脉瓣关闭不全主要由主动脉瓣膜本身病变、主动脉根部疾病所致，根据发病情况可分为急性和慢性两类。急性主动脉瓣关闭不全见于感染性心内膜炎致主动脉瓣瓣膜穿孔或瓣周脓肿、创伤、主动脉夹层以及人工瓣撕裂；慢性者见于主动脉瓣疾病（风湿性心脏病、感染性心内膜炎、先天性畸形、主动脉瓣黏液样变性等）及引起主动脉根部扩张的疾病。约 2/3 主动脉关闭不全由风湿性心脏病所致，多合并主动脉狭窄和二尖瓣病变。

（二）流行病学

目前国内只有少数单中心关于瓣膜性心脏病的临床研究，尚缺乏大规模流行病学调查结果。

二、病理解剖与生理

由于主动脉瓣关闭不全，舒张期血流从主动脉反流入左心室，使左心室容量负荷急剧增加。左心室舒张压急剧上升后导致左心房压增高和肺淤血，甚至肺水肿。失代偿的晚期，心室收缩功能降低，发生左心衰竭。此外，由于主动脉舒张压低，可引起外周动脉供血不足，导致主要脏器灌注不足而出现相应的临床表现。

三、临床表现

（一）症状

（1）慢性主动脉瓣关闭不全 早期可无症状，或仅有心悸、头部动脉搏动感。其晚期症状的产生主要与左心室充盈压的上升有关，表现为左心衰竭的症状，包括呼吸困难、端坐呼吸等。若有效心排血量降低，患者的主要症状为疲劳、乏力、体位性头晕，重度主动脉瓣反流可引起晕厥甚至猝死。

（2）急性主动脉瓣关闭不全 主要与反流的严重程度有关，轻者可无症状，重者可有胸痛，左心功能不全的症状。

（二）体征

胸骨左缘第3、4肋间可闻及舒张期高调叹气样舒张期杂音，向心尖部传导，坐位前倾和深吸气时易听到；严重主动脉瓣关闭不全患者可出现周围血管征：随心脏搏动的点头征、脉压差增大，水冲脉、股动脉枪击音及毛细血管搏动征；心尖搏动向下移位，搏动弥散且有力。

（三）并发症

常见的有感染性心内膜炎和室性心律失常。心力衰竭在急性者中出现早，慢性者于晚期出现。

四、治疗原则

（一）急性

急性主动脉瓣关闭不全的危险性比慢性主动脉瓣关闭不全高得多，因此应及时考虑外科治疗。内科治疗一般为术前准备过渡措施，包括吸氧、镇静、静脉应用多巴胺或多巴酚丁胺，或硝普钠、呋塞米等。人工瓣膜置换术或主动脉瓣修复术为治疗急性主动脉瓣关闭不全的根本措施。

（二）慢性

（1）内科治疗 ①预防治疗感染性心内膜炎和风湿热。②病因治疗，如梅毒性主动脉炎应予青霉素治疗。③对症治疗：如抗心衰、抗心律失常治疗等。

（2）外科治疗　慢性主动脉瓣关闭不全患者若无症状，且左心室功能正常，可不需手术，但要定期随访。中度以上的主动脉瓣反流，易导致左心室扩大，心律失常，即使心功能正常，也应该尽早手术。人工瓣膜置换术为严重主动脉瓣关闭不全的主要治疗方法。

第五节 · 心脏瓣膜病护理诊断及护理要点

一、护理诊断

（1）活动无耐力　与瓣膜功能障碍、氧的供需失调有关。

（2）焦虑　与病情反复及担心疾病预后有关。

（3）知识缺乏　与患者及家属对相关疾病不了解有关。

（4）有感染的风险　与患者机体抵抗力降低有关。

（5）潜在并发症　心力衰竭、栓塞等。

二、护理要点

1. 休息与活动

风湿热患者必须卧床休息，出现呼吸困难时，给予半坐卧位；长期卧床者，尤其是水肿患者，要定时协助翻身，预防压力性损伤的发生。对关节肿痛者，可采取热敷、按摩、理疗等方法来改善关节局部的血液循环，减轻疼痛。与患者一同设计每天能完成的活动，如患者活动感觉疲倦时予以适当的协助，必要时在活动中给予氧气吸入。同时，限制探视，以保证患者有充足的睡眠。

2. 饮食护理

可对患者进行营养评估，根据评估结果对其进行早期干预以改善临床结局，如以少量多餐为原则，建议多摄取清淡、高蛋白、高维生素、易消化的食物来维持营养，以对抗发热和感染。鼓励患者多喝水，预防发热导致脱水，如患者有充血性心衰的征象时，应限制水分和钠盐的摄取。

3. 体温管理

发热多汗者应及时更衣，防止受凉，预防呼吸道感染。体温过高（＞39℃）时给予物理降温或遵医嘱给予药物降温。当患者发生充血性心力衰竭，护理内容参见第十章心力衰竭治疗与护理。

4. 用药护理

（1）服用抗凝药物时，应指导患者服药时间、剂量应准确，服药期间避免外伤，观察是否有出血倾向比如牙龈、鼻腔黏膜出血、月经过多等，避免使用影响抗凝治疗的药物和食物，定期抽血检查凝血指标等。

（2）服用激素类药物时应向患者讲明服药的目的，并要求其按医嘱定时、定量服药，不可随意加量、减量或突然停药，同时注意观察患者有无血压升高、血糖升高、溃疡生成、感染、情绪或行为变化等情况发生。

（3）长期服用地高辛的患者，应严格按医嘱服药，并注意药物的副作用，坚持自我监测，建立记录表，记录脉率、血压等。

5. 心理护理

心脏瓣膜病大多数为慢性疾病，病情反复发作，患者及家属承受沉重的经济负担和心理压力，因而易产生焦虑、恐惧、消极等不良情绪。护士定期评估患者心理问题，采取针对性措施。如鼓励患者根据自己的爱好听广播、看电视和病友聊天等转移注意力。

6. 康复指导

对瓣膜置换术的患者实施规范有效的综合性呼吸功能训练（包括腹式呼吸、缩唇呼吸、吹气球等），能促进患者肺功能早期康复，从而降低肺部并发症的发生率。

7. 健康宣教

（1）注意防寒保暖，防止受凉受湿，应尽可能改善潮湿、寒冷的居住环境，保持室内空气流通、温暖、阳光充足，注意积极防治急性扁桃体炎、咽喉炎等溶血性链球菌感染，以防风湿热发作或复发。

（2）鼓励患者坚持适度的体育锻炼，逐渐加大活动量。

（3）嘱咐患者在接受牙科治疗及各种侵袭性检查或治疗时，应告知医生目前正服用抗凝剂，并说明曾患风湿性心脏病，应预防性使用抗炎治疗，并注意休息，以防感染性心内膜炎的发生。

（4）育龄妇女应积极避孕，或在医生指导下控制好孕娩时机。

（5）告知患者如出现明显乏力、腹胀、纳差、下肢水肿、胸痛、胸闷、心悸、发热、呼吸困难等症状时应立即就医，无症状者每6～12个月复查一次。

第十七章

感染性心内膜炎治疗与护理

一、定义及流行病学

（一）定义

感染性心内膜炎（IE）为心脏内膜表面的微生物感染，一般因细菌、真菌或其他微生物（如病毒、立克次体等）循血行途径直接感染心脏瓣膜、心室壁内膜或邻近大动脉内膜，伴赘生物形成。赘生物为大小不等、形状不一的血小板和纤维素团块，内含大量微生物和少量炎症细胞。瓣膜为最常受累部位，也可发生在间隔缺损部位、腱索或心壁内膜。而动静脉瘘、动脉瘘（如动脉导管未闭）或主动脉缩窄处的感染虽属动脉内膜炎，但临床与病理均类似于感染性心内膜炎。无结构性心脏病者发生感染性心内膜炎近几年呈上升趋势，可能与静脉药物滥用及经血管的有创操作，如永久起搏器或植入式心脏转复除颤起搏器（ICD）电极植入增加有关。

根据病程，IE可分为急性和亚急性。急性IE特征：①中毒症状明显；②病程进展迅速，数天至数周引起瓣膜破坏；③感染迁移多见；④病原体主要为金黄色葡萄球菌。亚急性IE特征：①中毒症状轻；②病程数周至数个月；③感染迁移少见；④病原体以草绿色链球菌多见，其次为肠球菌。根据获得途径，可分为卫生保健相关性、社区获得性、文身、静脉药物滥用等。根据瓣膜材质又可分为自体瓣膜心内膜炎和人工瓣膜心内膜炎。

（二）流行病学

IE患病率在我国尚缺乏确切的流行病学数据，各国资料存在差异，欧洲为每年（3～10）/10万，随着年龄升高，70～80岁老年人为每年14.5/10万，男女之比大于等于2：1，主要病因尤以年轻人风湿性瓣膜病转为多种原因，最常见细菌类型由链球菌转变为葡萄球菌。美国则以葡萄球菌感染增长率最高。我国从病例报告来看，链球菌和葡糖球菌感染居最前列。本病除由耐药革兰阴性杆菌和真菌所致者外，大多数可通过抗生素治愈。预后不良因素中以心力衰竭最为严重。

年龄偏大；人工瓣膜植入者；心内膜已有损害、心脏结构异常，有风湿性心脏病或先天性心脏病；因受损的心脏内膜及心脏瓣膜易将微生物滞留下来；自身免疫系统受损的患者，如红斑狼疮患者；以及刚接受心脏手术、留置有导管的患者，均属于感染性心内膜炎的高危人群。尽管近年来早期诊断和外科手术治疗的趋势有所增加，但近 20 年的 IE 相关 1 年病死率并没有明显改善。现在医源性 IE 占全部病例的 25％。心脏式植入电子装置（CIED）或经导管主动脉瓣置换术（TAVR）相关的 IE 发病正在增加，这类治疗带来了独特的临床挑战。

二、病理解剖与生理

1. 心内感染和局部扩散

（1）赘生物呈小疣状结节或菜花状、息肉样，小可不足 1mm，大可阻塞瓣口。赘生物导致瓣叶破损、穿孔或腱索断裂，引起瓣膜关闭不全。

（2）感染的局部扩散产生瓣环或心肌脓肿、传导组织破坏、乳头肌断裂或室间隔穿孔和化脓性心包炎。

2. 赘生物碎片脱落致栓塞

（1）动脉栓塞导致组织器官梗死，偶可形成脓肿。

（2）脓毒性栓子栓塞动脉血管壁的滋养血管引起动脉管壁坏死，或栓塞动脉管腔，细菌直接破坏动脉壁。

上述两种情况均可形成细菌性动脉瘤。

3. 血源性播散

菌血症持续存在，在心外的机体其他部位播种化脓性病灶，形成迁移性脓肿。

4. 免疫系统激活

持续性菌血症刺激细胞和体液介导的免疫系统，引起：①脾大；②肾小球肾炎（循环中免疫复合物沉积于肾小球基底膜）；③关节炎、心包炎和微血管炎（可引起皮肤、黏膜体征和心肌炎）。

三、临床表现

从短暂性菌血症的发生至症状出现之间的时间间隔长短不一，多在 2 周以内，但不少患者无明确的细菌进入途径可寻。

（一）症状

1. 发热

发热是感染性心内膜炎最常见的症状，除有些老年或心、肾衰竭重症患者外，几乎均有发热。亚急性者起病隐匿，可有全身不适、乏力、食欲缺乏和体重减轻等非特异性症状。可有弛张热，一般＜39℃，午后和晚上高，部分患者热型不典型，常见头痛、背痛和肌肉关节痛。急性者呈爆发性败血症过程，有高热、寒战。突发心力衰竭者较为常见。

2. 动脉栓塞

赘生物引起动脉栓塞占 20％～40％，尸检检出的亚临床型栓塞更多。栓塞可发生在机体的任何部位，脑、心脏、脾、肾、肠系膜和四肢为临床所见的体循环动脉栓塞部位。脑栓塞的发生率为 15％～20％。在有左向右分流的先天性心血管病或右心内膜炎时，肺循环栓塞常见。如三尖瓣赘生物脱落引起肺栓塞，可突然出现咳嗽、呼吸困难、咯血或胸痛。肺梗死可发展为肺坏死、空洞，甚至脓气胸。

3. 感染的非特异性症状

（1）脾大　占 10％～40％，病程＞6 周患者多见，急性者少见。

（2）贫血　较为常见，尤其多见于亚急性者，有苍白无力和多汗。多为轻、中度贫血，晚期患者有重度贫血。

（二）体征

1. 心脏杂音

高达 85％的患者可闻及心脏杂音，可由基础心脏病和（或）心内膜炎导致瓣膜损害所致。急性者要比亚急性者更易出现杂音强度和性质的变化，或出现新的杂音。瓣膜损害所致的新的或增强的杂音主要为关闭不全的杂音，尤以主动脉瓣关闭不全多见。

2. 周围体征

多为非特异性，近年已不多见，包括：①瘀点，可出现于任何部位，以锁骨以上皮肤、口腔黏膜和睑结膜常见，病程长者较多见；②指和趾甲下线状出血；③Roth 斑，为视网膜的卵圆形出血斑，其中心呈白色，多见于亚急性感染；④Osler 结节，为指和趾垫出现的豌豆大的红或紫色痛性结节，较常见于亚急性者；⑤Janeway 损害，为手掌和足底处直径 1～4mm 的无痛性出血红斑，主要见于急性患者。引起这些周围体征的原因可能是微血管炎或微栓塞。

（三）并发症

1. 心脏

（1）心力衰竭　为常见的并发症，主要由瓣膜关闭不全所致，主动脉瓣受损者最常发生（75％），其次为二尖瓣（50％）和三尖瓣（19％）；瓣膜穿孔或腱索断裂导致急性瓣膜关闭不全时可诱发急性左心衰竭。

（2）心肌脓肿　常见于急性患者，可发生于心脏任何部位，以瓣周组织特别是在主动脉瓣环多见，可致房室和室内传导阻滞，心肌脓肿偶可穿破导致化脓性心包炎。

（3）急性心肌梗死　大多由冠状动脉细菌栓塞引起，以主动脉瓣感染时多见，少见原因为冠状动脉细菌性动脉瘤。有时细菌栓塞造成的心肌梗死植入冠状动脉支架也可导致支架术后的感染。

（4）化脓性心包炎　不多见，主要发生于急性患者。

（5）心肌炎。

2. 细菌性动脉瘤

占 3%～5%，多见于亚急性者。受累动脉依次为近端主动脉（包括主动脉窦）、脑、内脏和四肢动脉，一般见于病程晚期，多无症状。发生于周围血管时易诊断，可扪及搏动性肿块；如发生在脑、肠系膜动脉或其他深部组织的动脉时，往往直至动脉瘤破裂出血时方可确诊。

3. 迁移性脓肿

多见于急性患者，亚急性者少见，多发生于肝、脾、骨髓和神经系统。

4. 神经系统

无症状的神经系统事件更常见。15%～30%患者有神经系统受累的表现：①脑栓塞占其中的 1/2，大脑中动脉及其分支最常受累；②脑细菌性动脉瘤，除非破裂出血，多无症状；③脑出血，由脑栓塞或细菌性动脉瘤破裂所致；④中毒性脑病，可有脑膜刺激征；⑤脑脓肿；⑥化脓性脑膜炎，不常见。后三种情况主要见急性患者，尤其是金黄色葡萄球菌性心内膜炎。

5. 肾脏

大多数患者有肾损害，包括：①肾动脉栓塞和肾梗死，多见于急性患者；②免疫复合物所致局灶性和弥漫性肾小球肾炎（后者可致肾衰竭），常见于亚急性患者；③肾脓肿不多见。

四、治疗原则

积极抗感染，同时加强支持疗法。在内科治疗的基础上和治疗条件保证下，对必要手术的病例及时及早地进行手术，效果比单纯内科治疗或延误手术时机的结局好。手术适应证为：自体瓣膜心内膜炎的患者，持续菌血症、外周血管栓塞、脑栓塞、感染的瓣周扩散及进行性的肾功能衰竭等患者。

五、护理诊断及护理要点

（一）护理诊断

（1）体温过高　与感染有关。

（2）营养失调（低于机体需要量）　与长期发热导致机体消耗过多有关。

（3）知识缺乏　与患者及家属对相关疾病不了解有关。

（4）潜在并发症　心力衰竭、栓塞、心律失常等。

（二）护理要点

1. 休息

嘱患者安静卧床休息，保持舒适体位。对超声心动图证实有赘生物者，应绝对卧床休息，避免过度紧张和激动，以免栓子脱落造成栓塞。尽量减少探视，以免影响患者休息，防止院内感染。

2. 饮食护理

鼓励患者进高热量、高维生素、高蛋白、易消化的食物。给患者补充足够的热量和水分，间断补充新鲜血/血浆、白蛋白、丙种球蛋白等，增强机体免疫功能。增加饮食中含粗纤维的食物，如蔬菜和水果等保持大便通畅；伴心功能不全者应给予低盐饮食，并限制饮水量。

3. 体温管理

（1）定时（4～6h）监测体温，观察体温的动态变化并准确绘制体温曲线，配合医生选择血培养采血的最好时机（寒战或体温正在升高时），以提高血培养阳性率。

（2）体温>39℃时，予物理降温如温水擦浴等，并做好口腔护理，以增加食欲和预防继发感染。

（3）体温下降过程中，出汗较多，应及时为患者更换衣服和床单；严格记录出入水量，保证液体补充的同时，避免液体进入过多过快而引起肺水肿。

4. 预防栓塞

患者不宜过度活动，以免因剧烈运动引起心脏内栓子脱落而导致栓塞。同时应密切观察瞳孔、神志、肢体活动及皮肤温度等，动态评估血栓风险，有异常及早报告医生并协助处理。当患者突然出现胸痛、气急、发绀和咯血等症状，要考虑肺栓塞的可能；出现腰痛、血尿等要考虑肾栓塞的可能；出现神志和精神改变、失语、吞咽困难、肢体功能障碍、瞳孔大小不对称，甚至抽搐或昏迷征象时，警惕脑血管栓塞的可能；出现肢体突发剧烈疼痛、局部皮肤温度下降、动脉搏动减弱或消失要考虑外周动脉栓塞的可能。

5. 用药护理

严格按医嘱按时、按量准确给予抗生素治疗。抗生素宜在 30～60min 内滴完，间隔时间为 2～3 个半衰期。抗生素疗程要足，至少连用 4～8 周，直至体温正常后 1 周，血培养阴性后逐渐停药，以免复发。注意观察抗生素治疗的效果，包括体温、外周血象的变化以及感染中毒症状等；并观察抗生素的毒副作用，尤其是长期应用对肝、肾及中枢神经系统毒性较强的抗生素（如氨基糖苷类、两性霉素 B 等）。

6. 心理护理

予心理评估，做好安抚工作和日常生活指导，使患者树立战胜疾病的信心。同时告诫患者切忌情绪激动，以免心动过速，心脏收缩过度，促使赘生物脱落。

7. 健康宣教

（1）保持口腔清洁，防止感染。嘱患者饭前、饭后漱口，可用生理盐水含漱。施行口腔手术，如拔牙、扁桃体摘除术或其他侵入性检查和手术前，告诉医生自己有心内膜炎病史。

（2）注意防寒保暖，避免感冒；避免剧烈运动和重体力活，可适当锻炼身体，增强抵抗力；教会患者自我监测体温变化。

（3）宜进高蛋白、高热量、高维生素、易消化食物，禁烟、酒和刺激性强的食物。

（4）保持大便通畅，必要时用缓泻剂，以免排便时用力屏气而致栓子脱落引起栓塞。

（5）如出现腰部不适、腰痛、胸痛或咯血、头痛、意识障碍、偏瘫或肢体突然疼痛加剧等情况时，应及时到医院就诊。

第十八章 ▶▶ 神经官能症治疗与护理

一、定义及流行病学

（一）定义

神经官能症是旧称，现在统一为神经症，是一组精神障碍的总称，包括神经衰弱、强迫症、焦虑症、恐怖症、躯体形式障碍等，患者深感痛苦且妨碍心理功能或社会功能，但没有任何可证实的器质性病理基础。病程大多持续迁延或呈发作性。心血管神经官能症是以心血管疾病的有关症状为主要表现的临床综合征，检查多无器质性病变，又称为神经性血循环衰弱症、焦虑性神经官能症。此病虽然不影响人的寿命，但病情严重者可长期处于病理状况，而不能正常生活和工作。器质性心脏病和功能性心脏病可能同时存在于同一患者身上，即存在所谓"共病"现象。

（二）流行病学

国外流行病学数据显示其发病率在 20％～30％，国内相关数据显示其发病率在 15％～20％。女性多于男性，尤其是比较忧郁的女性；此外，在青年或中年人当中也比较常见，尤其是内向、工作紧张的人，患者的年龄一般在 20～40 岁。

具体的病因还不清楚，可能与个人的体质、神经、行为、外周环境、遗传等因素有关。一般来说，患者的性格本身比较忧郁、焦虑、忧愁，当精神上受到刺激或工作紧张时，往往不能使自己很好地适应环境的改变，结果发病或使症状加重。很多患者的家人中有同样的疾病或其他类型的神经官能症。

二、病理解剖与生理

患者神经类型常为弱型，较抑郁和焦虑、忧愁，不能很好地适应环境的改变。精神、环境等的刺激可引起各种生理改变，主要表现为交感神经活性增加和肾上腺糖皮质激素分泌增多。临床研究还显示本症患者做运动、心理学试验和疼痛刺激有异常反应，如运动时最大氧耗量较正常人为低和动静脉血氧含量差降低，以及毛细血管血流减慢、血乳酸盐增多等。心脏神经官能症或者焦虑、抑郁症状存在，可升高血压、诱发房颤、停搏、室早、室速等严重心律失常。

三、临床表现

（一）症状

（1）心悸　患者自己感觉心脏搏动不正常，心脏跳动增强，有心悸感，有时觉得心脏突然跳一下，紧接着出现短暂的心悸。检查时发现有心跳过快，心尖处跳动强而有力。

（2）呼吸困难　患者总是感觉吸入空气不够用，或者觉得胸口憋闷，因而需作深呼吸或者是像长叹气一样的呼吸。由于呼吸深度和次数增加，所以时间长了容易发生换气过度而引起呼吸性碱中毒，如眩晕、四肢麻木、抽搐等。

（3）心前区疼痛　常为心尖区及左乳房下区刺痛或刀割样痛，有时是胸闷、隐痛，疼痛时间可长可短，有时只有几秒，有时长达几个小时，疼痛与是否做体力活动没有关系，而且大多数是在安静时发生，有时在工作紧张、情绪激动后可持续数天或更长。

（4）自主神经功能紊乱症状　多汗、手足发冷、两手震颤、上腹发胀、腹痛、尿频、大便次数增多或便秘等。

（5）其他症状　疲倦、失眠、睡眠不深或多梦，低热、食欲缺乏、头晕、头痛、肌肉痛等。

（二）体征

主要有心动过速，偶有过早搏动、心尖冲动较强有力、心尖或胸骨左缘有轻微收缩期杂音。有时，可出现高动力循环状态征象，如心率增快、心音增强、胸骨左缘喷射性杂音、动脉收缩压轻度升高、舒张压偏低、脉压增大，有时甚至可有水冲脉、动脉枪击音、毛细血管搏动。心脏 X 线检查无异常，心电图可示窦性心动过速、房性或室性过早搏动和非特异性 ST 段改变及 T 波变化。

（三）并发症

很多临床证据已经证实，心脏神经官能症或者焦虑、抑郁症状存在，可升高血压、诱发房颤、停搏、室早、室速等严重心律失常，后果严重，不可轻视。

四、治疗原则

由于患者有症状而体征较少，以及不能找到器质性心脏病的证据，故本症以心理治疗为主。必要时给予药物治疗，如镇静剂；对有心率增快或高动力循环状态症状者，给予β受体阻滞剂。

五、护理诊断及护理要点

（一）护理诊断

（1）焦虑　与人体出现的焦虑症和精神压力较大有关。

（2）舒适度的改变　与交感神经活性增加和肾上腺糖皮质激素分泌增多有关。

（二）护理要点

1. 心理护理

严重的神经官能症可导致患者情绪及社会功能降低，依从性下降、体质下降、免疫功能受损，加剧原有疾病治疗难度，甚至诱发新的疾病，如癌症、心肌梗死、高血压，严重的导致自杀，预后不良。定期对患者进行心理评估，根据评估结果予以心理护理，配合医生，耐心向患者解释，以减轻患者顾虑。必要时给予心理咨询，解除思想障碍，予双心治疗。

2. 避免诱因

调整心态，合理安排作息时间，适量进行文娱及体育活动等。与家属一起设法寻找可能的诱发因素，并予以解除。

3. 疾病护理

（1）过度换气患者可指导腹式呼吸松弛疗法减轻症状。

（2）对于合并高血压、高血脂等心血管危险因素而无明确器质性病变者，积极进行危险因素干预。

4. 药物护理

抑郁患者使用 5-羟色胺再摄取抑制剂对心血管系统副作用较小，安全性较高，但起效一般 2 周开始，故失眠严重患者，应酌情使用咪达唑仑等药物。

一、定义及流行病学

（一）定义

肺动脉高压（PAH）是由多种已知或未知原因引起的肺动脉异常升高的一种病理生理状态，血流动力学诊断标准为：在海平面、静息状态下，右心导管测量平均肺动脉压（mPAP）≥25mmHg。依据病理表现、血流动力学特征以及临床诊治策略将肺动脉高压分为五大类：动脉性肺动脉高压、左心疾病所致肺动脉高压、缺氧和（或）肺部疾病引起的肺动脉高压、慢性血栓栓塞性肺动脉高压以及多种机制和（或）不明机制引起的肺动脉高压。肺动脉高压的严重程度应根据症状、6min步行距离、心指数、脑钠肽前体水平、心脏彩超、血流动力学等进行综合分析，可根据静息状态下 mPAP 水平分为轻（26～35mmHg）、中（36～45mmHg）、重（>45mmHg）三度。

特发性肺动脉高压（IPAH）是一种不明原因的肺动脉高压，过去被称为原发性肺动脉高压。病理上主要表现为"致丛性肺动脉病"，即由动脉中层肥厚、向心或偏心性内膜增生即丛状损害和坏死性动脉炎等构成的疾病。本章重点讲述特发性肺动脉高压。

（二）流行病学

特发性肺动脉高压可发生于任何年龄，儿童期发病率无明显差异，青春期后男女发病率之比为 1∶1.7，多见于育龄妇女，20～40 岁为特发性肺动脉高压发病高峰期。欧洲资料显示成年人肺动脉高压的患病率最低估计为 15/100 万人，发病率最低估计为 2.4（100 万人·年），IPAH 的患病率最低估计为 5.9/100 万人。美国国立卫生院第一次注册研究数据显示 IPAH 的平均患病年龄为 36 岁，近年来老年人更多地被诊断为 PAH，最近的研究统计其平均年龄为 50～65 岁，目前我国尚无发病率的确切统计资料。一些研究资料表明，IPAH 与家族性肺动脉高压患者的 1 年、3 年、5 年的生存率分别为 68%、38.9%、20.8%，接受肺动脉高压靶向药物，患者 1 年、3 年、5 年的生存率分别为 84.1%、73.7%、70.6%。目前，肺动脉高压仍然是一种无法治愈且病死率较高的疾病，但近十余年来随着靶向药物的应用，患者的生活质量和生存率得到显著改善。

二、病理解剖与生理

特发性肺动脉高压迄今病因不明，目前认为其发病与遗传因素、自身免疫及肺血管内皮、平滑肌功能障碍等因素有关。

（1）遗传因素　11%～40%的散发 IPAH 存在骨形成蛋白受体 2（BMPR2）基因变异。

（2）免疫与炎症反应　免疫调节作用可能参与 IPAH 的病理过程。有 29% 的 IPAH 患者抗核抗体水平明显升高，但却缺乏结缔组织疾病的特异性抗体。IPAH 患者丛状病变内可见巨噬细胞、T 淋巴细胞和 B 淋巴细胞浸润，提示炎症细胞参与了 IPAH 的发生与发展。

（3）肺血管内皮功能障碍　肺血管收缩和舒张由肺血管内皮分泌的收缩和舒张因子共同调控，前者主要为血栓素 A_2（TXA_2）和内皮素-1（ET-1），后者主要是前列环素和一氧化氮（NO）。由于上述因子表达的不平衡，导致肺血管平滑肌收缩，从而引起肺动脉高压。

（4）血管壁平滑肌细胞钾通道缺陷　可见血管平滑肌增生肥大，电压依赖性钾（K^+）通过功能缺陷，K^+ 外流减少，细胞膜处于除极状态，使 Ca^{2+} 进入细胞内，从而导致血管收缩。

三、临床表现

（一）症状

IPAH 的症状缺乏特异性，早期通常无症状，仅在剧烈活动时感到不适；随着肺动脉压力的升高，可逐渐出现全身症状。

（1）呼吸困难　是最常见的症状，多为首发症状，主要表现为活动后呼吸困难，进行性加重，以致在静息状态下即感呼吸困难，与心排出量减少、肺通气/血流比例失衡等因素有关。

（2）胸痛　由于右心后负荷增加、耗氧量增多及冠状动脉供血量减少等引起心肌缺血所致，常于活动或情绪激动时发生。

（3）头晕或晕厥　由于心排出量减少，脑组织供血突然减少所致。常在活动时出现，有时休息时也可发生。

（4）咯血　通常为小量咯血，有时也可出现大咯血而致死亡。

（5）其他症状　包括疲乏、无力，往往容易被忽视。10% 的患者出现雷诺现象，增粗的肺动脉压迫喉返神经可引起声音嘶哑（Ortner 综合征）。

（二）体征

IPAH 的体征均与肺动脉高压和右心室负荷增加有关，患者可出现外周性水肿、腹水和胸腔积液等体征。

（三）并发症

可出现右心衰竭、肺部感染、肺栓塞、猝死等并发症。

四、治疗原则

近年来，随着对肺动脉高压发病机制认识的不断深入以及大量新型药物的研发，使得 PAH 的治疗进入了多元化时代，以干预 PAH 病理生理过程为目标的内科治疗，不仅使 PAH 患者临床症状得到控制，同时有效地延长了患者生存期，改变了既往单纯使用扩血管药降低肺动脉压的局面。早发现、早治疗是肺动脉高压管理的关键。治疗策略包括：①初始治疗及支持治疗；②急性血管反应试验阳性患者给予高剂量钙通道阻滞剂治疗，急性血管反应试验阴性患者给予靶向药物治疗；③对于治疗反应不佳的患者，联合药物治疗及肺移植。

治疗时根据心功能分级和急性血管反应试验制定阶梯治疗方案。急性血管反应试验阳性者，可给予口服钙通道阻滞剂、吸氧、抗凝、改善功能等一般治疗。血管反应试验阴性者，除了一般治疗外，按照功能分级分别治疗。心功能Ⅱ级可给予内皮素受体拮抗剂如波生坦或安立生坦，或磷酸二酯酶 5-抑制剂如西地那非治疗；心功能Ⅲ级给予内皮素受体拮抗剂、磷酸二酯酶 5-抑制剂或前列环素及其类似物治疗；心功能Ⅳ级应长期静脉应用前列环素及其类似物或内皮素受体拮抗剂、磷酸二酯酶 5-抑制剂，必要时予以联合治疗。如病情没有改善或恶化，行外科手术治疗：①经皮球囊房间隔造口术，作为肺移植治疗前的过渡治疗；②肺移植和心肺联合移植，其 5 年生存率为 40%～50%。

五、护理诊断及护理要点

（一）护理诊断

（1）疼痛　与心肌缺血引起的心绞痛发作有关。

（2）活动无耐力　与心排出量减少、呼吸困难有关。

（3）有跌倒的危险　与脑缺氧所致的晕厥有关。

（4）焦虑　与疾病预后和相关知识缺乏有关。

（5）潜在并发症　肺源性心脏病、右心衰竭、猝死等。

（二）护理要点

1. 维持患者正常的呼吸功能

（1）病情观察　注意观察患者呼吸频率、节律、呼吸方式、发绀情况，监测患者的血气情况，特别是血氧饱和度、氧分压、二氧化碳分压（因肺动脉高压患者呼吸频率增加，易发生过度换气，使二氧化碳分压下降，发生呼吸性碱中毒）。

（2）改善缺氧状况　协助患者采取半卧位，持续吸氧（因氧疗可提高血氧饱和度，纠正低氧血症，改善胸闷、憋气、呼吸困难等症状）。指导有效的呼吸，控制呼吸频率，深吸气缓呼气，必要时改用面罩吸氧，保持血氧饱和度90％以上。

（3）满足患者生活需要　经常巡视患者，减少不必要的活动，保持排便通畅，减少机体耗氧量。

（4）治疗和护理集中进行　减少患者搬运，外出检查时使用轮椅或平车，备好充足氧气，必要时专人陪同，途中注意生命体征变化。

（5）危重患者给予心电监测　监测患者心率、心律，如有异常给予对症处理，并备好急救物品。

2. 预防晕厥

（1）晚期肺动脉高压患者不同程度地伴有右心功能改变，活动耐力降低，轻微活动即可出现气促及喘憋症状，所以指导患者进行适量的体力活动，一般活动强度以患者能够耐受为限，以免加重病情。

（2）肺动脉高压患者应用血管扩张剂时由于药物作用可出现直立性低血压，易发生晕厥，特别是在服药后1～2h最易发生。所以应嘱患者在服药2h内卧床休息，服药2h后起床时要先坐床上几分钟，无任何不适感觉再缓慢下床活动，必要时加用床档。服药前后注意监测患者血压。

（3）肺动脉高压患者通常血压均偏低，嘱患者活动要适量，减少弯腰程度，避免长期站立，尽量坐位休息，及时发现晕厥先兆，如头痛、头晕、面色苍白、出汗。一旦出现眩晕、黑矇，应立即采用坐位或卧位休息。

3. 预防窒息

备好吸引器、止血药物，如垂体后叶素、氨甲苯酸、维生素 K 等。咯血时注意患者体位，以半坐位头偏向一侧为宜。

4. 心理护理

做好患者及家属心理疏导，加强相关卫生知识的宣传教育，增强患者战胜疾病的信心。

第三篇
▶▶
诊疗技术

第二十章 ▶▶ 冠状动脉介入治疗与护理

冠状动脉介入治疗指通过微创操作将导管沿外周动脉，包括桡动脉、股动脉等送入主动脉根部。导管到达冠状动脉后进行疾病的诊断或治疗，包括冠状动脉造影检查、冠状动脉球囊扩张、冠状动脉支架植入、冠状动脉内旋磨术/旋切术以及特殊检查，如光学相干断层显像检查、血管内超声检查、冠状动脉血流储备分数测定等，均属于冠状动脉介入治疗。

第一节·冠状动脉造影检查

冠状动脉造影（CAG）是冠状动脉粥样硬化性心脏病临床诊断的一种方法，提供冠状动脉病变的部位、性质、程度、范围、侧支循环状况等的准确资料，为最佳治疗方案和判断预后提供依据，是临床诊断冠心病的"金标准"。

一、适应证

（1）药物治疗效果不佳，可能要行血运重建的心绞痛患者。
（2）心绞痛症状不严重，其他检查提示多支血管病变、左主干病变的患者。
（3）不稳定型心绞痛。
（4）诊断不明确，需行冠状动脉造影明确诊断者。
（5）难以解释的心力衰竭或室性心律失常。
（6）拟进行其他较大手术而疑似有冠心病。

二、禁忌证

CAG 应用非常广泛，一般无绝对禁忌证。相对禁忌证有：
（1）不明原因的发热、未控制的感染。
（2）严重的自身或医源性凝血功能障碍。
（3）严重贫血。

（4）血红蛋白小于 80g/L。

（5）严重的电解质紊乱。

（6）严重的活动性出血。

（7）未控制的高血压。

（8）洋地黄中毒。

（9）脑卒中急性期。

（10）急性肾功能衰竭或失代偿性心力衰竭。

三、操作流程简介

（1）消毒范围为双侧腹股沟区皮肤和肘关节及整个手掌。

（2）穿刺部位可选择桡动脉、股动脉、肱动脉等，最常选择部位为右侧桡动脉。在此，以右手桡动脉穿刺为例。

（3）桡动脉穿刺前需进行 Allen 试验，确认同侧尺动脉通畅后，方可穿刺。

（4）局麻后进行穿刺，穿刺点在腕横纹近端 2～3cm 处，穿刺成功可见动脉血射出，后经穿刺针送导引导丝至桡动脉，退出穿刺针后送入动脉鞘管。

（5）沿导引导丝送入造影管，将合适造影管送至升主动脉，撤出导丝，排出空气后接三通管，连接自动测压装置，测量和记录动脉压，即造影导管顶端的动脉压力，在造影的全过程中需密切关注。

（6）分别将造影管由升主动脉送入左冠状动脉和右冠状动脉开口处，推注造影剂，选择不同 X 线投照角度进行冠状动脉的显影，确定冠状动脉血管狭窄程度。

（7）造影结束后，拔出导管及鞘管。压迫穿刺点，止血后加压包扎。

四、护理要点

（一）术前护理要点

（1）完善相关检查，如实验室检查、胸部 X 线、超声心动图等，注意患者血电解质、凝血功能、肾功能等有无异常。

（2）确保患者术前抗凝药物足量。

（3）必要时遵医嘱予术前口服水化或静脉水化。

（4）向患者及家属介绍 CAG 的方法，解除患者思想顾虑和精神紧张，必要时治疗前晚遵医嘱口服镇静剂，保证充足的睡眠。

（5）无需禁食，可进食米饭、面条等，进食不宜过饱，不宜喝牛奶、吃海鲜和油腻食物，以免术后卧床出现腹胀或腹泻。

（6）一般于左上肢使用外周静脉留置针建立静脉通道，去除患者义齿及身上所有饰品，必要时备皮，训练患者进行床上排便。

（7）检查两侧足背动脉搏动情况并标记，便于术前、术后对照观察。

（8）行 Allen 试验，即同时按压桡、尺动脉，嘱患者连续伸屈五指至掌面苍白时松开尺侧，如 10s 内掌面颜色恢复正常，提示尺动脉功能良好，可行桡动脉介入治疗。

（二）术后护理要点

（1）与导管室工作人员进行交接 交接内容：①患者神志、精神、生命体征、手术伤口、术肢活动、肢端血运情况及受压皮肤状况等；②交接病历和手术交接单等并签字；③交接患者术中情况和术后注意事项。

（2）根据 CAG 的结果和医嘱给予心电监测和生命体征监测。

（3）随时听取患者不适主诉，定时查看穿刺部位敷料是否干燥无渗血，穿刺处皮肤有无血肿。不同穿刺部位的观察与护理：包括经桡动脉穿刺和经股动脉穿刺。

① 经桡动脉穿刺者：观察肢端皮温、颜色的变化及有无知觉；包扎处有无渗血、包扎处近远端有无肿胀，必要时与对侧肢体进行对比，发现肿胀、渗血应及时加压包扎；一般间隔 2h 予逐步释放包扎伤口压力；腕关节避免过度弯曲、伸展或负重。可进行六步手指操运动，减少指端肿胀的发生。即握、伸、数、爬、压、弹，详见图 20-1。

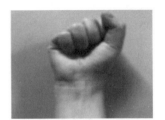
(a) 握：五指伸展，掌心向上，然后握拳

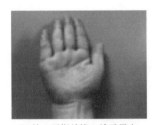
(b) 伸：五指并拢，然后尽力伸开五指

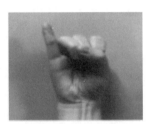
(c) 数：五指伸展，再依次弯曲五指

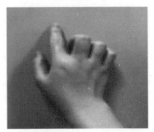
(d) 爬：手掌向上，在床面上或平面上做爬行动作

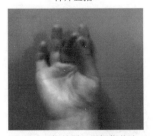
(e) 压：五指伸展，用拇指依次按压其余四指

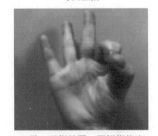
(f) 弹：五指伸展，用拇指依次弹其余四指

图 20-1 六步手指操示意

② 经股动脉穿刺者：股动脉穿刺处需用重 1kg 沙袋压迫 4~6h，术肢制动 6~8h，密切观察肢端皮温、颜色、足背动脉搏动以及穿刺部位有无渗血、血肿等情况。病情允许情况下，12h 后可下床活动。术侧肢体避免过度弯曲或负重，避免形成血肿及假性动脉瘤。患者因肢体制动，有发生 VTE 的可能，术后可采用 Caprini 血栓风险评估量表评估是否有 DVT 的风险，对于中、重度风险者，制动肢体需进行踝泵运动，预防深静脉血栓的形成。每小时运动 10min，具体操作流程如图 20-2 所示。

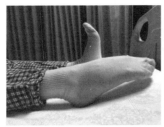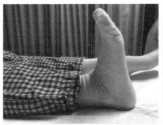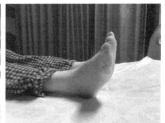

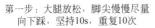

第一步：大腿放松，脚尖慢慢尽量　　　第二步：脚尖尽量向上勾，坚持　　　第三步：足部的旋转运动，以踝
向下踩，坚持10s，重复10次　　　　　10s，重复10次　　　　　　　　关节为中心，按照顺时针和逆时
　　　　　　　　　　　　　　　　　　　　　　　　　　　　　　　　针的方向进行旋转，重复10次

图 20-2　踝泵运动示意

（4）病情允许的情况下，鼓励患者多饮水，一般为 6～8h 内 1000～2000mL，以便排出体内的造影剂。观察患者的尿量，以术后 6h 内尿量＞800mL 为宜。指导患者合理饮食，少食多餐，避免过饱；保持大便通畅；卧床期间加强生活护理，满足患者生活需要。

（5）密切观察治疗后的负性效应，必要时配合医生及时采取有效措施。

（三）负性效应的观察与护理

1. 猝死

猝死是 CAG 最严重的并发症，发生率小于 0.1%。原因可能为：①高龄；②心功能差，左心室射血分数（LVEF）＜35%；③左主干病变、严重的三支血管病变，造成大面积急性心肌梗死或心室颤动。严重的造影导管损伤左主干或前降支开口，造成动脉夹层或急性闭塞而引起死亡等。

护理措施：①加强对高危患者的病情观察，必要时上心电监护；②严密观察心电图和血压变化，同时备好利多卡因、阿托品、多巴胺等抢救药物和除颤器、临时起搏导管等治疗设备；③保持静脉输液通道通畅，必要时通过加速补液，增加灌注压，改善循环。

2. 心律失常

CAG 过程中心律失常很常见，发生率 0～12%。多为一过性，一般不产生严重的后果，但部分心律失常会产生血流动力学异常，需积极处理。

（1）快速性心律失常　包括室性早搏、室速、房扑（颤）和室扑（颤）。原因可能为：①手术应激反应；②术中导管刺激导致迷走神经兴奋；③造影剂注入时间过长、剂量过大；④造影剂排空不畅；⑤基础心脏病等。

护理措施：①严密监测血压和心律；②如发生室颤，立即配合医生，给予 200J 电除颤；③发生室性早搏、室速，协助医生撤出导管后消失，不会产生严重后果；④发生房扑（颤），若无血流动力学异常，遵医嘱静脉给予西地兰、β受体阻滞剂或普罗帕酮以控制心室率，若血流动力学异常，应立即予 100～200J 同步电复律。

（2）缓慢性心律失常　多为房室传导阻滞、心室停搏。可能原因为：①造影剂过敏或注入造影剂过多、时间过长；②造影剂排空延迟或导管插入过深，阻塞窦房结。

护理措施：①出现心动过缓，嘱患者用力反复咳嗽，加速造影剂的排空，常能恢复窦性心律；②必要时遵医嘱静脉推注阿托品 0.5~1mg 或安置临时起搏器；③对临床情况不稳定或术前常规检查高度提示冠脉病变严重的患者，医生会于造影前预先安置临时起搏器，以防术中出现缓慢性心律失常。

3. 栓塞

（1）脑栓塞　脑栓塞发生率为 0.07%，可能的原因为：①肝素盐水冲洗不充分、导管操作不当致使动脉粥样斑块脱落或气泡进入颈动脉导致栓塞；②左心室造影时，猪尾导管进入过深或高压注射造影剂，使心腔内原有附壁血栓脱落而发生栓塞。

护理措施：①予心电监测，密切关注患者生命体征、瞳孔、神志的变化；②配合医生进行相关检查确诊；③确诊为脑栓塞后遵医嘱使用扩血管药或溶栓药物。

（2）肺栓塞　肺栓塞常发生于 CAG 术后 24~48h，解除加压包扎后首次下床活动的患者。临床表现：突发胸闷、心悸、气短、头晕，甚至晕厥、猝死，伴有血压下降、心率增快、发绀等，心电图有明显变化。可能的原因为：原有深静脉血栓及局部加压包扎过紧影响静脉回流，新发血栓，在解除包扎下地活动后，血栓脱落导致肺栓塞。

护理措施：①遵医嘱予高流量吸氧、心电监测，急抽血查 D-二聚体、血常规、BNP、心肌酶、肌钙蛋白等；②协助医生做床旁彩超；③确诊后若没有禁忌可协助医生进行溶栓治疗。

（3）冠脉栓塞　冠脉栓塞发生率较高，一般在 2%~10%。与冠脉痉挛、血管内膜撕裂以及斑块脱落等因素有关。

护理措施：①手术过程中，协助医生进行抗凝、抗血小板治疗；②注意观察患者是否出现口腔黏膜出血、牙龈出血或皮肤出血等症状；③密切观察患者生命体征的变化和胸闷、胸痛等症状；④出现急性冠脉栓塞，协助医生立刻予支架植入术。

4. 血管并发症

（1）出血、血肿　动脉穿刺部位出血及血液进入周围组织间隙形成的局部血肿是 CAG 最常见的并发症。其原因有：①反复穿刺或刺入周围小动脉分支和毛细血管网，引起局部渗血；②术后压迫止血困难，如穿刺点在腹股沟韧带以上；③抗凝过度；④股动脉穿刺者，术后过早活动下肢；⑤高龄患者，因凝血机制差、血管脆性大、皮下组织疏松、合并其他基础疾病等因素，极易形成皮下血肿、瘀斑；⑥高血压患者，因血管张力大、针孔愈合不良，引起局部渗血、甚至血肿。

护理措施：①治疗前向患者讲解治疗后制动和预防血管并发症的重要性；股动脉穿刺者，术肢需制动 6~8h，之后可左右轻微旋转，12h 后方可下床活动；②正确压迫止血，适当抗凝，如有出血应及时协助医生重新加压包扎；③高龄患者术前由于精神紧张、休息较差，术后常处于睡眠状态或意识不清，个别老年患者意志力薄弱，不易坚持制动，应特别注意术后护理。

（2）假性动脉瘤　经皮穿刺形成动脉壁裂口，血液通过动脉壁裂口进入血管周围组织并形成一个或多个腔隙，收缩期动脉血经动脉壁裂口进入瘤腔，舒张期血流又回流到动脉内的一种病理现象。主要表现为局部疼痛、波动性肿块、血管杂音、贫血、患肢无力等。假性动脉瘤最常发生于股动脉，发生率为 $0.05\% \sim 6.25\%$。与穿刺部位过低及压迫止血不当、动脉导管及鞘管的型号过大、反复穿刺及球囊导管回抽不充分导致动脉创口扩大、治疗后过早活动等因素有关。

护理措施：①取平卧，协助医生持续用手或机械压迫 30min 或更长时间，有效指标是血管杂音消失。若超声复查假腔未消失，可重复压迫；②协助医生行超声引导下按压修复；③经无创性方法治疗失败或合并感染时，可行外科手术干预。

（3）动-静脉瘘　穿刺针同时穿透动、静脉并在两者之间形成一个通道，使动脉血经通道进入静脉形成动-静脉瘘。发生率为 $0.15\% \sim 0.87\%$，常发生于股动脉、股静脉及其分支。穿刺区往往有包块、疼痛、连续性吹风样血管杂音和震颤。与穿刺部位过低、压迫止血不当（和）或多次行血管穿刺等因素有关。

护理措施：处理同假性动脉瘤。

5. 低血压

低血压一般与患者精神过度紧张、导管插入过深或者检查中出血较多等因素有关。

护理措施：①予心理护理，治疗前了解患者血压情况，向患者讲解检查的具体实施方法以及注意事项；②必要时，遵医嘱予药物镇静；③检查中严密观察患者血压、心电图的变化，备好升压药；④检查后，若患者未出现恶心的症状，可尽早进食进水，保持静脉通路通畅。

6. 血管迷走神经反射

血管迷走神经反射一般发生于拔除动脉鞘管时，临床症状主要是头晕、胸闷、大汗和呕吐等，严重者出现血压下降、心率减慢等症状。

护理措施：①拔管前消除患者紧张、焦虑情绪，必须时可遵医嘱予药物镇静；②医生拔鞘管后应密切关注患者心率、血压的变化；③一旦发生心率减慢，可遵医嘱静脉推注阿托品 $0.5 \sim 1$mg；④血压低者，可遵医嘱给予多巴胺，同时快速补液，补充血容量。

7. 造影剂肾损害

造影剂肾损害是 CAG 后较为常见的潜在并发症。部分患者表现为一过性尿检异常，如尿酶升高、尿渗透压下降，真正发展到明显肾功能损害需要行肾透析者不到 1%，约 5% 的患者出现可逆性肾损害。

护理措施：①检查前检测患者的尿素氮、肌酐，若有严重肾功能损害，原则上不宜行 CAG；②检查后要注意观察患者尿量，补液量应在 1500mL 以上，并嘱患者多饮水，加速造影剂的排泄。

8. 变态反应（过敏反应）

主要为造影剂引起的过敏反应，约占 1%。临床常表现为轻度的感觉异常、皮疹、红斑、荨麻疹、瘙痒等，严重者可出现过敏性休克。

护理措施：①保持呼吸道通畅、吸氧；②皮肤过敏者遵医嘱使用地塞米松；③哮喘或喉头水肿者应遵医嘱使用地塞米松、肾上腺素、氨茶碱，必要时协助气管切开；④过敏性休克者抗休克治疗。

五、报告解读

冠状动脉造影报告是重要的医学文件，它关系到冠心病的诊断、进一步治疗方案的确定以及患者预后的评估。主要内容包括：冠状动脉优势分布类型、解剖结构、血管受累、病变程度及冠脉血流等。

（1）正常冠状动脉的解剖　冠状动脉主要分为左、右冠脉，分别起源于升主动脉的左冠窦和右冠窦。左冠状动脉发出至主分支前的血管段称为左主干，左主干向左并略向前下行分成左回旋支和左前降支。右冠状动脉依次分出窦房结动脉、右圆锥支、锐缘支、右心房动脉、左心室后侧支及后降支。具体内容见第二章心血管系统解剖与生理。

（2）冠状动脉常用缩写　①左冠状动脉（LCA）；②左主干（LM）；③左前降支（LAD）；④对角支（D）；⑤间隔支（S）；⑥左回旋支（LCX）；⑦钝缘支（OM）；⑧右冠状动脉（RCA）；⑨后降支（PD）；⑩左心室后支（PL）；⑪右圆锥动脉（RCB）；⑫锐缘支（AMB）。

（3）冠状动脉血流（TIMI 血流）分级法　TIMI 血流分级是指在 CAG 的过程中，通过冠状动脉血管远端造影剂显示的情况，判断血管的灌注状态。TIMI 血流分级为 4 级，详见表 20-1。

表 20-1　TIMI 血流分级

TIMI 血流分级	判断标准
0 级	无血流灌注,闭塞血管远端无血流
I 级	造影剂部分通过,冠状动脉狭窄远端不能完全充盈
II 级	冠状动脉狭窄远端可完全充盈,但显影慢,造影剂消除也慢
III 级	冠状动脉远端造影剂完全而且迅速充盈和消除,同正常冠状动脉血流

（4）冠状动脉血管病变的理解　冠脉血管病变部位、病变程度是 CAG 报告反映的主要内容。CAG 反映的血管病变类型主要有狭窄、钙化、溃疡、动脉扩张、夹层、血栓、冠脉畸形、冠脉侧支循环等，狭窄是临床最常见的冠脉血管病变类型。狭窄的本意是用来代表病变程度，通常>50%的直径狭窄可引起在运动中的血流下降，>85%的直径狭窄可引起休息时的血流下降。如果 1 条血管中有数个程度相同的狭窄，则对血流产生累加影响。例如在 LAD 只有一个 50%的狭窄一般无临

床意义，但如果有两个以上的 50% 狭窄，其临床意义应与 90% 的狭窄相同。在 1 条血管中有数个程度不同的狭窄，应以最重的狭窄为准。

（5）冠状动脉分布类型的理解　可从冠脉造影报告中了解患者冠脉的分型，不同类型的冠脉具有不同分布特点。CAG 可根据其在心脏后壁区的分布大小分为三型：右优势型、左优势型和均衡型。右优势型较多见，它指右冠状动脉除发出后降支外，还分布于左心室后壁的一部分或全部，此类型约占 70%。左优势型是后降支发自左回旋支，分布左心室后壁的一部分，此型较少见，约占 5%，但此型如有冠状动脉粥样硬化阻塞，后果严重。均衡型是指左缘冠状动脉的分布区域不超过后纵沟，此型约占 18%。

第二节·冠状动脉介入术

一、经皮冠状动脉腔内血管成形术

经皮冠状动脉腔内血管成形术（PTCA）是指在冠脉造影后，结合 CAG 的结果，将球囊植入冠状动脉内，有效扩张 CAG 显示的狭窄端血管，缓解狭窄，改善患者因心肌缺血导致心绞痛症状的介入治疗。临床上主要的球囊包括切割球囊、双导丝聚力球囊、药物洗脱球囊三大类。

（一）适应证

（1）冠状动脉不完全狭窄，狭窄程度在 75% 以上。

（2）冠状动脉单支或多支孤立、向心性、局限性、长度<15mm 的无钙化病变。

（3）有临床症状的 PTCA 术后再狭窄。

（4）新近发生的单支冠状动脉完全阻塞。

（5）冠状动脉旁路移植血管再狭窄病变。

（二）禁忌证

（1）冠状动脉僵硬或钙化、偏心性狭窄。

（2）慢性完全阻塞性伴严重钙化的病变。

（3）多支广泛性弥散性病变。

（4）冠状动脉病变狭窄程度≤50% 或仅有痉挛者。

（5）无侧支循环保护的左主干病变。

（三）操作流程简介

（1）冠状动脉造影。

（2）通过冠状动脉造影确定病变血管。

（3）将球囊沿着指引导丝送入病变血管位置。

（4）球囊达到预定位置后，使用压力泵为球囊加压。

（5）再次行冠状动脉造影，观察病变扩张后的效果。

（6）效果满意后，退出球囊导管及导引钢丝。伤口加压包扎。

二、冠状动脉支架植入术

冠状动脉支架植入术（PCI）是指在经球囊导管扩张狭窄的冠状动脉的基础上，将金属支架永久植入冠状动脉病变处，达到血流通畅的目的。支架植入可有效解除冠状动脉狭窄，从而缓解冠心病患者的临床症状，提高生活质量。临床常用的支架类型包括金属支架、药物涂层支架、生物可吸收支架等。

（一）适应证

（1）慢性稳定型心绞痛。

（2）非 ST 段抬高型急性冠脉综合征。

（3）急性 ST 段抬高型心肌梗死。

（二）禁忌证

（1）凝血功能障碍，术后不能服用阿司匹林等抗血小板药物者。

（2）穿刺部位有感染，不能进行穿刺，穿刺有可能导致菌血症的发生。

（3）急性消化道出血，或者是合并溃疡的消化道出血。

（4）范围较大的脑梗死急性期。

（三）操作流程简介

（1）冠状动脉造影，确定病变部位。

（2）通过导引导丝建立输送系统，将支架送达到预定位置后，使用压力泵加压使支架充分扩张。

（3）再行冠状动脉造影，明确支架位置、膨胀情况及远端血流。

（4）撤出球囊和导丝，拔出鞘管，伤口加压包扎。详见图 20-3。

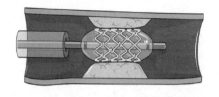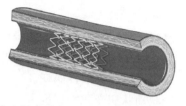

图 20-3　冠状动脉内支架术示意

三、冠状动脉内旋磨术

冠状动脉内旋磨术（RA）是用超高速旋转的带有钻石颗粒的旋磨头将冠状动脉内膜的粥样硬化、钙化组织粉碎成极细的微粒，从而将阻塞血管腔的斑块消除掉，使冠状动脉血运重建，是冠心病介入治疗的重要手段之一。对于一些不太适合常规PTCA 的病变，如开口严重钙化，偏心或成角，弥漫性病变，球囊不能通过或扩张的重度钙化、纤维性斑块狭窄及闭塞，行冠状动脉旋磨的成功率可达 94%～97%。

（一）适应证

（1）血管内膜严重钙化病变。

（2）球囊无法通过或无法充分扩张病变。

（二）禁忌证

（1）旋磨导丝无法通过的病变。

（2）明显富含血栓的病变。

（3）静脉桥血管病变。

（4）大于 90°的成角病变；严重螺旋性夹层。

（三）操作流程简介

（1）通过冠状动脉造影确定病变血管。

（2）将特制的导丝送入并通过狭窄病变至冠状动脉远端。

（3）再沿导丝将旋磨头推送至狭窄病变的近端，开动马达使旋磨头高速旋转并推动其前进直到通过病变，最后关闭马达。

（4）旋磨头可后撤至病变近端，重复旋磨直到推送和后撤旋磨头时阻力消失。

四、冠状动脉内定向旋切术

冠状动脉内定向旋切术（DCA）是通过指引导丝将切割装置引导至病变部位，将斑块组织切除并取出体外的一种方法。

（一）适应证

（1）适用于管径较大的冠脉近端，尤适宜左前降支病变，且无血管明显弯曲和钙化者。

（2）偏心性病变。

（3）PTCA 后继发管腔弹性回缩、反复性血栓或限制性夹层而失败的患者。

（二）禁忌证

（1）小的冠脉病变（<2.5mm）。

（2）无保护的左主干。

（3）病变长度较长。

（4）重度钙化。

（5）显著弯曲血管。

（6）有螺旋性夹层病变。

（三）操作流程简介

（1）冠状动脉造影，确定病变血管。

（2）通过导引导管将旋切导管送至冠状动脉开口处，固定旋切导管，将导丝送到病变远端血管，沿导丝送入旋切导管，使旋切刀位于病变处，旋切窗对准预切除的组织。

（3）以1个大充盈球囊，使之支撑于血管壁上，亦使斑块组织嵌于旋切窗内。

（4）启动马达，快速旋切硬化斑块，将嵌入切口筒内的斑块切成1mm左右厚度的碎片并收集于鼻式头尖的内腔中。

（5）切割结束后，将球囊降压，转换切刀筒开窗的方向朝向下一个将要切割的部位，重复上述操作步骤。

（6）经数次切割直至被切割段的血管管径或病灶切除达满意为止。

五、护理要点

（一）术前护理要点

详见本章第一节冠状动脉造影检查。

（二）术后护理要点

详见本章第一节冠状动脉造影检查，其他护理要点如下。

（1）遵医嘱给予心电监测。根据患者病情及血管病变程度确定监测频率。术后6h内，病情平稳者可1h监测一次，病情危重者可每15min或每半小时监测一次，直至病情平稳。

（2）进行冠心病一级及二级预防健康教育。强调支架术后长期双重抗血小板药物治疗的重要性。指导患者在抗凝治疗用药期间注意监测凝血酶原时间，观察有无穿刺部位活动性血肿的形成、皮肤及输液部位瘀斑、牙龈出血、大小便带血等低凝状态的出现，若有出血倾向应及时联系医护人员。

（3）根据冠心病及冠状动脉介入治疗后常见的症状进行对症处理。

（三）负性效应的观察与护理

并发症包括猝死、心律失常、冠状动脉痉挛等，详见本章第一节冠状动脉造影检查。其他并发症如下。

1. 急性冠状动脉综合征

急性冠状动脉综合征是PTCA治疗后最严重的并发症，与术后内膜撕裂、剥脱、夹层、血小板激活和血栓形成，以及冠状动脉痉挛等多种因素相互作用造成的急性心肌血液供应突然中断有关，若供血中断超过30min，心肌梗死常不能避免，甚至发生心源性休克。

护理措施：①若术后出现心绞痛，应即刻记录心电图，并遵医嘱予镇痛、镇静治疗；②急性血管闭塞常引起严重低血压，需及时协助医生查明原因；③一旦出现血压下降、心绞痛复发或 ST 段改变等急性血管闭塞表现，应立即协助医生给予抗凝、溶栓、急诊手术。

2. 支架术后相关并发症

（1）支架内再狭窄　支架内再狭窄主要由内膜过度增殖引起，相对不易发生斑块破裂和急性血栓形成，不易出现急性心肌梗死或猝死。支架内再狭窄处理措施包括球囊成形术、切割球囊、斑块去除术或支架内支架术等。

（2）支架膨胀不全　至目前为止，支架膨胀不全尚无统一的定义。根据冠心病相关指南，可以将支架膨胀程度定义为最小支架直径与平均参考血管直径（支架近、远端参考血管）的比值（即支架膨胀程度＝最小支架直径/平均参考血管直径×100％），如支架膨胀程度小于 80％，则定义为支架膨胀不全。支架膨胀不全的临床意义主要为支架内再狭窄和支架内血栓形成。发生的原因主要为技术因素和血管病变因素。血管内超声是目前判断支架膨胀不全最为有效的检测方法。护理措施中最常用且有效的方法是协助医生行顺应性球囊高压扩张。

（3）支架边缘夹层　是指支架植入后，支架边缘由于动脉内膜损伤或撕裂出现的夹层，属于冠状动脉夹层。主要检测方法包括冠状动脉造影、血管内超声显像和光学相干断层成像。多数情况下无症状，少数患者可出现严重症状以及血流动力学异常，甚至发生血管完全闭塞。

护理措施：

① 无需处理：对无缺血症状及心电图改变者，一般无需处理。

② 植入支架：出现胸痛、胸闷等缺血症状，心电图有缺血性改变，必要时需协助医生尽早植入支架。

③ 外科治疗：若因支架边缘夹层导致大面积心肌梗死或缺血，特别合并低血压、休克而球囊扩张或支架植入不成功时，应立即协助医生行冠状动脉旁路移植术挽救患者生命。

（4）冠状动脉支架感染　是支架术后罕见且致命的并发症。冠状动脉支架感染 83％是由金黄色葡萄球菌引起的，其中半数病例出现冠状动脉穿孔或破裂，另一半表现为细菌性动脉瘤或脓肿。在绝大多数文献报道中，术后四周内出现发热，约 50％的患者出现胸痛，血培养均为阳性。

护理措施：①遵医嘱静脉使用抗生素是治疗冠状动脉支架感染的重要基础；②必要时，协助医生行外科手术切除脓肿、摘除感染支架。但病死率仍高达 42％。

（5）无复流现象　是指闭塞的冠状动脉再通后，心肌组织无灌注的现象。无复流是心肌继续缺血、心室重构和心功能恢复障碍的预测因子，也是心肌和微血管损伤的标志。其发生原因与微血管损伤、微血管痉挛、血小板激活、白细胞聚集、氧自由基释放和微血管栓塞等因素有关。冠状动脉无复流可以无症状，也可因心肌组织水平无灌注产生严重的心肌缺血，导致低血压、休克、心脏传导阻滞和心室颤动等而危及生命。

护理措施：

① 药物治疗：遵医嘱使用腺苷、钙通道阻滞剂、硝普钠、硝酸甘油等药物可减少无复流的发生。

② 循环支持：对无复流引起的低血压者，遵医嘱用多巴胺升压。对心电不稳定者，尤其是出现缓慢性心律失常，可遵医嘱静脉推注阿托品维持有效心率，必要时协助医生安装临时心脏起搏器。

③ 主动脉内球囊反搏：目前，对伴有进展性缺血、血流动力学不稳定的患者，推荐主动脉内球囊反搏治疗。

④ 血栓抽吸：协助医生进行血栓抽吸。

第二十一章

起搏器植入术与护理

第一节·概述

人工心脏起搏器是植入人体体内，治疗心脏疾病的电子仪器，它能发放电脉冲，通过导线电极传导，刺激心肌，使心脏激动和收缩。目前主要包括临时起搏器、永久起搏器、无导线起搏器、心脏再同步化治疗和植入式心脏转复除颤起搏器等，可治疗缓慢性心律失常、伴有室内差异性传导的充血性心力衰竭和室性心律失常等。

一、人工心脏起搏器的组成

人工心脏起搏器主要组成部分包括脉冲发生器和电极导线，具体如图 21-1 所示。脉冲发生器包括外壳、电池和电路，其中电路包括输出电路（控制、输出脉冲）、感知电路（感知心腔内电图）、计数器电路（控制起搏器间期、感知间期和不应期）、遥测电路（体外遥控器和体内起搏器进行信息交流）、微处理器（储存能量）和感应器电路。电极导线的功能是连接起搏器和心脏，由传输信号的导线、与心内膜接触的电极、尾端连接器（电极导线尾端，把电极导线与起搏器相连的插孔）和固定装

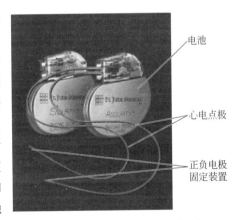

图 21-1　心脏起搏器组成部分示意

置（把电极导线固定在心肌上的装置，目前以主动螺旋固定较为常见）组成。

二、人工心脏起搏器常用起搏模式

人工心脏起搏器常用起搏模式总结见表 21-1，重点对单独起搏模式进行总结。

起搏模式的编码第一位字母表示起搏的心腔，第二位字母表示感知的心腔，第三位字母表示感知自身起搏后的反应方式。

表 21-1　起搏器常见的起搏模式

起搏模式	起搏方式	应用	优点	缺点
AAI	心房感应和起搏，感知心房活动后抑制心房脉冲的发生	窦房结功能异常而房室传导功能正常	房室同步；不会出现心室起搏导致的双室不同步	出现房颤和二度以上 AVB 时，不能发挥功效
VVI	心室感应和起搏，感知心室活动后抑制心室脉冲的发生	房颤或者心房静止，需要心室起搏治疗者	植入方便，程控随访简单，价格便宜，使用寿命长	发生起搏器综合征并导致持续房性快速性心律失常
DDD	心房、心室双起搏、双感知，触发和抑制双重反应的生理性起搏模式	SSS 和（或）AVB；不能用于无 P 波者，即永久性房颤和心房静止	最大限度保证房室同步	价格昂贵、寿命短，心脏内导线多
VDD	心室起搏，心房、心室感知，又称心房同步心室抑制型	单纯的 AVB，窦房结功能正常，实际是跟踪 P 波功能的 VVI 起搏器	放置单根特殊电极导线，价格低于 DDD	存在心房感知敏感和特异性问题
AOO VOO	固定频率起搏，心房、心室只起搏无感知	不作为单独的起搏器存在，如 AAI、VVI 磁铁试验时出现起搏方式，起搏器电池耗竭时，竞争起搏来终止某些折返性房性或室性心动过速，诊断和终止起搏器介导的心动过速等		无感知功能，起搏脉冲与自身电活动竞争而产生竞争心律

第二节·临时起搏器植入术

临时起搏器植入术是临时、暂时将电极导线植入人体心脏进行心脏起搏的手术。起搏模式为 VVI 起搏。

一、临时起搏器的组成

由临时起搏脉冲发生器、临时起搏电极及连接电缆组成，如图 21-2 所示。

二、适应证

（1）治疗目的　阿-斯综合征发作；因急性心肌梗死、急性心肌炎、药物中毒、电解质紊乱引起的可逆性缓慢性心律失常；心律不稳的患者在置入永久起搏器之

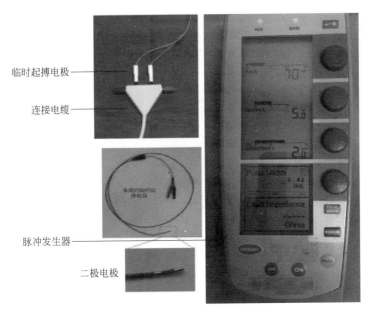

临时起搏电极

连接电缆

脉冲发生器

二极电极

图 21-2 临时起搏器组成部分示意

前；心脏直视手术引起三度房室传导阻滞；由心动过缓诱发的尖端扭转型室速和持续性室速等药物治疗无效。

（2）预防目的 预期出现心动过缓的高危患者；起搏器依赖的患者进行起搏器更换前。

（3）诊断目的 判断窦房结、房室结的功能，诊断预激综合征和折返性心律失常的类型以及抗心律失常药物的疗效。

三、禁忌证

无绝对禁忌证。

四、操作流程简介

（1）一般首选股静脉进行穿刺，穿刺前进行穿刺部位的局部麻醉。

（2）在 X 线透视下，将临时起搏器双极导线由静脉系统到达下腔静脉→右心房→三尖瓣→右心室，送入右心室心尖部。

（3）固定电极导线。

（4）调整起搏参数。

（5）当得到稳定的心室起搏和感知阈值，用非可吸收线将起搏电极外露端固定在皮肤上。

（6）纱布覆盖穿刺部位，保持局部的清洁、干燥。用胶布对外露导线进行适当的固定，预防导线的移位。

五、护理要点

（一）术前护理要点

（1）完善相关检查，如实验室检查、胸部 X 线、超声心动图等，注意患者血常规、电解质、凝血功能等有无异常。

（2）遵医嘱使用抗生素预防感染，停用抗凝药物。

（3）向患者及家属介绍临时起搏器植入的方法，解除患者思想顾虑和精神紧张。

（4）无需禁食，可进食米饭、面条等，进食不宜过饱，不宜喝牛奶、吃海鲜和油腻食物，以免术后卧床出现腹胀或腹泻。

（5）使用外周静脉留置针建立静脉通道，去除患者义齿及身上所有饰品，备皮，训练患者进行床上排便。

（二）术后护理要点

（1）与导管室工作人员进行交接。交接内容：①患者神志、精神、生命体征、手术伤口、术肢活动、肢端血运情况及受压皮肤状况等；②交接病历和手术交接单等并签字；③交代患者术中情况和术后注意事项；④起搏器的工作频率、阈值和感知情况。

（2）患者需采取平卧位，穿刺肢体制动。遵医嘱给予心电监测，密切观察起搏器做功情况，

（3）随时听取患者不适主诉，定时查看患者穿刺部位敷料是否干燥无渗血，穿刺处皮肤周围有无血肿。

（4）记录和保存常规 12 导联心电图，判断起搏器的感知、起搏功能，为后期并发症的发生，如电极导线脱落的判断提供依据。

（5）保持起搏器局部清洁、干燥。临时起搏器电极导管植入时间应少于 2 周，最长不超过一个月，达到目的后，需及时拔除，尽量缩短留置时间，预防感染。

（6）通过临时起搏器上警示灯了解起搏器工作情况及检查电池是否耗竭。① "RATE（频率）"：起搏器连续发放脉冲的频率，根据患者所需的心率调节。② "OUTPUT（阈值）"：引起心脏有效收缩的最低电脉冲强度，一般是 7～10V。③ "SENSITIVITY（感知）"：起搏器感知 R 波的能力，一般是 1～2mV。④与电极的连接："－"接 "Distal"，"＋"接 "2"。⑤ "PACE" 绿灯闪表示起搏心率，须同时看心电示波确认有 QRS 波，"SENSE" 红灯闪表示自主心率。⑥ "LOW BATT" 橘黄色灯闪表示电池将耗尽，需更换电池，常规留有备用电池悬挂于起搏器上，更换电池时，起搏器仅是短时间内断电，仍会继续做功，此操作应在 10s 内完成。

（7）根据临时起搏器植入手术后常见的症状进行对症处理。

（三）负性效应的观察与护理

1. 心脏穿孔、心脏压塞

临时起搏器电极导线为双极导线，较硬，置管过程中可能因为操作不当刺破心

肌发生心脏穿孔、心脏压塞。临床表现：心率、血压下降，甚至呼吸、心搏停止。护理措施：配合医生紧急行心包穿刺引流，备好抢救药物，必要时，通知麻醉科和心脏外科参与抢救。

2. 电极导线移位

临时起搏器导线为双极导线柱状电极、无固定装置，较单极导线柔韧性差。因此，容易发生电极移位。临床表现：心电图表现为不起搏或间歇性起搏，临时起搏器的感知不良，甚至诱发恶性心律失常。处理措施：暂停或拔出临时起搏器，必要时在 X 线透视下重新调整导线位置。

3. 下肢静脉血栓形成

由于股静脉穿刺下肢需制动和电极导管对血管的堵塞、刺激容易导致下肢深静脉血栓形成。处理措施：一旦下肢静脉血栓形成时，禁止拔出临时起搏器，因拔出临时起搏器，可能导致血栓脱落而发生肺栓塞。护理时应制动肢体，立即抗凝治疗。

第三节 · 永久起搏器植入术

永久起搏器植入术是指将脉冲发生器埋植于体内进行永久起搏的技术，主要用于缓慢性心律失常（如病态窦房结综合征、房室传导阻滞等）的根治性治疗；治疗与预防快速性心律失常（如阵发性房颤、长 Q-T 间期综合征）；治疗与控制非心电疾病（如顽固性心衰、神经介导性晕厥、梗阻性肥厚型心肌病）等。

一、治疗与预防缓慢性心律失常的起搏器

替代心脏起搏，使心脏有节律地跳动。

（一）适应证

（1）三度 AVB 伴有心源性脑缺血综合征或充血性心衰者，或虽无症状但心室率明显低下。

（2）二度 II 型 AVB 伴有症状者，或虽无症状，电生理检查证明为希氏束远端阻滞者。

（3）一度 AVB，由于 P-R 间期过长而引起血流动力学障碍及有临床症状者。

（4）三度 AVB，即使心率＞40 次/min 也建议积极行永久起搏器治疗，尤其发生过晕厥的患者。

（5）双束支或三束支传导阻滞伴有心源性脑缺血症状者。

（6）双束支传导阻滞，经临床电生理检查，明确阻滞部位位于希氏束远端而有发展为完全性房室传导阻滞或并间断性完全性房室传导阻滞者。

（7）病态窦房结综合征，包括明显的窦性心动过缓、窦房传导阻滞、窦性停搏大

于 3s 或慢快综合征及应用抗心律失常药物引起明显心动过缓，但又不能停药者。

（8）长 Q-T 间期综合征患者往往合并室性快速性心律失常，主要是尖端扭转型室速。某些患者还合并有窦房结功能不良、心率缓慢，应选择起搏治疗。

（9）梗阻性肥厚型心肌病左心室流出道压差＜5.32kPa（40mmHg）者。

（10）颈动脉过敏综合征及神经介导性晕厥的患者。

（二）禁忌证

无绝对禁忌证，相对禁忌证包括：

（1）患有急性感染，或存在败血症等。

（2）预期寿命少于 1 年，存在扩心病，严重心衰。

（3）患者整体情况较差，存在多器官功能衰竭，合并肝衰竭或者呼吸衰竭，甚至肾衰竭者，需先纠正多器官功能衰竭。

（4）起搏器植入需全麻或者局麻，有中枢或者神经系统疾病者需慎重。

（5）有严重出血性疾病，需纠正凝血功能障碍。

（6）服用抗凝药物，需停药一周以上方能植入起搏器。

（三）操作流程简介

（1）静脉的选择　穿刺血管通常选择惯用手对侧的锁骨下静脉或颈静脉，最常选择左侧锁骨下静脉。锁骨下静脉的穿刺点位于锁骨中点与第一肋之间，穿刺时，针头指向胸骨上凹；穿刺成功后，将指引导丝插入针腔内，在 X 线透视下进入上腔静脉；沿导丝置入带扩张管的长鞘，进行扩张；最后拔出指引导丝和扩张管。

（2）电极导线的放置　因永久起搏器电极导线较软，电极导线放置过程需采用弯导丝和回撤指引导丝。①右心室电极的放置：将电极导线经锁骨下静脉或颈静脉送入上腔静脉→右心房→三尖瓣→右心室，采取侧位透视和刺激形成室性期前收缩判断是否成功进入右心室。固定电极导线在右心室心尖部肌小梁上或右心室间隔部。评估电极导线是否固定良好，轻拉电极导线是否存在阻力或透视下观察患者呼吸、咳嗽等动作对电极导线的吻合情况进行判断。②右心房电极的放置：采用塑形电极导线用上述的途径送至三尖瓣口水平后回撤导丝，来回拉松固定导线于右心耳疏状肌中。评估电极导线是否固定良好。

（3）起搏器的埋置　在局麻下，根据起搏器大小切开皮肤；分离皮下组织，制作囊袋；将电极导线的尾端与起搏器插孔相连接，止血；将多余导线缠绕压于起搏器下，囊袋内；通过起搏器缝合孔固定起搏器。

二、治疗与预防快速性心律失常的起搏器

植入式心脏转复除颤起搏器（ICD）是一种终止危及生命的快速性室性心律失常的多功能、多程控参数的电子装置。自 Michel Mirowski 发明 ICD 并于 1980 年首次应用于人体到静脉置入心内膜除颤电极导线直到如今的 CRTD 治疗。虽然在

发生室性心律失常时，能给予治疗，挽救患者的生命，但是它仅是一个后备安全装置，不能达到预防的目的。目前，ICD 可通过植入心脏的电极导线感知室性心律失常或心室颤动，进行抗心动过速起搏、低能量同步电复律达到终止室性心律失常的目的，电容器直流电除颤终止室颤。同时 ICD 具备心脏起搏和识别功能，不仅能抗快速性心律失常，而且能治疗缓慢性心律失常。

（一）适应证

（1）非可逆因素导致室颤或血流动力不稳定的室速导致心搏骤停者。

（2）有器质性心脏病和自发持续性室速患者，无论血流动力学是否稳定。

（3）原因不明的晕厥，电生理检查可诱发出血流动力学不稳定的持续性室速或室颤者。

（4）既往心肌梗死导致非持续性室速、左心室射血分数（LVEF）＜40％且电生理检查能诱发室颤或持续性室速者。

（5）致心律失常型右心室发育不良/心肌病的患者，具有一项以上主要心脏性猝死危险因素。

（6）长 Q-T 间期综合征者，在接受 β 受体阻滞剂治疗时发生晕厥和室速。

（7）Brugada 综合征患者有晕厥史或有室速记录，但未导致心搏骤停。

（8）儿茶酚胺敏感性多形性室速者，接受 β 受体阻滞剂治疗后仍发生晕厥和（或）有持续性室速。

（二）禁忌证

（1）原因不明的反复晕厥，电程序刺激不能诱发出快速性室性心律失常者。

（2）不引起显著血流动力学障碍的 VT。

（3）频繁发作的 VT/VF。

（三）操作流程简介

（1）放置位置　ICD 脉冲发生器一般放置于心脏侧，因为起搏器外壳通常作为除颤电极的阳极，利于除颤电流覆盖心脏。

（2）囊袋的制作　可在皮下或肌肉下制作囊袋。永久心脏起搏器囊袋的制作在皮下。ICD 囊袋的制作一般也在皮下，但是有时由于患者瘦弱、为减少后期皮肤磨损等原因，需在胸大肌下制作囊袋。

（3）术中需行除颤阈值（DFT）测试　首先在 T 波易损期上用 1.0J 诱发室颤，再成功被 ICD 识别电除颤的过程，目的是测试起搏器是否能正常做功。

三、治疗与控制非心电疾病起搏器

心脏再同步化治疗（CRT）是指在右心室、右心房双腔起搏的基础上增加左心室起搏，通过纠正心室非同步化达到治疗心力衰竭的目的。部分心力衰竭是由于电机械活动不同步导致收缩效率明显下降，这类心力衰竭药物治疗效果有限。而

CRT 能通过控制心房及左、右心室脉冲的发放，调整房室间期及左、右心室发放脉冲的时机，优化、恢复房室间、左右心室间及左心室内的电、机械同步，提高心脏做功效率及心室充盈，改善心室的舒张功能，减少二尖瓣反流，提高每搏量致心排血量增加，改善血流动力学，阻断心力衰竭恶性循环，降低病死率，延长寿命。

（一）适应证

（1）房室传导阻滞，P-R 间期延长，与心力衰竭严重程度密切相关。

（2）心力衰竭与室内传导阻滞密切相关。

（3）QRS≥150ms 的窦性心律患者，无论是否存在左束支传导阻滞（LBBB）都应该考虑 CRT 治疗。

（4）QRS≥130ms，存在 LBBB 的窦性心律患者。

（5）对永久性房颤合并心力衰竭且快心室率患者。

（6）对于 LVEF≤35％需置入 CRT 的患者具有猝死高危风险，应首要考虑 ICD，需综合性考虑多种因素，如患者意愿、经济条件等，决定是否置入 CRT 或心脏再同步除颤器（CRTD）。

（二）禁忌证

患有恶性肿瘤或其他疾病，预期寿命少于 1 年者。

（三）操作流程简介

经静脉 CRT 植入术操作基本同永久心脏起搏器（见本章第三节永久起搏器植入术）。不同之处有以下 5 个方面。

（1）CRT 置入的重点和难点在于左心室电极的放置，其放置方法包括经冠状静脉送电极至左心室心外膜，经房间隔穿刺由右心至左心送电极至左心室心内膜，经胸腔镜或外科手术送电极至左室心外膜。本临床中心最常采用第一种方法，即经静脉 CRT 植入术。需先送入 3 根指引钢丝，以免再次穿刺引起前面先植入导线的损伤，导线之间以及与锁骨间的磨损问题，3 个穿刺点之间要保持适当距离。

（2）左心室电极导线放置于左心室心外膜的冠状静脉内。电极导线需通过冠状静脉窦口，进入冠状静脉内。因此，寻找冠状静脉窦口是左心室导线置入是否成功的关键。需植入 CRT 的患者由于心房、心室的扩大，心脏结构及功能不同于正常心脏，冠状静脉窦口常不在常规解剖位置，需利用导引导管预塑型弯度及与标测或消融导管相互之间的作用协助寻找冠状静脉窦口。

（3）需行心脏冠状静脉造影，即需向冠状静脉窦口注入造影剂，通过冠状静脉显影情况选择靶静脉送入左心室电极导线。通过标测或消融导管进入心脏冠状静脉后将导管顺势沿心脏静脉方向内推送。送入导引导管，再送出造影球囊，撤出钢丝，可先行"冒烟"确定系统是否在心脏冠状静脉。再进行多个体位造影。根据造影结果和术前心脏彩超显示的左心室最晚激动部位为靶静脉。侧后静脉、后静脉是左心室电极导线植入最佳部位。再根据心脏冠状静脉的粗细、成角选择左心室导线的型号。

（4）左心导线鞘管的撤出步骤很关键，常在撤鞘过程中发生左心室导线滑脱的情况，使术者必须再次重复步骤（3），明显延长手术时间。

（5）接脉冲发生器前再次确认 3 根导线的起搏参数，连接接口需经其他人确定，确保连接正确，需注意 CRT 有 3 个接口，CRTD 有 5 个接口。如为 CRTD，应进行 DFT 的测试，基本同 ICD。如果患者一般情况很差或手术时间过长，可待心功能好转后、出院前择期行 DFT 测试，勿强行进行。

四、护理要点

（一）术前护理要点

（1）完善相关检查，如实验室检查、胸部 X 线、超声心动图等，注意患者血常规、电解质、凝血功能等有无异常。

（2）遵医嘱使用抗生素预防感染，停用抗凝药物。

（3）向患者及家属介绍起搏器植入的方法，解除患者思想顾虑和精神紧张。

（4）无需禁食，可进食米饭、面条等，进食不宜过饱，不宜喝牛奶、吃海鲜和油腻食物，以免术后卧床出现腹胀或腹泻。

（5）使用外周静脉留置针建立静脉通道，去除患者义齿及身上所有饰品，备皮，训练患者进行床上排便。

（二）术后护理要点

（1）与导管室工作人员进行交接 交接内容：①患者神志、精神、生命体征、手术伤口、术肢活动、肢端血运情况及受压皮肤状况等；②交接病历和手术交接单等并签字；③交代患者术中情况和术后注意事项；④起搏器的工作频率、阈值和感知情况。

（2）遵医嘱给予生命体征监测和心电监测，密切观察起搏器做功情况。

（3）防止电极移位 术后当天避免术肢过度牵拉和活动，避免剧烈咳嗽，术后一个月禁止右侧卧位。

（4）休息与锻炼 术后患者需平卧 8～12h，同时予以沙袋压迫伤口，12h 后可适当摇高床头，进行床上活动，24h 后病情允许可下床活动，开始指导患者进行起搏器康复操术肢功能锻炼（图 21-3）。术后第 2 天：下床进行握拳运动，上肢五指用力伸直，再用力握拳，每次 5～10min，每日 2～3 次。术后第 3 天：外展运动，患者呈站立位，将上肢向两侧伸，回收再打开，逐渐练到水平位。术后第 4 天：前屈运动，患者呈站立位，将上肢尽量往前伸。术后第 5 天：后伸运动，站立位，上肢尽量往后伸。术后第 6 天：旋臂运动，患者呈站立位，术侧肢体上肢以肩为轴，用力旋前，再旋后。术后第 7 天：攀岩运动，面对墙壁，术侧上肢手指放于墙壁上，逐渐向上爬。术后第 8 天：绕头运动，呈站立位，身体不可弯曲，术侧上肢抬起从同侧耳部，逐渐在枕后摸向对侧耳后。运动频次为每日 2～3 次，运动时长为每次 5～10min，具体操作如图 21-3。一般患者术后第 3～4 天出院，因此，需详细告知患者早期功能锻炼内容，最好拍照留图，方便回家继续锻炼。

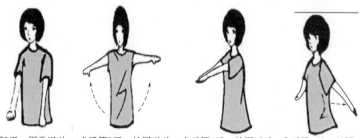

术后第2天：握拳运动　　术后第3天：外展运动　　术后第4天：前屈运动　　术后第5天：后伸运动

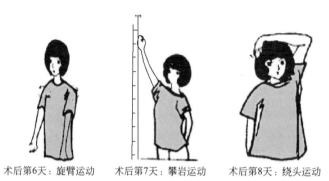

术后第6天：旋臂运动　　术后第7天：攀岩运动　　术后第8天：绕头运动

图 21-3　起搏器术后早期功能锻炼操示意

（5）伤口护理　密切观察患者伤口处敷料有无渗血，若无特殊每日换药一次，换药时观察伤口有无红肿、渗血，一般 2 周后伤口愈合，无需纱布覆盖。若伤口肿胀明显，且有青紫，可遵医嘱予以冰敷及继续沙袋压迫止血。

（6）预防感染　常规术前 0.5h、术后 8h、术后 16h 各使用抗生素一次，若发生伤口感染则遵医嘱延长使用时间。

（7）饮食指导　需高蛋白、高维生素、易消化食物，充分保证术后营养，促进伤口愈合。

（8）健康指导

① 教会患者自测脉搏：可以通过脉搏间接地检查起搏器的功能，及时发现电池耗竭、起搏异常的现象。可每天清晨醒来或静坐 15min 后自数脉搏，低于设定的起搏频率超过 5 次/min，或出现头晕、心悸、胸闷不适等症状，应立即就诊。

② 定期复诊：出院后 1 个月、3 个月、6 个月、12 个月复诊，以后每年复诊 1 次，如有不适及时就诊。随身携带起搏器随访卡。

③ 植入侧的手臂避免做剧烈活动及负重。植入起搏器患者应尽量避免手机靠近起搏器，最好用对侧耳朵接听手机，保持手机与起搏器的距离在 15cm 以上。当

起搏器受到低频（100Hz左右）震动时，可能导致感知功能异常，应避免打开引擎盖修理汽车发动机、驾驶摩托车或乘坐剧烈颠簸的汽车；避免磁铁靠近起搏器，包括磁疗健身器械。植入起搏器的患者，应远离电台发射站、电视发射台、转播车、发射机、雷达、马达、内燃机、高压电场、变压、发电厂的发电车间、电弧焊接、医院的磁共振仪等强磁场和强电场。

④ 无其他需注意饮食的病史者可以普食。如果没有严重的器质性心脏病或其他疾病，可正常工作。可以开车、游泳，乘坐汽车、火车、飞机或轮船等旅游。随身携带起搏器识别卡。在乘坐飞机时，请向机场安检人员出示该卡，证明装有心脏起搏器。

⑤ 接近起搏器使用寿命时，增加程控的频次和心率自测，及时发现电池耗竭，予更换起搏器。当ICD接近电池耗竭时，提示电池耗竭状态（ERI），仅具备起搏和最大能量除颤功能。

（三）负性效应的观察与护理

1. 囊袋出血

多发生于术后当天，也可能出现在一周以内。临床表现：局部疼痛、肿胀，触之有波动感。护理措施：出血量较少时，可适当延长沙袋压迫时间，间予冰敷。出血量较多时，在严格遵守无菌操作下，采用12号穿刺针头穿刺抽吸积液、积血。短时间内大量出血，可能是损伤动脉血管，需清创。必要时血管结扎止血，勿放引流条，避免逆行感染。

2. 囊袋感染

（1）急性感染　与术中切口、器械污染、囊袋积血、囊袋过小等因素有关，一般发生于术后3日至2周。临床表现：局部肿胀变硬、发红和疼痛，有波动感和（或）出现全身感染性症状，排除其他原因的高热（体温38.5℃以上），白细胞明显增高。护理措施：囊袋有积液、积脓、积血时，应及时清除，全身使用抗生素。必要时，拔出起搏器，植入临时起搏器，待抗生素治疗痊愈后，改道至对侧埋藏，取出起搏器进行消毒（环氧乙烷消毒）。

（2）慢性感染　多发生于手术数年后，局部和全身症状可能不明显，囊袋皮肤破溃后有脓性分泌物流出。护理措施：内科抗感染治疗，无效后需拔出起搏器脉冲器，保留导线，必要时可能需拔出电极导线。

3. 心肌穿孔

与导管质地较硬、操作不当或肌壁较薄有关。临床表现：起搏器感知、起搏障碍、胸闷、胸痛等。护理措施：一般回撤电极导线，心肌穿孔能自行愈合。需警惕心脏压塞的发生，必要时心包穿刺引流。

4. 起搏器综合征

VVI模式起搏时，由于心室起搏，导致左、右心室不同步、打乱原有正常房室收缩顺序（心房内的血流不能有效泵入心室导致心房内压力增加）和三尖瓣反流等原因导致患者出现胸闷、气短、头痛、纳差和心力衰竭等症状，称为起搏器综合征。护理措施：症状较轻者，减低起搏频率，恢复自主心律。症状严重者，增加电极导线，改为双腔、三腔起搏器，改变起搏模式。

5. 起搏障碍

与导线脱落、折断和起搏阈值升高等因素有关。护理措施：需行 X 线检查确定是否导线脱落、折断。或者提高起搏器参数的电压和脉宽，可以起搏代表起搏障碍是由起搏阈值升高导致的。术后起搏阈值升高是由于导线与心脏接触面形成水肿，电流传导受阻导致。可通过地塞米松 10mg、氯化钾 1.0g、0.9％ 氯化钠 500mL 静滴，每日一次，连续三天减轻接触面水肿，达到降低起搏阈值的目的。

6. 导线移位和断裂

与导线植入位置和固定不当、起搏器在囊袋内移走、活动过早和幅度过大、导线柔软性差、导线质量等因素有关。临床表现：因感知和起搏功能障碍导致患者出现植入起搏器之前的黑蒙、晕厥等症状。或无症状，需通过心电图和动态心电图起搏器不感知不起搏的证据来诊断。处理的唯一方法是电极导线手术复位；或重新植入电极导线，将原导线置入血管内，无需拔出。

7. 心律失常

起搏器植入术后可能出现心房起搏后导致的房室结传导功能障碍，VVI 起搏模式引起房颤，起搏器介导性心动过速。护理措施：起搏器术后患者出现心律失常时，需高度怀疑与起搏器介导相关，根据具体问题进行处理，必要时暂停起搏器做功，更换起搏器起搏模式等。

8. ICD 相关并发症及处理

（1）误放电　发生率达 15％～35％，与不适当识别室上速、导线故障或感知过度等因素有关。是导致 ICD 植入患者再入院的最主要原因，可诱发室速、室颤；放电次数增加，加速 ICD 电池耗竭；反复电击损伤导致心功能恶化；可影响患者生活质量，产生心理问题。预防和解决 ICD 误放电方法为调整识别频率、打开增强识别功能、延长心动过速探查窗口；对于室速，设置抗心动过速起搏治疗；对于感知过度者，降低感知敏感度；对于室上速的患者，加用抗心律失常药物或使用减慢心室率的药物；需要时导线调整或导线重置。

（2）治疗缺失或治疗失败　与心室感知不良和心律失常识别不良有关，是植入 ICD 后最严重的并发症，甚至危及生命，因此，需及时发现和处理。①心室感知不良与电极接触局部心肌炎症、充血、水肿、纤维化、心肌梗死或药物等导致 R 波振幅降低；电极导线移位、断裂、绝缘层破裂及脉冲发生器感知电路功能障碍等因素有关。根据具体情况采取相应的处理方法，如程控增加心室感知敏感度、调整导线位置、更换导线和（或）调整脉冲发生器。②心律失常识别不良与程控参数设置不合理有关。可能出现该放电治疗时（出现室速），未及时放电治疗；不该治疗时

（出现室上速），识别为室速，放电治疗。均可以通过程控，合理的参数来处理。

（3）ICD 电风暴　在较短时间内反复发生室速/室颤，触发 ICD 多次放电进行治疗，这种现象称为 ICD"电风暴"，是医疗急症。电风暴不仅严重影响患者生活质量，而且患者很可能出现不同程度的不安、焦虑、抑郁症状，还可加快 ICD 电池耗竭。引发电风暴的室性心律失常可能是室速、尖端扭转型室速、室颤。不同形式的室性心律失常会触发相应的 ICD 治疗，如抗心动过速起搏，低能量转复或高能量电击。预防措施：联合应用 β 受体阻滞剂和血管紧张素转换酶抑制剂降低病死率和电风暴发生率。护理措施：对于发生 ICD 电风暴的患者，应进行全面评估，包括基础心脏病、调节因素、触发因素等。其中触发因素如急性心肌缺血、电解质紊乱、急性心力衰竭、交感神经活性增高、抗心律失常药物的致心律失常等，如果是可逆性促发因素，给予相应的治疗，可治愈。对于患者因过度焦虑而产生 ICD 放电治疗主诉（幻觉），称为"幽灵"放电，需心理干预，甚至抗焦虑/抑郁治疗。

（4）精神、心理障碍　由于对疾病危险性认识的增加、放电除颤时严重不适以及经济负担高等原因，使患者处于随时担心 ICD 放电发作的状态，容易产生紧张、担忧的情绪，如果不能自行缓解，可能会产生抑郁、焦虑等心理问题。不仅造成患者各种躯体不适，而且增加恶性心律失常发生率，影响患者的预后及生活质量。所以，必须对 ICD 植入的患者早期进行焦虑和抑郁评估，及时发现患者心理问题，给予关注和处理。没有抑郁、焦虑主诉，并不能排除心理障碍的存在。ICD 植入患者心血管疾病为先占观念，他们常常拒绝承认或未意识到心理障碍，而未与医生讨论心理障碍的问题。预防及治疗措施：应在术前根据患者的心理反应特点，结合自己的临床经验，耐心、热情、语言明确地解释疾病的病因、发展及预后情况，说明 ICD 植入的必要性，了解患者对 ICD 植入的看法，有针对性消除患者的忧虑，指导患者放松情绪。告知患者术中的不适感觉，怎样配合及注意事项。术后要告诉患者 ICD 质量日益完善，发生故障的概率极低，根据病情鼓励患者像正常人一样工作和生活，对存在抑郁、焦虑、恐惧等心理的患者进行心理指导和心理治疗，必要时药物治疗。如果发现患者抑郁严重有自杀倾向或治疗困难，需及时申请精神科转诊治疗。

9. CRT 相关并发症

（1）左心室导线植入相关并发症

① 左心室电极脱位：与靶静脉血管和电极导线不匹配、植入位置不宜、固定不牢、连接起搏器、埋囊袋过程中牵拉电极和术后患者过早下地活动、剧烈咳嗽等因素有关。可以通过心电图和 X 线透视发现。

② 膈肌刺激：与电极导线接近或贴近膈肌、左心室起搏阈值过高刺激膈肌有关。临床表现为腹部跳动不适、呃逆、呕吐等，甚至可能诱发心力衰竭。

③ 慢性阈值增高：与局部组织受电刺激导致水肿、炎症、靶静脉钙化或起搏局部的心肌、心外膜缺血、纤维化等因素有关。

④ 造影剂肾病：与左心室植入过程中需进行冠状静脉造影有关。处理措施同第二十章第一节冠状动脉造影中造影剂肾损害的处理。

护理措施：发现上诉并发症，及时通知医生，予以相应的处理。如程控调整参数、调整电极的位置、提高能量，设置重置电极。

（2）CRT"无反应" 是指未能通过心脏收缩再同步化实现治疗心力衰竭的目的。与 CRT 植入患者虽 QRS 波增宽≥120ms，但左心室的机械收缩不同步；左心室导线未植入最佳位置；参数设置未达到最优化；诱发和（或）加重心力衰竭病因未很好的控制或纠正，如心肌缺血、心律失常等；使用可能加重心力衰竭的药物，如Ⅰ类心律失常药；未采用最佳的药物治疗方案，或未达到目标剂量，如 β 受体阻滞剂、血管紧张素转换酶抑制剂、醛固酮受体拮抗剂等；其他控制心力衰竭措施不恰当或不完善，如限制钠盐摄入、限制饮酒、控制体重等原因有关。

（3）电风暴 CRT 植入导致出现快速型室性心律失常，24h 内发生≥3 次室速或室颤的事件。电风暴的发生可能与左心室心外膜起搏与双室起搏改变了左心室壁生理激动顺序、心力衰竭存在心肌组织纤维化、心肌细胞肥大、体液因子及自主神经改变修饰因子；术前心衰治疗不充分、术中患者高度紧张焦虑、手术时间较长加重心衰、多根电极植入操作激惹心肌、冠状窦造影和左心室导线植入导致心肌水肿等因素有关。护理措施：避免患者过度紧张，必要时遵医嘱术前使用镇静剂。术前及时评估患者水、电解质紊乱是否纠正。密切关注患者一般情况，一旦出现心律失常事件，及时配合处理。抢救车及抢救仪器（除颤仪和呼吸机）处于完好备用状态。必要时通知起搏参数优化，确保双心室收缩同步化并寻找最佳房室收缩顺序。遵医嘱术后药物优化治疗，如适当增加 β 受体阻滞剂等药物。

（4）交叉感知 CRT 植入后，由于房室间、左右心室间心电和（或）起搏信号的交叉感知，可能导致某一心腔的起搏脉冲被抑制，使起搏器部分或完全失去同步功能。表现为：患者可出现不适症状，心电图发现双心室起搏图形消失或变为单侧起搏图形，过感知等。可通过适当延长空白期及间期等纠正大部分交叉感知现象。护理措施：及时发现，通知医生进行相应的处理。

第四节 · 无导线起搏器植入术

无导线起搏器是无需使用电极导线，集脉冲发生器、起搏电极于一体的新型心脏起搏器，将高能电池、传导环路、起搏电极集成为可全部植入心腔的微型"胶囊"，直径 6.7mm，长度 25.9mm，重量 2g。直接将"胶囊"植入右心室，采用传统电刺激的方法起搏心内膜的起搏器（图 21-4）。与传统的永久性起搏器相比，无导线起搏器无需置入导线和制作囊袋，避免了制作囊袋所形成的胸部皮肤及皮下组织损伤、囊袋感染等。

一、适应证

（1）有心室起搏需求但依赖程度低者。

（2）囊袋反复感染，静脉闭塞的特殊疾病的患者。

（3）追求高生活质量和美观的年轻患者。

（4）不想因起搏器植入而影响职业发展者（如演员、舞者）。

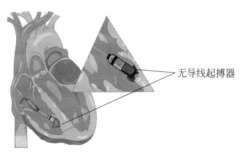

无导线起搏器

图 21-4　无导线起搏器示意

二、禁忌证

（1）持续症状性心动过缓。

（2）需要高活动耐量的持续高度/三度 AVB。

（3）收缩性心衰（LVEF<35%）伴或不伴起搏综合征。

（4）预计心室高起搏比例且心衰风险大。

（5）下腔静脉滤网置入者。

（6）醋酸地塞米松过敏者（起搏器头端为激素释放电极）。

（7）股静脉解剖异常者。

（8）30 天内发生急性冠状动脉综合征者。

（9）极度肥胖以致无法对起搏器进行程控询问者。

三、操作流程简介

（1）静脉通路建立　一般选择右侧股静脉，首先局麻，再进行股静脉穿刺。穿刺成功后，行股静脉血管造影，确定穿刺成功并了解血管走行和粗细。

（2）传送鞘管放置　插入超硬导丝，确保位于上腔静脉，再送入无导线起搏器传送鞘管，确保传送鞘至右心房中部，用肝素盐水冲洗和灌满传送鞘管，以免空气栓塞和血栓形成。

（3）将递送系统送入右心室并定位　将无导线起搏器递送系统插入传送鞘管后，经下腔静脉→右心房→三尖瓣→右心室，将系统头端定位至右心室间隔部，并通过造影来确认递送系统头端位于间隔部位并与心肌贴靠良好。

（4）装置释放　确保拴绳解锁以及拴绳手柄已取出，给予递送系统一定压力然后迅速释放无导线起搏器。

（5）牵拉试验　首先调整冠状动脉高帧模式并放大影像，调整影像角度，直至能观察到无导线起搏器的 4 个勾齿；行牵拉试验，观察勾齿的形态变化，确认至少 2 个以上勾齿能稳定勾住心肌。

（6）参数测试　测试电学参数包括起搏阈值、感知和阻抗。

（7）装置收回及重置　若电学参数不满意、少于 2 个勾齿勾住心肌或其他原因

（如较多的室性早搏）需更换植入位置时，可将无导线起搏器收回并重置。

（8）移除拴绳和递送系统 当确认起搏参数良好且至少有 2 个以上勾齿勾住心肌后，则可以剪断并移除拴绳。

（9）伤口关闭 拔除无导线起搏器的传送鞘管，缝合后常规静脉压迫止血。

四、护理要点

（一）术前护理要点

（1）完善相关检查，如实验室检查、胸部 X 线、超声心动图等，注意患者血常规、电解质、凝血功能等有无异常。

（2）遵医嘱使用抗生素预防感染，停用抗凝药物。

（3）向患者及家属介绍起搏器植入方法，解除患者思想顾虑和精神紧张。

（4）无需禁食，可进食米饭、面条等，进食不宜过饱，不宜喝牛奶、吃海鲜和油腻食物，以免术后卧床出现腹胀或腹泻。

（5）使用外周静脉留置针建立静脉通道，去除患者义齿及身上所有饰品，备皮，训练患者进行床上排便。

（二）术后护理要点

（1）与导管室工作人员进行交接。交接内容：①患者神志、精神、生命体征、手术伤口、术肢活动、肢端血运情况及受压皮肤状况等；②交接病历和手术交接单等并签字；③交代患者术中情况和术后注意事项；④起搏器的工作频率、阈值和感知情况。

（2）遵医嘱给予心电监测，密切观察起搏器做功情况。

（3）患者术后平卧位 6h，期间指导患者做足部踝泵运动，改善末梢循环，6h 后协助患者床上翻身活动，12h 后床边活动，24h 后可以正常活动，原则上活动不受限。

（4）区别于传统起搏器，患者上肢可以自由活动，术后 6h 左右侧卧位均可，术后 2～3 月不要做剧烈运动，如打球、长跑等。

（5）患者出院后，正常使用的家用电器不会对无线起搏器造成干扰，包括微波炉、电热毯等。

（6）适度饮酒不影响起搏器，起搏器本身不受饮食的影响。

（三）负性效应的观察与护理

1. 心脏压塞

无导线起搏器置入过程中，心肌损伤导致心包腔内积血积液增多，心包积液快速增多，心包内压力上升可导致心脏压塞。临床表现：突发呼吸困难、烦躁、意识模糊或丧失、血压迅速降低、心率减慢，颈静脉怒张，听诊心音遥远，严重时可导致呼吸、心搏停止。护理措施如下。

（1）严密观察，当患者出现烦躁、胸闷、出汗、意识模糊、甚至意识丧失及心率和血压快速下降的情况时，立即报告手术医生。

（2）一旦发生心脏压塞，立即中止手术，迅速配合医师进行抢救，给予高流量吸氧，4～6L/min，以改善低氧状况；遵医嘱给予镇痛、升压等药物，使血压稳定在 90/60mmHg 以上；快速输液，以补充血容量，升高血压，临床认为血压不宜升得太高，以免加重破口的出血。

（3）经医生的迅速判断和超声心动图诊断，一旦确诊立即行心包穿刺引流术。做好心包穿刺的各项准备，协助医生行心包穿刺术，抽出心包内的血液后需继续留置引流管，注意引流物的量及颜色，并判断有无继续出血。

（4）出血量多且持续出血，需立即做好外科手术的准备工作。同时抽血急查血型、交叉配血、凝血常规和血常规，做好输血的各项准备工作，根据出血情况予以输血。

（5）停用抗凝药物等，并准备鱼精蛋白以便对抗肝素。

（6）积极与胸外科联系，必要时行外科开胸破口修补术。

2. 起搏器综合征

目前的无导线起搏器是VVI型，仅心室起搏，容易出现房室逆转，失去心房"辅助泵"作用，导致心排血量减少。临床症状为头晕、晕厥、心悸、呼吸困难、低血压等。护理措施：发现患者症状，及时告知医生，联系进行起搏参数调整，必要时更换永久起搏器。

3. 起搏器脱落

目前没有关于无导线起搏器脱落的相关报道，但是基于传统起搏器电极导线脱落的问题，我们需要重点关注这一问题。若起搏器固定装置发生脱落，患者瞬时失去起搏器辅助起搏，可能发生恶性心律失常，危及患者生命。起搏器本身成为栓子，若右心室压力增高时，可能引发肺栓塞。护理措施：需密切关注患者是否出现恶性心律失常和肺栓塞症状，必要时，配合医生转外科开胸取出无导线起搏器。

第二十二章 ▶▶ 右心导管介入治疗与护理

先天性心脏病（先心病）出现心脏结构和功能的异常改变，对患儿成长发育和身心健康造成不利的影响，目前已成为我国首位出生缺陷性疾病，约占各种先天畸形的28%。临床表现差别较大，少数类型可以自愈，大多数需要进行干预。体外循环辅助直视下开胸手术是治疗先心病的主要方法，但损伤大、并发症多。随着介入治疗的不断发展，封堵器陆续问世，将先心病介入治疗引入了新纪元，随着国产封堵器面世并逐渐应用于临床，我国先心病介入治疗发展迅速，并取得了一系列令世界瞩目的成就。

第一节 · 心导管检查

心导管检查是在X线透视下经外周血管插入心脏各腔和大血管，了解心脏血流动力学的改变、心内异常结构的有创性检查技术和心血管病的介入性治疗技术。包括左、右心导管检查和左、右心室造影，其目的是明确诊断大血管病变的部位和性质，病变是否引起血流动力学改变及改变程度以及心脏内异常的结构，为选择合适的介入治疗或外科手术提供依据。

一、适应证

（1）心内有分流的先心病的诊断。
（2）心内电生理检查。
（3）选择性冠状动脉造影。

二、禁忌证

一般只有相对禁忌证而无绝对禁忌证。
（1）感染性疾病的急性期，如感染性心内膜炎、败血症、肺部感染等。
（2）未能纠正的严重出血性疾病。
（3）外周静脉血栓性静脉炎。

（4）严重肝、肾功能损害。

三、操作流程简介

（1）患者取仰卧位，连接心电监测，局部皮肤消毒，铺无菌单。

（2）右心导管检查及肺动脉造影　常规经皮股静脉穿刺、送入导管，其前端经右心房、右心室、肺动脉，测量压力并记录，必要时采血行血氧分析。插入造影导管，其前端经右心房、右心室、肺动脉，尾端接高压注射器，注入造影剂，造影。

（3）左心导管检查及左心室造影　常规经皮股动脉穿刺、置管。其前端至升主动脉及左心室，测量左心室主动脉压力阶差。换入猪尾导管，其前端至左心室造影。

（4）撤出导管、鞘管。压迫止血，加压包扎。

四、护理要点

（一）检查前护理要点

（1）向患者讲明该检查的必要性、危险性及操作的全过程、所需时间，以取得患者的积极配合，有助于消除患者紧张、忧虑的情绪，增加手术的成功率和安全性。

（2）查看患者是否完成相应辅助检查：血常规、尿常规、大便常规、肝功能、肾功能、电解质、出凝血时间、心电图等。术前必须检查是否有体温升高，如有体温升高必须排除各种感染，并通知术者，必要时暂时停止手术，进一步检查与治疗，待体温正常后 3 天再行手术。

（3）清洁双侧腹股沟区，必要时备皮（范围：脐下至大腿中上 1/3 处）。

（4）小儿不合作需静脉复合麻醉者，术前禁食 6h，禁饮 4h。

（5）术前紧张的患者可使用镇静剂。

（6）建立静脉通道，左侧肢体放置外周静脉留置针。

（二）检查后护理要点

（1）与导管室工作人员进行交接。交接内容：①患者神志、精神、生命体征、手术伤口、术肢活动、肢端血运情况及受压皮肤状况等；②交接病历和手术交接单等并签字；③交代患者术中情况和术后注意事项。

（2）24h 持续监测体温、心率、心律、血压、血氧饱和度，观察患者有无胸痛、呼吸困难等表现。

（3）静脉穿刺术侧制动 6～8h，动脉穿刺术侧用 1kg 的沙袋加压压迫局部 4～6h，制动 6～8h，卧床期间做好生活护理，协助患者做术侧下肢的踝泵运动，预防血栓形成。

（4）定时感受穿刺侧足背动脉搏动的强弱，并与未穿刺侧进行比较，及时发现穿刺侧动脉搏动有无变化，观察穿刺侧有无局部血肿，当穿刺侧血肿明显增大或穿刺点有新鲜出血时，必须加压，直至出血停止。

（5）根据心导管检查后常见的症状进行对症处理。

（三）负性效应的观察与护理

1. 心律失常

心律失常是心导管检查中最常见的并发症，主要为室早、室速、心房或心室纤颤、右束支传导阻滞等心电图改变，多因导管刺激心脏肌壁、瓣膜、腱索所致。一般不引起血流动力学改变，无需药物处理或终止导管检查心律失常即停止。严重心律失常，需遵医嘱使用药物或器械复律治疗。

2. 心搏骤停

心搏骤停表现为心脏突然或短时间内停止跳动，为心导管检查最严重的并发症，往往发生于严重心脏病变复杂畸形及全身状态不良者。护理原则是需要紧急处理，迅速建立血液循环，维持有效血压及有效呼吸，预防心搏骤停引起的心、脑、肾等重要脏器的损害。

3. 出血及局部血肿

穿刺点局部出血形成血肿，以局部可触及青紫色包块样肿物、有扩大趋势为准。护理措施为协助医生加压包扎止血，形成血肿的可行治疗促进血肿吸收。

4. 感染

（1）局部感染表现为穿刺点周围红、肿、热、痛，穿刺点有渗出液或脓性分泌物。

（2）导管相关性感染表现为置管患者突然出现不明原因的寒战、高热、血白细胞计数升高，可伴导管周围局部炎性反应表现，甚至出现全身性败血症。必要时，需积极抗感染治疗。

5. 低血压

低血压较为常见，主要原因有酸中毒、低血糖、检查中或检查后失血、缺氧发作、心功能不全等。检查前应协助医生改善患者全身状况，纠正酸中毒及低血糖，及时纠正影响血压的并发症。

6. 低氧血症

先心病患者在导管术检查中和检查后常引起或加重缺氧，不及时处理可引起严重并发症，甚至死亡。护理措施：维持呼吸道通畅，遵医嘱纠正酸中毒，必要时高频通气或呼吸机辅助通气。

7. 血栓形成

一旦发现插管侧股动脉搏动减弱、肢端变凉，说明动脉内血栓形成；如肢肿胀、颜色发暗，说明静脉血栓形成。护理应尽早协助医生诊断，早期遵医嘱进行处理。

第二节 · 先心病介入治疗

一、动脉导管未闭封堵术

动脉导管未闭（PDA）是指在主动脉和肺动脉之间的一种先天性异常通道，多位于主动脉峡部和左肺动脉根部之间。是临床上最常见的非发绀型先天性心脏病之一，发病率占先心病的 10％～21％。女性多见，男女比例约为 1∶3。传统的外科手术治疗创伤大，术后瘢痕影响外观。近年来 PDA 介入治疗已在临床被广泛应用，具有创伤小、安全、成功率高、住院时间短及术后不留瘢痕等优点，容易被患者及家属接受。PDA 介入治疗成功率高达 99％～100％，技术已相当成熟，是先心病介入治疗中成功率最高、疗效最确切的方法。

（一）适应证

（1）患有 PDA，年龄≥6 个月，体重≥8kg，不合并需外科手术治疗的其他心脏畸形。

（2）体重 3～8kg，具有临床症状和心脏超负荷表现，不合并外科手术治疗的其他心脏畸形。

（3）"沉默型" PDA（特点：在正常呼吸或深吸气时没有连续性或逐渐增强的收缩期心脏杂音；没有临床、心电图、多普勒超声检查发现的肺动脉高压证据；多普勒检查表现为舒张期相对高速的连续性血流，彩色多普勒检查表现为典型的管状血流）。

（4）合并感染性心内膜炎，但体温正常 4 周以上。

（5）合并需外科治疗的疾病，但因存在 PDA，外科手术存在风险，可先行 PDA 介入治疗。

（6）合并轻中度二尖瓣关闭不全、轻中度主动脉瓣狭窄或关闭不全。

（二）禁忌证

（1）合并未控制的感染性心内膜炎、心脏瓣膜和导管内有细菌性赘生物。

（2）严重肺动脉高压出现右向左分流，肺总阻力＞12Wood Unit；介入治疗后肺动脉平均压下降＜30％，且肺动脉平均压＞60mmHg。

（3）合并需要外科手术矫治的心内畸形。

（4）依赖 PDA 存活的患者。

（5）合并其他不宜手术和介入治疗疾病的患者。

（三）操作流程简介

（1）消毒、铺巾，局麻或全麻下行股动脉、静脉穿刺。

（2）静脉给肝素。

（3）经股静脉送入端孔造影导管行右心导管检查。

（4）经股动脉鞘管送入猪尾造影管，行主动脉弓部造影，确定 PDA 的位置、大小和形态。

（5）将输送器导管从股静脉径路经肺动脉侧面未闭的动脉导管送至降主动脉，选择合适的封堵伞，安装于传送导丝顶端，经输送鞘管将封堵器送至降主动脉。

（6）待封堵伞完全张开后，将输送鞘管、传达导丝撤回至未闭的 PDA 的主动脉侧，使腰部完全卡于未闭的 PDA 内。

（7）重复主动脉弓造影，观察 PDA 封堵效果，封堵成功后，撤出导管、鞘管。

（8）压迫止血后，包扎伤口，送回病房。

二、卵圆孔未闭封堵术

卵圆孔是房间隔中部的裂隙，位于原发隔与继发隔的交界处。胚胎时期卵圆孔作为生理通道使血液由右心房进入左心房，维持胚胎时期血液循环。出生后肺循环压力减少，左心房压力超过右心房压力，使卵圆孔功能上闭合。若幼儿＞3 岁卵圆孔仍未闭合，则称为卵圆孔未闭（PFO）。PFO 是目前成人中最为常见的先天性心脏病，发病率高达 25％。经皮 PFO 封堵术是一种微创介入手术，其特点是成功率高、并发症少、远期预后良好。

（一）适应证

（1）年龄 16～60 岁，血栓栓塞性脑梗死伴 PFO 患者，未发现其他脑卒中发病机制，PFO 伴房间隔瘤或中至大量右向左分流或直径≥2mm 者。

（2）传统血管风险因素（如高血压、糖尿病、高脂血症或吸烟等）少，全面评估（包括长程心电监测排除房颤）后未发现其他脑卒中机制，PFO 伴房间隔瘤、中至大量右向左分流或直径≥2mm，年龄＞60～65 岁者（特殊情况年龄可以适当放宽）。

（3）单一深部小梗死（直径＜1.5cm），PFO 伴房间隔瘤、中至大量右向左分流或直径≥2mm，无小血管疾病的危险因素如高血压、糖尿病或高脂血症等的患者。

（4）PFO 相关脑卒中，合并明确 DVT 或肺栓塞，不具备长期抗凝条件者。

（二）禁忌证

（1）心腔附壁血栓或感染性心内膜炎者。

（2）有心房颤动病史或动脉粥样硬化病史致动脉斑块容易脱落者。

（3）PFO 合并其他心脏畸形需要外科处理者。

（三）操作流程简介

（1）常规仰卧体位，局麻或全麻，胸、腹、会阴及双下肢至膝关节消毒备用。

（2）根据 PFO 位置及直径大小，选择合适的输送鞘和封堵伞。

（3）常规右侧股静脉穿刺置入血管鞘，静脉注射肝素 100U/kg。

（4）经血管鞘置入输送鞘管和超滑导丝。

（5）将 PFO 封堵伞通过输送鞘管送至右心房及上腔静脉，经卵圆孔将导丝及鞘管送入左心房，释放封堵伞的左伞面，适度牵拉鞘心，使得封堵伞的左伞面贴壁，在食管超声监测下确定封堵伞的位置，之后释放右伞。

（6）推拉试验确定封堵伞位置稳定，超声动态监测 PFO 封堵伞、伞形、有无残余分流，二尖瓣、三尖瓣组织是否受压，心电图是否仍为窦律且无明显传导阻滞后，完全释放封堵伞并撤出输送系统。

三、房间隔缺损封堵术

房间隔部位的先天性缺损，导致左、右心房之间直接交通和血液分流的病变，称为房间隔缺损（ASD），是最常见的先天性心脏病之一，发病率位于先天性心脏病的第二位。在我国发生率占成人先天性心脏病的 20%～30%，根据 ASD 胚胎学发病机制和解剖学特点将 ASD 分为继发孔型房间隔缺损和原发孔型房间隔缺损，继发孔型房间隔缺损多见，发生率达 60%～70%。大多数缺损较轻的儿童一般无症状，不影响日常活动，至青春期以后多数会出现症状，缺损较大的患者随着年龄的增长发生充血性心力衰竭和肺动脉高压的概率增大。目前，以经皮导管为基础的封堵术已成为继发孔型 ASD 介入治疗的首选方法。

（一）适应证

（1）年龄≥3 岁。

（2）继发孔型 ASD 直径≥5mm，伴右心容量负荷增加，≤36mm 的左向右分流 ASD。

（3）缺损边缘至冠状静脉窦，上、下腔静脉及肺静脉的距离≥5mm；至房室瓣≥7mm。

（4）房间隔的直径大于所选用封堵伞左心房侧的直径。

（5）不合并必须外科手术的其他心脏畸形。

（6）外科手术后的残余缺损。

（7）心房水平左向右分流或以左向右为主的分流。

（二）禁忌证

（1）ASD 合并严重肺动脉高压，出现明显的右向左分流。

（2）原发孔型 ASD。

（3）混合型 ASD。

（4）较大的下腔静脉型及上腔静脉型 ASD。

（5）超出封堵器适应范围的巨大 ASD。

（三）操作流程简介

（1）局麻或全麻下行右股静脉穿刺置管，向患者耐心解释，消除患者紧张情绪。

（2）常规行右心导管检查，协助患者吸氧，指脉氧、心电监测。

（3）经导管置入置换导丝，将前端置于左上肺静脉，沿该导丝送测量球囊导管至房间隔缺损处，造影确定房间隔缺损直径。

（4）选择适宜的封堵器，安装于输送器内芯的前端。

（5）将相应直径的输送鞘管送入左心房，再将封堵器送入左心房，待封堵器的左心房侧盘及腰部张开后，回撤输送器内芯，在超声监视下使左心房盘与左心房壁充分相贴，腰部完全卡于房间隔缺损处。

（6）经超声证实封堵器位置合适后，松开输送器内芯将封堵器释放，撤出输送装置。

（7）术后重复右心导管检查及肺动脉造影，证实疗效。

（8）撤出导管、鞘管。压迫穿刺部位，止血后加压包扎。

四、室间隔缺损封堵术

室间隔缺损（VSD）是指左右心室间隔的完整性破坏，导致了左右心室的异常交通，绝大多数为先天性，少数为后天性。它可单独存在，也可为复杂心内畸形的组成部分之一，如法洛四联症、完全性房室管畸形、大动脉转位等。后天性室间隔缺损包括外伤引起的室间隔破裂，急性心肌梗死伴发的室间隔穿孔，其通常为肌部缺损，后天的 VSD 常因缺损口较大引起急性血流动力学障碍，病死率很高。随着微创手术的发展，介入封堵术目前已经成为具有适应证患者首选的治疗手段。

（一）适应证

（1）膜周部 VSD　①年龄通常≥3 岁，体重≥10kg；②对心脏有血流动力学影响的单纯性 VSD；③VSD 上缘距主动脉右冠瓣≥2mm；④无主动脉右冠瓣脱入VSD 及主动脉瓣反流。

（2）肌部 VSD，通常直径>5mm。

（3）外科术后残余分流。

（4）外伤性或急性心肌梗死后室间隔穿孔。

（二）禁忌证

（1）较大 VSD，封堵器放置后会影响主动脉瓣、房室瓣功能，影响左心室流出道与右心室流出道者，或者影响传动系统功能者。

（2）未控制的感染性心内膜炎，或存在其他感染性疾病。

（3）封堵器安置处有血栓存在，导管、导丝可能经过的路径中有血栓形成。

（4）合并其他不适合介入治疗疾病者，如肝肾功能不全、心功能不全、新发生的脑血管意外、出血性疾病。

（三）操作流程简介

（1）消毒、铺巾，连接压力监测仪，抽取造影剂，予地塞米松静脉推注，台上给肝素盐水。

（2）穿刺股动脉、股静脉，给予肝素（100U/kg）。

（3）用猪尾导管测左心室压→左心室造影→测量 VSD。

（4）用端孔或 JR 造影管或切割猪尾导管通过 VSD→导丝通过 VSD，观察心电变化。

（5）从股动脉送入鹅颈圈套器，将泥鳅导丝从 VSD 套入到右心室，股静脉→体外，建立动脉→VSD→静脉的动静脉轨道。

（6）根据测量值和超声选择合适的 VSD 封堵器和输送鞘。

（7）经股动脉送入鞘及输送伞，并释放 VSD 封堵器。

（8）造影及超声评价无误后，释放伞，回收输送鞘及钢缆。

（9）穿刺部位压迫止血包扎，回病房。

五、护理要点

（一）术前护理要点

同本章第一节心导管检查的检查前护理要点。

（二）术后护理要点

同本章第一节的检查后护理要点（1）～（4）。

（5）围手术期抗感染治疗。封堵器易损伤心内膜以及心房血流缓慢，细菌易滞留、繁殖而引起心内膜感染。术后常规遵医嘱给予抗生素治疗可预防其发生，一旦出现后，应遵医嘱给予大剂量抗生素治疗并协助医生行外科手术治疗。

（6）术后复查心电图、超声心动图，必要时复查心脏 X 线平片，主要观察封堵器是否在位，是否有残余分流，肺动脉压力是否恢复正常，动脉血压是否正常，左心室是否扩大，根据相关病情进行相应的治疗。

（7）出院后 1 个月、3 个月、6 个月至 1 年需要来医院复诊。

（8）根据先心病介入治疗后常见的症状进行对症处理。

（三）负性效应的观察与护理

并发症包括出血及局部血肿、感染、低氧血症、血栓形成，详见本章第一节心导管检查。其他并发症如下。

1. 封堵器脱落

封堵器脱落发生率约为 0.3%，主要由封堵器选择不当、个别操作不规范造成，特别在释放封堵器时易发生。术后护理时应限制患者剧烈活动，如出现晕厥、呼吸困难、严重心律失常，应及时做胸部 X 线检查，确定封堵器是否脱落，如已脱落，需协助医生行心导管术取出，否则需紧急行开胸术。

2. 血栓形成

由于封堵器是网状结构异物以及心房血流缓慢，所以容易形成血栓，尤其合并房颤的患者。少数患者会出现头痛，严重者伴呕吐、恶心，可有肢体麻木、耳鸣、听力下降、偏盲。发生血栓，应遵医嘱给予抗凝药物（肝素、华法林）治疗；绝大多数血栓会消失，必要时协助医生行溶栓治疗或手术取栓。

3. 残余分流

不同厂家生产的封堵器残余分流的发生率不同，可能与封堵器选择不当、封堵器主动脉盘片贴壁不良或持续高血压不能控制有关。少量残余分流，未发生溶血，不必立即处理，可以观察，通过降低血压来降低主-肺动脉压差来减少分流，随着封堵器的内血栓形成、机化，残余分流可逐渐闭合；一般可协助医生采用弹簧圈将残余分流封堵；发现残余分流明显或影响到正常心脏内结构，需协助医生行外科手术取出封堵器。

4. 心律失常

ASD 多在术后早期出现房性心律失常，可偶发。一般无需处理，应继续观察，术后 1～2 个月后消失；频发者需遵医嘱药物治疗和心电监测，向患者做好解释，解除患者紧张、焦虑心理。

VSD 术后出现三度 AVB 时，若心率在 55 次/min 以上，心电图 QRS 在 0.12s 以内，遵医嘱使用激素治疗，严密观察。心室率过慢或出现阿-斯综合征时，协助医生安置临时心脏起搏器，3 周后如仍未见恢复，需协助医生安置永久起搏器。

5. 溶血

溶血是 PDA、VSD 封堵术后一种严重并发症，一般发生在术后 24h 内，为机械性溶血，发生率<0.8%，可能与封堵器选择不当、封堵器主动脉盘片贴壁不良或持续高血压不能控制有关，导致残余分流。临床表现：术后 4～6h 出现酱油色尿，伴有发热、黄疸、血红蛋白下降、腰背疼痛等。护理措施：准确记录 24h 出入量，鼓励患者多饮水。发现异常及时汇报医师，遵医嘱给予碳酸氢钠静脉滴入，碱化尿液，保护肾脏。治疗后，若患者病情不能缓解，出现持续发热、溶血性贫血及黄疸加重等，应及时请外科处理。

6. 主动脉-心房瘘

主动脉-心房瘘为 ASD 封堵术罕见的较为严重的并发症，主要表现为持续性胸痛、心悸，也有心功能不全的症状。它主要是封堵器盘片与主动脉壁发生摩擦所致，可能与缺损位置较偏、残端较短、封堵器偏大有关。护理时可协助医生使用封堵器对缺损进行封堵，也可协助医生进行外科修补。

7. 降主动脉狭窄

多见于婴幼儿，系较大封堵器动脉侧的盘片突入相对细小的降主动脉造成的，婴幼儿介入治疗时应考虑。通过连续测压、体表超声心动图检查可及时发现。如果出现压差应及时更换合适的封堵器，5mmHg 以下压差一般无须处理，5mmHg 以上压差时应协助医生更换封堵器，狭窄较重时要考虑外科手术。

8. 血小板减少

血小板减少多发生在巨大 PDA 患者，特别是残余分流明显者。术后次日出现皮下出血点，下肢多见，可能与血小板过多消耗有关。对于巨大 PDA，在术后可遵医嘱使用止血药预防。对于 PDA 封堵术后出现的血小板减少，应立即停用抗血小板药物，必要时可给予激素及碱化尿液等。

9. 一过性高血压

PDA 患者术后 24h 内容易发生高血压反应，多呈一过性。因此，术前应测患者基础血压，以便与术后血压相比较，术后应监测血压 24h，每小时测 1 次，发现血压升高明显，应立即汇报医师。对于血压升高明显者，可遵医嘱使用尼卡地平或硝普钠静脉滴注控制血压。

第三节 · 心瓣膜成形术

一、经皮肺动脉瓣球囊成形术

经皮肺动脉瓣球囊成形术（PBPV）是穿刺股静脉将球囊导管置于狭窄的肺动脉瓣口，利用球囊扩张的机械力量使粘连的肺动脉瓣叶交界处分离，以解除或缓解肺动脉瓣口狭窄。达到解除或降低右心室流出道阻力的目的。

（一）适应证

（1）单纯性肺动脉瓣狭窄或同时合并有继发性流出道狭窄，右心室与肺动脉之间收缩期跨瓣压力阶差≥30mmHg。

（2）发育不良型肺动脉瓣狭窄。

（3）严重肺动脉瓣狭窄伴心房水平右向左分流。

（4）复杂型先天性心脏病姑息疗法，以缓解发绀。

（5）肺动脉狭窄，外科手术后再狭窄。

（6）肺动脉闭锁者，可先用激光打孔或射频导管打孔后，再行球囊导管扩张术。

（二）禁忌证

（1）单纯肺动脉瓣狭窄但分型为Ⅲ型（肺动脉瓣"沙漏样"畸形伴瓶样瓣窦，瓣口水平肺动脉瓣狭窄，瓣口偏离中心，瓣窦深）。

（2）肺动脉瓣发育不良，心血管造影显示瓣膜明显增厚，活动度差，无瓣膜窦，合并有瓣上狭窄，无肺动脉干的狭窄后扩张。

（3）肺动脉瓣二叶畸形的肺动脉瓣狭窄。

（4）极严重的肺动脉瓣狭窄合并重度心力衰竭，应立即行外科手术。

（5）其他全身性原因不宜行心导管介入治疗者，如血小板减少等。

（三）操作流程简介

（1）常规右心导管检查及右心室造影，明确肺动脉瓣口及环的内径。

（2）选择直径适当大小的球囊导管。

（3）全身肝素化。

（4）送肺动脉导管前端至左下肺动脉远端，经导管送入导丝，前端超出导管端部，撤出导管。

（5）沿导丝送入扩张管，扩张血管穿刺口，沿导丝送入球囊导管至中心位于狭窄部位。

（6）用低浓度造影剂充盈球囊，待球囊切迹消失后维持压力 6～10s，然后抽瘪球囊，效果不满意可重复 2～3 次，每次间隔 3～5min。

（7）撤出球囊导管，重复右心室造影、测肺动脉瓣上及瓣下压差与心排血量。

（8）拔出导管、鞘管，压迫穿刺部位，止血后加压包扎。

（9）即刻疗效的评价。PBPV 良好的即刻效果已得到肯定，跨肺动脉瓣压力阶差（ΔP）为判断手术是否成功的主要指标，Negent 认为术后 $\Delta P \leqslant 25mmHg$ 为优，ΔP 25～50mmHg 为良，＞50mmHg 为差，目前大多采用术后即刻 $\Delta P \leqslant 36mmHg$ 作为首次 PBPV 成功的指标。

二、经皮二尖瓣球囊成形术

经皮二尖瓣球囊成形术（PBMV）是将球囊导管经皮穿刺血管输送至狭窄的二尖瓣口，用稀释造影剂充盈球囊产生膨胀力，使粘连的瓣叶连合处分离以扩大狭窄的二尖瓣口，达到减少左心房血流阻力的目的。

（一）适应证

（1）单纯二尖瓣中、重度狭窄，症状明显，且心律为窦性心律。

（2）瓣膜无明显变形，无严重钙化，无瓣下结构异常。

（3）超声心动图检查，左心房内无血栓，瓣膜面积小于 $1.5cm^2$。

（4）心导管检查左心房平均压＞11mmHg，二尖瓣跨瓣压差＞8mmHg。

（二）禁忌证

（1）风湿活动，体循环栓塞及严重心律失常。

（2）瓣叶明显变形，瓣下结构严重异常者。

（3）中度以上二尖瓣及主动脉瓣反流者。

（三）操作流程简介

（1）常规经皮股动脉、股静脉分别插入导管鞘。再分别插入猪尾导管、端孔导管。

（2）通过静脉系统，经下腔静脉至右心房，穿刺房间隔，测左心房压。

（3）送引导球囊扩张导丝更换 14F 扩张器扩房间隔。

（4）撤出扩张管更换球囊导管于左心房内，将球囊置于二尖瓣口。

（5）用稀释造影剂快速充盈球囊，扩张二尖瓣口。

（6）扩张完毕，球囊退至下腔静脉，做右心导管及左心室造影。

（7）撤出导管、鞘管，压迫止血，加压包扎。

（8）经皮二尖瓣球囊成形术（PBMV）成功的标准：①瓣口面积较术前明显增大；②心功能即血流动力学改善；③无严重的并发症发生；④心导管测量左心房平均压$<11mmHg$，二尖瓣平均跨瓣压差$\leq6mmHg$。

三、护理要点

（一）术前护理要点

同本章第一节心导管检查前护理要点。

（二）术后护理要点

同本章第二节先心病介入治疗术后护理要点（1）～（7）。

（8）根据心瓣膜成形术后常见的症状进行对症处理。

（三）负性效应的观察与护理

并发症包括出血及局部血肿、感染、低氧血症、血栓形成，详见本章第一节心导管检查。其他并发症如下。

1. 心律失常

（1）快速性室上性心律失常如持续存在，可遵医嘱给予药物，兴奋迷走神经或行同步电复律。

（2）若心动过缓持续存在，可遵医嘱使用阿托品或异丙肾上腺素提高心率，必要时协助医生行心脏临时起搏置入术。

（3）术后房室传导阻滞仍存在，可能与球囊过大损伤传导束有关，可遵医嘱使用皮质激素。罕有传导阻滞不恢复，如不恢复者，考虑安装永久心脏起搏器。

2. 肺动脉瓣关闭不全

为 PBPV 常见并发症，发生率为 $10\%\sim60\%$，与球囊选择过大有关。多数为轻中度，很少引起临床症状。多数病例可在术后一段时间内消失，少数发展为中度关闭不全，可能需要手术修补。

3. 三尖瓣关闭不全和右心衰竭

较少发生，发生率$<0.2\%$。与球囊过大、过长，损伤腱索或瓣膜有关。急性严重三尖瓣关闭不全，甚至可造成急性右心衰竭。紧急处理心衰的同时可能需协助医生手术修补。

4. 反应性右心室漏斗部狭窄

部分患者在 PBPV 后，虽然瓣口梗阻已解除，但右心室压力下降不满意，这是由于发生反应性漏斗部狭窄所致。因连续压力曲线显示肺动脉与漏斗部压差已解除，而漏斗部与右心室入口之间存在压力阶差。反应性漏斗部狭窄常发生于严重肺动脉高压、扩张球囊过大、过度刺激右心室流出道等。在较严重的肺动脉瓣狭窄的病例，增高的右心室压力可使流出道的肌肉代偿性肥厚，当狭窄的瓣膜解除后，右心室压力骤降，代偿性肥厚的部分在右心室强力收缩时造成完全性阻塞，严重者可发生猝死。右心室流出道的刺激或过大的球囊损伤右心室流出道则可引起右心室流出道的痉挛。PBPV 术后的漏斗部反应性狭窄多不需外科手术治疗，一般术后 1～2年消失。有人认为这是流出道激惹、痉挛所致，可遵医嘱使用普萘洛尔治疗。

5. 心脏压塞

心脏压塞是 PBMV 最常见的严重并发症之一。原因：①房间隔穿刺时穿破右心房壁；②扩张房间隔时穿破左心房壁；③球囊导管操作过程中穿破左心房壁。护理措施：若发生心脏压塞，则应立即协助医生行心包穿刺，置管引流。

6. 二尖瓣关闭不全

二尖瓣关闭不全为 PBMV 常见并发症。原因：瓣叶撕裂、腱索断裂、瓣叶穿孔、乳头肌损伤而出现暂时的乳头肌功能失调。护理措施：一旦发生严重二尖瓣关闭不全，应遵医嘱给予减轻后负荷药物，减少二尖瓣反流量。

第二十三章 ▶▶ 电生理射频消融术与护理

第一节 · 电生理检查

电生理检查是用导管电极直接、间接接触心房，记录心脏电活动，评估心脏电活动或功能的检查。应用于各种心律失常诊疗，帮助医生确定引起心律失常的异常部位，明确心律失常的机制，诊断心律失常和评价治疗效果。心脏电生理检查包括食管心房调搏和心内电生理检查。

一、食管心房调搏

食管心房调搏是无创性检查，是通过口腔或鼻腔将食管导管电极送入食管前壁与左心房后壁紧贴的部位，即距鼻孔 35cm 左右，通过导管电极刺激食管达到间接刺激心房获得电生理数据的检查方法。该检查操作方便简单，结果可靠，费用便宜，安全性强，可普及。

（一）临床应用范围

（1）窦房结功能的测定。

（2）传导系统不应期的测定。

（3）诊断隐性预激、多旁道预激，为治疗方案的选择提供依据。

（4）用于终止室上速，发现室上速的病变部位，为室上速的治疗和预后提供依据。

（5）诊断某些特殊的生理现象，如隐匿性传导、超常传导、房室结双通道及裂隙现象。

（6）临时起搏器的功能。

（二）禁忌证

（1）急性上呼吸道炎症。

（2）主动脉瘤。

（3）高血压患者。

（4）严重心脏病疾患或因其他疾病，致使身体情况极度衰弱及恶病质者。

（三）操作流程简介

（1）电极导管的放置　取食管电极导管，在导管顶端涂抹适量的消毒液状石蜡，将电极导管从患者一侧鼻腔送入食管。对于咽反应敏感者，可向咽部喷少量的利多卡因。

（2）电极导管定位　电极导管插入的长度按身高计算，为（身高＋200cm）/10cm，相当于左心房水平，电极导管的尾端与心电图导联相连，确定导管位置合适后用胶布在鼻翼上固定好导管。

（3）心房刺激　用连接线将电极导线尾端与刺激仪输出端相连，感知连接线的两端连接于右下肢和右上肢或胸前导联，通过刺激脉冲发放检测窦房结及房室结功能。

（四）护理要点

（1）需进行射频消融术的室上速和预激综合征患者，术前需行经食管心房调搏评估异位搏动点的位置，给消融方案的选择提供依据；需注意，对于室早和室速的患者，术前不能行经食管心房调搏，因为可能出现经食管调搏诱发了恶性心律失常无法终止导致猝死。

（2）超速心房起搏突然终止可能出现长的停搏，发生阿-斯综合征，需密切关注。

（3）快速心房刺激可能诱发房扑、房颤，一般无需处理，能自行复律。但需警惕原是预激综合征的患者，预激伴房颤，可能会影响血流动力学，需立即同步电复律进行急救处理。甚至可能演变为室颤，危及生命。

（4）快速心房刺激可能会诱发室速，影响血流动力学，需立即停止操作。

二、心内电生理检查

心内电生理检查是有创性检查，是临床用于诊断异常和复杂的心律失常的一种方法，通过股静脉或者锁骨下静脉穿刺进入静脉系统，将导管电极放置于心腔内希氏束、冠状窦、右心房上部或右心室尖部的2～3个部位，记录自身心律或起搏心律的心内活动数据，再综合临床表现和特征，分析术前诊疗的准确性和客观性。

（一）临床应用范围

（1）确定房室传导阻滞在希氏束以上或以下，判断预后和安置起搏器的必要性。

（2）判断宽大 QRS 波群，是室上性心动过速伴室内差异传导或是室性心动过速。

（3）鉴别假性房室传导阻滞，即隐匿性交界区异位激动。

（4）对传导紊乱的预激综合征进行分型。

（5）希氏束心电图记录是其他电生理研究的基础。

（6）标测定位，非药物治疗。

（二）禁忌证

（1）严重心功能不全。

（2）长 Q-T 间期且伴室性心动过速。

（3）全身感染、局部化脓、细菌性心内膜炎。

（4）出血性疾病和严重出血倾向。

（5）严重肝肾功能障碍、电解质紊乱、恶病质。

（6）不具备心电生理检查条件。

（三）操作流程简介

（1）穿刺　常规消毒和铺无菌巾后，用 1% 利多卡因进行局部麻醉，经皮进行股静脉穿刺，进入静脉系统，将导管经下腔静脉到达右心室。

（2）持续肝素化　静脉穿刺成功后，予肝素静脉给药。

（3）电极导管的放置　通常需要将电极导线放置在高位右心房侧壁、右心室心尖部、冠状静脉窦和希氏束区域。特殊情况，还需要在特殊部位放置电极导线。通常情况无需放置左心室电极，但是在右心室刺激或扫描不能诱发室速或者需进行左心室刺激和记录时，选择股动脉穿刺，将电极导线通过动脉系统到达左心室的各个部位。

（4）电信号的记录和分析　电极导线进行刺激，并通过多导电生理仪记录和分析不同部位和各种心律失常异常电活动信号，为心律失常和异常电活动现象的发生机制、准确诊断、治疗方法的选择和预后判断提供依据。

（四）护理要点

心内电生理检查需穿刺锁骨下静脉、颈内静脉或股静脉进入静脉系统，穿刺静脉可能导致的并发症有：①锁骨下静脉途径可能发生误入锁骨下动脉、气胸、胸腔积液、空气栓塞、气管穿孔等并发症；②颈内静脉途径可能发生空气栓塞、误穿颈总动脉、气胸等并发症；③股静脉途径可能发生误穿股动脉、穿过股动脉进入股静脉、局部伤口感染与血栓性静脉炎、下肢静脉附壁血栓脱落等并发症。需密切关注检查后负性效应，及时予以对症处理。

第二节 · 射频消融术

射频消融术是治疗快速性心律失常的有效方法之一，最早开始于 20 世纪 90 年代，目前成为治疗快速性心律失常的首选方法。该手术为微创手术，局麻下进行，创伤小，成功率 80%～95%，复发率为 1%～2%，对快速性心律失常起根治治疗作用，复发可再次手术治疗达到根治的目的。射频消融术通过 400kHz 至 3MHz 高频电流产生阻抗性热反应使折返环路的局部心肌脱水干燥、蛋白变性，发生凝固性坏死，由于阻抗性热反应作用范围较小，不会影响心脏功能，只会消除导致心动过速的异常通道，阻断折返环路，消除病灶，达到终止心律失常的目的。

一、适应证

（1）症状明显的室上速、预激综合征、房速、房扑（颤）等。

（2）药物治疗无效、不能耐受或长期接受药物治疗的室早、室速、室颤。

二、禁忌证

（1）急性心肌梗死。

（2）不稳定型心绞痛。

（3）严重感染或心衰。

三、操作流程简介

（1）先行电生理检查，分别对心房、心室进行刺激，通过多导电生理仪记录、分析不同部位和心律失常异常电活动信号，确定心动过速的发生机制或折返环路，操作流程同本章第一节。

（2）术中给予抗凝治疗，股静脉和动脉穿刺成功后，予肝素静脉给药。如果计划行房间隔穿刺术，则在穿刺成功后给予肝素。

（3）根据电生理检查的结果，将消融导管通过股静脉进入右心房、右心室；股动脉逆行穿过主动脉瓣进入左心室、左心房；或者主动脉狭窄行主动脉修补术的患者可经房间隔穿孔，通过左心房进入左心室，先进行标测，确定消融部位，再选择合适的能量进行消融，使心肌局部凝固性坏死，终止心律失常。

（4）结束消融后，拔除导管前，加快生理盐水输液速度，适当补充血容量，目的是防止术后拔管出现低血容量状态和（或）严重疼痛导致的迷走神经反射。

四、护理要点

（一）术前护理要点

（1）根据患者具体情况重点关注术前宣教和心理护理，有效减少患者的应激反应。

（2）协助患者完善相关检查和检验，特别是心脏彩超，电生理检查或24h动态心电图等。

（3）术前72h停用抗心律失常药物，指导患者床上排尿、便，深呼吸、屏气、咳嗽。

（4）告知患者术中可能会出现心慌、心跳刺激性感觉，与术中需要使用实验性药物和进行电生理检查有关。术中进行消融放电时，会有疼痛的感觉，告知患者这属于正常现象。

（二）术后护理要点

（1）与导管室工作人员进行交接。交接内容：①交接患者神志、精神、生命体征、手术伤口、术肢活动、肢端血运情况及受压皮肤状况等；②交接病历和手术交接单等并签字；③交接患者术中情况和术后注意事项。

（2）密切关注患者生命体征和心律的变化，应予心电监测。

（3）因穿刺股动脉和股静脉，术肢制动 6～8h，非术肢肢体可适当活动，卧床12h。动脉穿刺处需持续沙袋压迫止血，密切观察术肢肢端血运情况、颜色、温度和足背动脉搏动。指导患者肢体制动期间进行主动踝泵运动，预防血栓形成。嘱患者多饮水，促进血液循环，减少血栓的形成。

（4）出院后 1 个月后复诊。

（5）根据射频消融术后常见的症状进行对症处理。

（三）负性效应的观察与护理

1. 射频消融术中导致的损伤

射频消融术中导致的损伤包括心肌损伤后综合征、心脏压塞、瓣膜损伤和冠状动脉损伤等。

（1）心肌损伤后综合征　是指心脏受到损伤后出现的以心包、胸膜和肺实质炎症为主要表现的综合征。心肌损伤后综合征多发生于介入治疗后 1 周至数周之内，表现为发热、呼吸困难、低氧血症、低血压、心包渗出、胸膜渗出、血沉增快和白细胞计数升高等。

（2）心脏压塞　是射频消融术最严重的并发症，发生率为 0.15％～0.39％。表现为烦躁、胸闷、呼吸困难、出汗、恐惧和意识模糊等，严重者甚至意识丧失及呼吸、心搏停止。

（3）瓣膜损伤　射频消融术过程中，为定位于理想消融靶点，需要多次弯曲、旋转，可能因为腱索相互缠绕导致腱索损伤甚至断裂，从而瓣膜出现不同程度的反流。

（4）冠状动脉损伤　与射频消融术中的点、线与冠状动脉走向有一定的相关性。心外膜消融时，消融点或线直接位于冠状动、静脉壁外，故消融时易损伤；心内膜消融也可能损伤冠状动脉；消融插管时可能引起冠脉痉挛和闭塞出现急性心肌梗死的症状，或者导管误入冠状动脉，导致冠脉急性缺血。

护理措施：进行患者术中情况交接，密切观察患者生命体征和主诉，必要时配合医生行心包穿刺引流。

2. 心律失常

（1）房室传导阻滞　是射频消融术治疗严重并发症之一，在希氏束附近进行消融时容易发生，多发生于房室结改良消融术、间隔旁路消融和左侧旁路消融。护理措施：一旦出现，配合医生转导管室或床旁置入心脏临时起搏器，前 3 天遵医嘱使用地塞米松 10mg，每日一次，观察 3～7 天。对于不能恢复正常者可能需要植入永久性人工起搏器进行治疗，配合进行相关护理。

（2）心室颤动　在射频消融术术中发生率为 0.3％～0.6％，主要因为导管刺激心室，超速或程控而终止心动过速，在易引起室性心动过速的部位放电，仪器接触不良而漏电等原因导致。护理措施：及时发现异常，一旦发生，立即予电除颤。

（3）心动过缓　常发生于术中和术后，如与血管穿刺、血管内操作、心腔内的导管操作所致或心房内放电以及术后压迫止血过重等导致的迷走神经反射有关，表现为血压低、心率慢、意识模糊，甚至呼吸、心搏骤停。护理措施：给予静脉注射阿托品、补充血容量、使用升压药物等。

（4）其他　肺静脉狭窄、心房-食管瘘和膈神经损伤、房性心动过速或心房扑动和心房-食管瘘是房颤射频消融术后的并发症，详见房颤射频消融术。

第二十四章

心房颤动介入治疗与护理

房颤是最常见的心律失常之一，并发症多且严重，因此需要采取积极的治疗。目前随着对房颤认知不断深入，房颤治疗方式逐渐增多。包括经皮导管消融、左心耳封堵、微创外科手术等。近二十年，房颤介入治疗取得快速进展，获得临床指南的肯定和推荐。

第一节·经皮导管射频消融术

经皮导管射频消融术是目前房颤最主要的治疗方法。长期随访结果显示，导管射频消融维持窦律的效果优于抗心律失常药物。荟萃分析结果显示，导管射频消融成功率为71%，而抗心律失常药物仅为52%。临床常用的消融方法包括节段性肺静脉电隔离、三维标测系统指导下环肺静脉电隔离、心房复杂碎裂电位消融三种，其中节段性肺静脉电隔离对阵发性房颤有一定效果，但对于持续性房颤、非肺静脉起源的房颤以及心房增大的患者效果不佳。三维标测系统指导下环肺静脉电隔离将环状标测电极应用于环形消融肺静脉前庭部，可大大提高房颤射频消融术的成功率。临床上单独行碎裂电位消融术的极少，常与环肺静脉隔离术作为一种复合导管射频消融术式在应用。以下手术过程以三维标测系统指导下环肺静脉电隔离为例。

一、房颤发生的机制

Haissaguerre 等的研究发现，多数触发房颤的异位激动来源于肺静脉，但诱发房颤的异位激动也可来源于左、右心房其他部位，包括上、下腔静脉，冠状窦等部位。呈肌袖状延伸至所有肺静脉口内 1～3cm 的心房肌是肺静脉起源异位激动的解剖和组织学基础，通过导管消融阻断肺静脉与心房之间的电连接，标测和消融肺静脉外异位兴奋灶可以有效预防房颤的发生。

二、适应证

（1）阵发性房颤发作时，症状明显的患者。

（2）反复发作、症状明显，且药物治疗无效的阵发性房颤患者。

（3）房颤伴有心力衰竭和左心室射血分数值降低的患者。

（4）症状明显的持续性或长程持久性房颤，并且药物治疗不能改善症状的患者。

三、禁忌证

左心房或左心耳位置有血栓形成。

四、操作流程简介

（1）局麻下穿刺左锁骨下或股静脉，将冠状窦电极导管送入冠状静脉窦，进行电生理检查。

（2）经右侧股静脉途径 2 次穿刺房间隔，分别从穿刺点各放置 1 根多功能长鞘管到左心房，用于放置标测导管及冷盐水灌注标测消融导管。

（3）房间隔穿刺后，静脉给予肝素。

（4）通过鞘管进行各肺静脉选择性造影。

（5）在三维标测系统指导下构建左心房三维解剖结构图，通过肺静脉造影及肺静脉口双电位标测结果确定肺静脉口。根据肺静脉造影及移动电极导管的走向确定心房和肺静脉的移行区和消融平面。

（6）根据心房向静脉内的电传导和静脉电位的激动顺序确定消融靶点并将每一点消融点在三维结构图上进行标记。

（7）行环肺隔离及心房内线性消融。消融的成功标准：手术的即刻成功标准是静脉电位消失，或虽然静脉内仍有电活动，但与心房内电活动分离。

五、护理要点

（一）术前护理要点

（1）指导患者完善术前检查，包括凝血酶原时间、超声心动图等；还需在术前行食管超声检查，确定左心耳位置有无血栓。若有血栓则无法手术治疗，需口服抗凝药物 1～3 个月溶栓。

（2）术前服用华法林维持国际标准化比值（INR）在 2.0～3.0 或者新型口服抗凝药物至少 3 周或行食管超声检查确认心房内无血栓方可手术。华法林抗凝达标者术前无须停药，维持 INR 在 2.0～3.0。新型的口服抗凝药利伐沙班、达比加群酯用于术前抗凝，优点是不需要 INR 监测，不需要常规调整剂量，较少食物或药物相互作用，原则上不用于严重肾功能不全者。

（3）向患者介绍射频消融术手术的目的、方法及注意事项，消除患者疑虑心理。对患者提出的问题耐心解答，缓解患者恐惧心理，使患者能够信任护理人员，缓解紧张情绪等。

（4）术前 3 天停用各种抗心律失常药物（5 个半衰期以上），消除药物对心肌细胞电生理特性的影响，从而减少手术中不能诱发心律失常的可能性。

（5）手术部位清洁和备皮，包括颈部、腋下、锁骨下静脉、双侧腹股沟等部位。

（6）术前在病房取下义齿、手及颈部的饰物交家属保管，贴身穿病服或开衫衣服。

（7）术前晚保证充分睡眠，如入睡困难时，告知医生或护士，必要时用药促进睡眠。

（8）术日当天进食清淡、易消化食物，避免过饱。

（9）术前 1 天，指导患者床上大小便，避免术后尿潴留的发生。手术前确定患者如厕后再上手术台。患者入心导管室后，铺暂空床、备好心电监测仪。

（二）术后护理要点

（1）与导管室医务人员进行交接。交接内容：①交接患者神志、精神、生命体征、手术伤口、术肢活动、肢端血运情况及受压皮肤状况等；②交接病历和手术交接单等并签字；③交代患者术中情况和术后注意事项。

（2）术后常规行床旁 12 导联心电图，发现异常报告医生。遵医嘱给予心电监测。

（3）指导患者半流质食物或软食，告知其不宜食用辛辣或刺激性食物，少食多餐。术后根据患者恢复情况进行合理的康复锻炼，避免下肢深静脉血栓形成，患者术肢制动 6~8h，若穿刺部位为股动脉，则穿刺处予 1kg 的沙袋持续压迫 4~6h，卧床 12h。

（4）术肢制动期间，为防止静脉血栓形成，指导患者做踝泵运动。遵医嘱皮下注射抗凝药物，预防血栓形成。严密观察肢体末梢循环及足背动脉搏动情况，如足背动脉搏动无法触及，两侧肢体温度不同，皮肤变白，一侧肢体出现麻木、疼痛的症状，可能出现下肢动脉或静脉栓塞，需行血管超声确诊。

（5）护士需每隔 1h 巡视患者至少 1 次。巡视时，观察穿刺部位有无血肿、渗血，询问患者有无不适。密切观察患者有无心律失常的发生。

（6）复律后，伴高脑卒中风险 [CHA_2DS_2-VASc≥1 分（男）或≥2 分（女）] 的患者，复律后需终身抗凝治疗；若患者脑卒中风险低 [CHA_2DS_2-VASc 0 分（男）或 1 分（女）]，但房颤发作≥48h，复律后抗凝治疗 4 周即可；若患者脑卒中风险低且房颤发作<48h，复律后是否需要以及抗凝治疗时间长短的问题，目前仍不确定，有待进一步研究。

（三）负性效应的观察与护理

1. 心脏压塞

心脏压塞的发生率为 1.2%~1.31%，与手术操作密切相关，一旦发生会迅速进展，极其凶险。术后 4h 内是发生心脏压塞的危险期。临床表现和护理措施同第二十一章第四节无导线起搏器植入术。

2. 迷走神经反射

迷走神经反射与手术刺激、容量不足、疼痛、精神因素等导致迷走神经兴奋有关。临床表现：血压骤降、心率减缓、恶心呕吐、大汗。护理措施：①术前有针对性地向患者及家属进行健康教育，使患者消除陌生及恐惧心理，处于接受治疗的最佳心理状态；②术中常规遵医嘱给予 0.9％生理盐水 500mL 静脉滴注，根据患者出汗等具体情况，维持有效循环血容量；严密观察患者有无面色苍白、大汗淋漓、心率减慢、血压下降等迷走神经反射症状；③拔管前遵医嘱给予充分的局部麻醉，有助于缓解疼痛；④一旦发生迷走神经反射，心率快速降低，遵医嘱静脉注射阿托品 0.5～1mg，必要时可再次追加阿托品 0.5～1mg。血压明显降低时，快速补充血容量，遵医嘱用升压药。

3. 出血

出血与医源性和患者身体状况等因素密切相关，如未被及时发现，可能导致血肿、失血性贫血等问题，引发严重后果。护理人员对此要有充分的认识，及时发现出血，避免不良后果。护理措施：①密切观察穿刺点及周边状况，确定活动性出血后遵医嘱给予压迫止血，压迫处为穿刺点沿血管向上走行约 2cm；②必要时可加强压迫，胶布与沙袋联合应用，检查足背动脉搏动情况，压迫过程中术肢需制动；③压迫止血有可能导致下肢供血不足，因此需密切观察皮肤变化，同时要注意防止动脉血栓形成。

4. 血栓栓塞

血栓栓塞包括脑、冠状动脉及周围血管的栓塞，其中主要是脑卒中或短暂性脑缺血发作，它是房颤消融手后的严重并发症，发病率为 0.2％～1.4％。护理措施：术后遵医嘱使用抗凝药物。术肢制动时，需协助患者进行踝泵运动，主动运动的效果优于家属协助的被动运动，非术肢无需制动，需在床上进行活动。多饮水，促进血液循环，减少血栓的形成。发现血栓或栓塞征兆要第一时间进行处理，如下肢出现疼痛、苍白、动脉搏动减弱或消失、肢体麻木或运动障碍等症状；警惕脑梗死的症状，如意识障碍、肢体活动障碍及口齿不清。严密观察肺栓塞的相关症状，如气促、胸闷、咯血、呼吸困难、低氧血症等。一旦发现有栓塞存在，则需迅速采取抢救措施，必要时协助医生进行血管内溶栓处理。

5. 心房-食管瘘

心房-食管瘘发生率为 0.05％。发生率低，但其预后极差，病死率极高。心房-食管瘘可能是多种原因的共同作用，包括射频的能量和温度、消融导管的面积、解剖差异、机械损伤、术后感染等，也有可能是射频能量破坏了支配食管的小动脉引起食管局部缺血坏死。临床表现：①最初的症状为乏力，不明原因的发热，白细胞计数升高。②继之出现脓毒血症，或多发性脑栓塞、气栓、心肌梗死等。以及可伴有大量呕血，甚至昏迷、死亡。一旦患者出现症状，进展极快。故对于房颤射频消融术后出现持续高热、心包炎样胸痛、多发性栓塞症状的患者须高度警惕心房-食管瘘的可能。对于疑似心房-食管瘘的患者，禁止经食管进行超声心动图及胃镜检查，否则可能造成气栓，使病情恶化，甚至猝死。胸部增强 CT 扫描可作为确诊方法，并有助于观察有无纵隔积气，其他无创性检查如 MRI 等有助于诊断。一旦确诊心房-食管瘘，遵医嘱抗感染治疗的同时应协助医生尽早封闭瘘口。

6. 肺静脉狭窄

肺静脉狭窄的并发症在 $0.3\%\sim3.4\%$。肺静脉狭窄症状的严重程度与狭窄血管的支数及狭窄程度有关。单支程度较轻的肺静脉狭窄通常并无症状，而单支完全闭塞或多支肺静脉同时狭窄则多数有症状。临床表现：①最常见为呼吸困难，症状轻者仅在活动时出现，症状重者，静息时亦可出现，大多数呈进行性加重；②咳嗽，通常呈持续性；③胸痛、痰中带血、低热、反复发作且抗生素治疗无效的肺部感染。症状出现的时间相差较大，术后第 1 周即可出现，而晚的则在术后 6 个月时出现。护理措施：对无症状肺静脉狭窄，目前主要采用药物抗凝治疗。症状性肺静脉狭窄可协助医生行肺静脉球囊扩张和支架植入术，必要时可采用外科手术治疗。

7. 膈神经损伤

各种消融手段均能引起膈神经损伤，发生率为 $0.1\%\sim0.5\%$。尽管膈神经损伤的发生率较低，且极少致死。绝大多数膈神经损伤的患者无临床症状，可能的临床症状有呼吸困难、咳嗽、呃逆等，一些患者可发展为严重的肺病，如胸膜渗漏、肺部感染、甚至需要呼吸机支持。

8. 心律失常：房速或房扑

术后房速、房扑的发生率文献报道不一，为 $5\%\sim25\%$，其中部分房速或房扑会在术后 $3\sim6$ 个月自行恢复。文献推测术后房速发生的机制主要与消融术后早期心房肌细胞水肿、炎症反应、心房肌细胞不应期不均一、心脏自主神经功能不平衡有关。研究表明，部分消融术后左心房房速可能在消融术后 $2\sim5$ 个月内自行消失，所以一旦消融术后发生左心房房速，并不一定需要马上进行再次消融治疗。

9. 假性动脉瘤

假性动脉瘤是常见的并发症之一，其发生率是 0.53%，常发生于术后 $2\sim5$ 天，临床表现和处理措施同第二十章第一节冠状动脉造影检查的负性效应。

10. 气胸、血气胸

可发生于术中或术后，与锁骨下静脉穿刺时伤及胸膜有关。临床症状：胸闷、气短、呼吸时胸痛、胸部不适伴咳嗽，X 线显示肺压缩，必要时协助医生穿刺引流。

11. 其他并发症

心肌损伤、瓣膜损伤、冠状动脉损伤、射频消融术中及术后心律失常详见第二十三章第二节射频消融术中负性效应的观察与护理。

第二节 · 左心耳封堵术

房颤与缺血性脑卒中的发生密切相关。因此，脑卒中的预防是房颤的核心治疗策略之一。既往研究发现，房颤并发脑卒中的主要原因是左心耳内血栓的形成和脱落，在非瓣膜病性房颤脑卒中患者中，高达 90% 的栓子来源于左心耳。因此，封堵左心耳，防止左心耳血栓形成与脱落，是预防房颤患者缺血性脑卒中发生的一种有效治疗方式，特别是为华法林治疗禁忌的患者提供了一种可选的治疗手段。

一、适应证

（1）非瓣膜病性房颤，年龄＞18 岁，房颤发生时间＞3 个月，或长期持续性房颤及永久性房颤患者。

（2）CHA_2DS_2-VASc 评分 ≥2 分；HAS-BLED 评分≥3 分；且长期服用阿司匹林、氯吡格雷。

（3）有华法林应用禁忌证或无法长期服用华法林。

（4）有脑出血史或缺血性脑卒中史者，存在华法林应用禁忌证，其年龄也可适当放宽。

（5）左心耳封堵术相对于华法林等其他抗凝药安全性更高，降低脑卒中发生率，并且对于有抗凝禁忌证、高龄、高出血风险等患者而言，左心耳封堵术有望成为预防脑卒中的首选治疗方案。

二、禁忌证

（1）左心房内径＞65mm、经食管超声心动图发现心内血栓/左心耳浓密自发显影、严重二尖瓣病变及心包积液＞3mm 者。

（2）预计生存期＜1 年的患者；低脑卒中的风险（CHA_2DS_2-VASc 评分 0 或 1 分）或低出血风险（HAS-BLED 评分＜3 分者）。

（3）需要华法林抗凝治疗的除房颤外其他疾病者。

（4）存在卵圆孔未闭合并房间隔瘤和右向左分流，升主动脉/主动脉弓处存在复杂可移动、破裂、厚度＞4mm 的动脉粥样硬化斑块者。

（5）有胸膜粘连（包括曾经做过心脏手术、心外膜炎及胸部放疗）者。

（6）需要接受择期心外科手术者。

（7）左心室射血分数＜35% 或纽约心功能分级 IV 级且暂未纠正者。

三、操作流程简介

（1）取平卧位，常规消毒铺巾，使用 1% 利多卡因对右侧腹股沟进行局部麻醉。

（2）穿刺股静脉，输送扩张管、鞘管至右心房。

（3）用穿刺针进行房间隔穿刺，房间隔穿刺一般是在卵圆窝的下后部分，有利于左心耳封堵轴向能够得到很好的保证。

（4）穿刺成功过后，静脉给予肝素，防止术中出现血栓栓塞事件。

（5）进入左心房以后，用输送鞘管输送猪尾导管，寻找左心耳位置。通过 DSA 造影确定左心耳位置及形态，同时结合食管超声情况，综合判断左心耳开口直径和工作深度，选择合适的封堵伞。

（6）封堵伞在体外排气后，沿着输送器输送到左心耳区域，按照要求进行释放。

（7）最后进行评估，通过造影和食管超声共同评估伞封堵的位置如何，有无分流，有无漏检等情况，综合判断是否满足释放原则，必要时回收封堵伞，重新释放。再复查造影或超声评估封堵伞的位置和情况（图 24-1）。

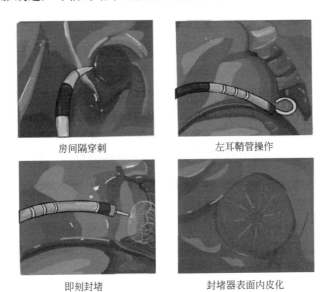

房间隔穿刺　　　　　　　　　　　左耳鞘管操作

即刻封堵　　　　　　　　　　　封堵器表面内皮化

图 24-1　左心耳封堵示意

四、护理要点

（一）一般护理要点

（1）术前遵医嘱执行抗生素皮试，并准备好术中及术后需要用的抗生素。

（2）术后每小时记录观察生命体征一次，特别注意心律、血压的变化。重视患者主诉，询问患者有无胸闷、心悸等不适，若出现胸闷、出冷汗、血压低、心率快、奇脉、心音低等异常情况，警惕并发症的发生，及时报告医生并协助处理。

（3）术后 4h 使用肝素皮下注射及华法林 2.5mg 每天 1 次抗凝治疗，并且监测出凝血功能，尤其是 INR，期间密切观察有无出血倾向，如牙龈出血、皮下瘀斑、消化道出血等，如有以上症状出现及时报告医生给予对症处理。

（二）负性效应的观察与护理

1. 心包积液和心脏压塞

美国全国性回顾性队列研究显示，心包积液和心脏压塞发生率分别为 2.9% 和 0.5%。心包积液和心脏压塞的发生与手术操作和封堵器有关，主要包括：①房间隔穿刺刺破心房或主动脉根部；②导丝或导管操作不当刺破左心房或心耳；③封堵器放置过程中操作不当导致前端刺破心耳；④封堵器牵拉或回收过程中用力过猛撕裂或划破心耳。因此，术中需动作轻柔缓慢，过程谨慎细心。心脏压塞的症状和护理措施详见第二十一章第四节无导线起搏器植入术。

2. 封堵器脱落

封堵器脱落是左心耳封堵术最严重的并发症之一，多发生在围手术期。器械脱落致栓塞的发生率约 0.24%。与封堵器选择不当、左心耳过大、封堵器放置太靠外和封堵器预装不稳固有关。封堵器脱落至胸主动脉或腹主动脉时，临床上可无表现，经胸超声心动图检查时发现。封堵器脱落至左心房或左心室内可引起二尖瓣功能障碍或左心室流出道梗阻，症状表现为心悸、胸闷等，严重者出现室性心律失常，甚至危及生命。封堵器一旦脱落应立即行外科手术治疗。

3. 空气栓塞

发生率为 5%，与无意中的空气注入、封堵器内仍有空气滞留、大气和心脏内部压力之间的梯度差导致空气侵入等因素有关。可能出现短暂的冠状动脉缺血、低血压、脑卒中，甚至死亡。护理措施：若微小栓塞，多可自行缓解，无需特殊处理；较严重的冠状动脉空气栓塞，需紧急协助医生行冠状动脉造影。

4. 血栓形成

既往研究显示，左心耳封堵术后的随访中发现封堵器上有血栓形成，封堵器械栓塞的时间可见于围手术期内，也可能发生于术后几个月。发生率为 2.0%～7.2%。封堵器相关血栓是左心耳封堵治疗的致命弱点，此时脑卒中和系统性栓塞的风险增加 3 倍。血栓形成与术前未抗凝或抗凝不充分、术中导管和导丝肝素化盐水冲洗不够、疏于活化凝血时间监测和补充肝素不及时、术前或术中左心房或左心耳内血栓未及时发现等因素有关。护理措施：一旦确诊血栓形成，应遵医嘱增强口服抗凝药强度、延长口服抗凝药治疗时间。同时增加随访时间，定期复查食管超声心动图（一般间隔 2～3 个月），直至血栓消失。

5. 封堵器残余分流

与闭合装置尺寸过小或过大、装置错位或移位、闭合装置植入浅（离轴）、左心耳开口高度椭圆化、内皮化不完全等因素有关。既往报告的封堵器残余分流发生率为 0～63%，取决于封堵器设备的类型和监测的频率、方式。护理措施：遵医嘱继续抗凝治疗，必要协助医生行第 2 次封堵。

6. 血管并发症

血管并发症包括穿刺部位出血、血肿、动静脉瘘、假性动脉瘤、深静脉血栓和感染，有荟萃分析结果显示其发生率为 8.6%。超声引导下的静脉穿刺是目前常用的穿刺方法，与触诊引导穿刺相比，超声引导下的静脉穿刺中，大大小小的血管并发症发生率都较低。血管并发症的症状和处理措施详见第二十章第一节冠状动脉造影检查。

第二十五章 ▶▶ 梗阻性肥厚型心肌病介入治疗与护理

梗阻性肥厚型心肌病（图 25-1）一般采用药物治疗减轻症状，对于药物难治的梗阻性肥厚型心肌病，建议采用室间隔减容治疗。外科室间隔切除术多年来一直是治疗梗阻性肥厚型心肌病的"金标准"。目前内科可采用介入治疗对室间隔进行减容治疗，如经导管冠状动脉室间隔酒精消融术、弹簧圈栓塞冠状动脉间隔支栓塞术和经皮心内膜肥厚室间隔射频消融术等改善流出道梗阻的现象，达到治疗梗阻性肥厚型心肌病的目的。介入治疗存在创伤小、恢复快等优势，目前在临床上广泛被应用。

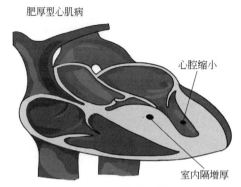

肥厚型心肌病

心腔缩小

室内隔增厚

图 25-1 肥厚型心肌病

第一节 · 经导管冠状动脉室间隔酒精消融术

经导管冠状动脉室间隔酒精消融术又称为无水乙醇室间隔栓塞术、化学消融术，1994 年，Sigwart 等在伦敦首次成功在患者的冠状动脉间隔支注入无水乙醇，成为外科室间隔肌切除术的替代疗法。化学消融术是在数字减影血管造影引导下通过导管向冠状动脉的间隔支内注入无水乙醇，造成局部心肌坏死，减少室间隔厚度或使其运动不能，从而减轻左心室流出道梗阻。该技术的缺点是术中不可控的错误注入，可引起心肌坏死及瘢痕形成。

一、操作流程简介

（1）在穿刺部位进行局部麻醉。

（2）通过股静脉穿刺进入静脉系统，植入临时起搏电极，连接临时起搏器，调整参数，用于保护性起搏。

（3）通过股动脉穿刺进入动脉系统，到达主动脉和左心室，监测主动脉和左心

276

室压力。

（4）将导引钢丝通过冠状动脉窦送至冠状动脉的靶间隔支，再沿导引钢丝将球囊送至靶间隔支的近段。

（5）球囊加压阻断血流后，通过中心腔注射超声发泡剂进行声学造影，观察有无交通支开放。加压球囊过程中观察压力阶差的变化，若压力阶差下降≥50%，即可注入无水酒精。

（6）最后通过冠状动脉造影确定冠脉有无损伤、间隔支阻塞和冠脉血流情况。

（7）拔出导管，穿刺处用纱布、绷带进行包扎，压迫止血。

二、护理要点

（一）一般护理要点

详见第二十三章第二节射频消融术。

（二）负性效应的观察与护理

1. 胸痛

室间隔支栓塞或室间隔消融导致心肌缺血，造成人为心肌梗死，一般表现为不同程度的胸痛、胸闷，持续数分钟至24h不等。护理措施：指导患者做深呼吸放松活动，对疼痛难以忍受者遵医嘱给予吗啡5～10mg镇痛，并观察疗效，严密观察心电图的变化，以便早期发现异常心肌梗死灶的发生。

2. 心律失常

（1）传导阻滞　高位室间隔区域缺血、缺氧坏死可以引起异位激动，间隔支血管阻塞和化学消融可以直接造成房室传导组织的损伤，多为暂时性，1～7天可以恢复；也可能是不可逆的房室传导阻滞。护理措施：严密观察心电监测，一旦发生三度AVB，立即报告医生并配合医生进行紧急处理，必要时植入永久起搏器。

（2）室性心律失常　部分患者可发生室早，严重时可诱发短阵室速甚至室颤，与急性心肌缺血、心肌细胞复极不均造成心肌异位起搏点兴奋性增高有关。护理措施：术后备好抗心律失常药物，除颤仪处于备用状态。

3. 迷走神经反射

这是介入术后患者常见并发症，与情绪紧张、压迫止血、疼痛刺激、禁食后血容量不足等原因有关，主要表现为血压降低，心率进行性减慢、面色苍白、出汗、恶心和呕吐。护理措施：及时予以心理护理，并遵医嘱予以扩张血容量、升压等对症处理，如有恶心、呕吐将患者头偏向一侧防止误吸。

第二节·弹簧圈栓塞冠状动脉间隔支栓塞术

弹簧圈栓塞冠状动脉间隔支栓塞术是在数字减影血管造影引导下通过导管向冠

状动脉的间隔支放置弹簧圈，闭塞冠状动脉间隔支，使其支配的肥厚室间隔心肌梗死，收缩力下降，减轻流出道梗阻，从而改善患者症状及心功能。其优点在于弹簧圈仅栓塞部分支配室间隔的血管，不会对肥厚的心肌造成完全性损伤，具有更好的可操控性。缺点在于部分患者无法找到合适的靶血管进行室间隔血管封堵；可能出现弹簧圈迁移至前降支，引起心肌梗死。

一、操作流程简介

（1）通过股静脉穿刺进入静脉系统，植入临时起搏电极，连接临时起搏器，调整参数，用于保护性起搏。

（2）穿刺右侧桡动脉，置入血管鞘管，通过冠状动脉窦注入造影剂进行冠状动脉显影，充分显影前降支第一间隔支，在指引导丝下将导管置于左冠状动脉口，操作导丝到达前降支第一间隔支远端，选择相应的球囊，经导引导丝送入前降支第一间隔支远端。

（3）加压充盈球囊，沿球囊注入对比剂，在超声心动图下检查和判断该血管是否为栓塞的靶血管，若左心室阻塞压力阶差较术前下降 50％以上，则证明为靶血管。

（4）送入微导丝至前降支第一间隔支远端，退出球囊，退出导丝，沿微导管送入可控弹簧圈定位于前降支第一间隔支远端并释放，必要时置入第 2 个或更多弹簧圈。

（5）冠状动脉造影显示前降支第一间隔支远端血流量明显减少后，继续观察15min，再重新测量静息状态下的左心室阻塞压力阶差。若左心室阻塞压力阶差下降＜50％，可能需要选择前降支栓塞第二间隔支。

（6）拔出导管，穿刺处用纱布、绷带进行包扎，压迫止血。

二、护理要点

详见本章第一节经导管冠状动脉室间隔酒精消融术。

第三节 · 经皮心内膜肥厚室间隔射频消融术

经皮心内膜肥厚室间隔射频消融术是 Emmel 等在 2005 年首次尝试在胸部 X 射线指导下应用盐水灌注导管进行消融。该技术利用心腔内三维超声导管将真正的梗阻区描记出来，同时结合心内电生理标测技术，将心脏传导束，包括 HIS 束、左束支及其分支等标记出来，然后利用目前通用的盐水灌注压力感知导管对梗阻区进行射频消融术，造成急性期梗阻区心肌顿抑，中期（1～3 个月）瘢痕形成，远期消融区心肌萎缩从而一定程度上缓解流出道梗阻程度，又最大限度地避免损伤心脏传导束。

一、操作流程简介

（1）在局麻下穿刺右侧股静脉，将心腔内三维超声导管置于右心室流入道及流出道；进行左心室腔三维建模并标记出二尖瓣前叶收缩期前向运动，确定运动-室间隔区。

（2）穿刺右侧股动脉经主动脉逆行途径将冷盐水灌注消融导管置于二尖瓣前叶收缩期前向运动-室间隔区，标测出 His 束、左束支、左前分支及左后分支电位分布范围。

（3）消融靶点为消融导管头端无左束支及分支电位的二尖瓣前叶收缩期前向运动-室间隔区。

（4）消融终点定为持续放电 90～120s 以上，直至消融区出现明显的水肿带；左心室阻塞压力阶差较术前下降＞50％，二尖瓣前叶收缩期前向运动征减弱或消失。

（5）拔出导管，穿刺处用纱布、绷带进行包扎，压迫止血。

二、护理要点

详见本章第一节经导管冠状动脉室间隔酒精消融术。

第一节·经导管主动脉瓣膜置换术

经导管主动脉瓣膜置换术（TAVI）是指在通过股静脉穿刺植入临时起搏器的电极导线于右心室进行快速心室起搏（心率达 180 次/min），将收缩压降至 60mmHg 以下，再穿刺双侧股动脉把人工心脏瓣膜输送至主动脉瓣区，从而完成人工瓣膜置换（图 26-1），恢复主动脉瓣膜功能的一种微创手术，该手术成功率高、不需要体外循环、创伤小、术后恢复快、病死率低。

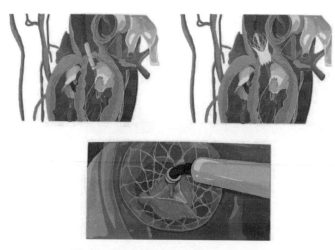

图 26-1　经导管主动脉瓣膜置换术示意

一、适应证

严重主动脉瓣钙化、狭窄和（或）关闭不全且伴有其他严重疾病，不宜行外科瓣膜置换的终末期高危、高龄患者。

二、禁忌证

左心室血栓、左心室流出道梗阻、心肌梗死 1 个月内、LVEF＜20％、心脏解剖形态不适合行 TAVI。

三、操作流程简介

（1）主动脉瓣膜评估，术前通过经食管超声心动图评估主动脉瓣环直径、功能、大小、钙化程度等情况。

（2）取平卧位，进行全身麻醉，消毒手术范围。

（3）安置临时起搏器，通过左侧股静脉将电极导线经静脉系统置入右心室，连接临时起搏器。

（4）主动脉瓣造影，通过右侧股动脉，将猪尾导管通过主动脉弓置入主动脉瓣口进行造影，显示主动脉瓣、冠状动脉开口、升主动脉、主动脉弓及弓上分支动脉及部分降主动脉的情况。

（5）通过右侧股动脉，将动脉直头导丝配合造影导管进入主动脉瓣口，送入超硬导丝，将导丝通过瓣口送入左心室，随即将造影导管顺导丝通过主动脉瓣口，保留导丝退出造影导管，将预扩球囊送入主动脉瓣。启动临时起搏器做功，设置心率为 180 次/min，从而使收缩压降至 60mmHg 左右，脉压差小于 10mmHg 后，球囊充分扩张后回缩，停止起搏，退出球囊。

（6）送入并展开瓣膜，沿右侧股动脉内超硬导丝送入主动脉瓣膜支架植入输送系统，将支架瓣膜送至动脉瓣瓣环部位，再次使用临时起搏器人工起搏心率至 180 次/min，瞬间充分扩张球囊，释放瓣膜支架后，回缩球囊，关闭起搏器，恢复自主心率，血压回升＞90/60mmHg 以上。退出输送系统。再在 X 线透视下观察支架瓣膜位置、形态，是否固定良好。

（7）再次评估瓣膜功能，造影和经食管超声显示支架瓣膜工作状态和造影显示冠状动脉开口是否受累。

（8）拔出导管，穿刺处用纱布、绷带进行包扎，压迫止血。

四、护理要点

（一）一般护理要点

（1）密切观察穿刺部位有无出血、血肿，评估双下肢肢端皮温、足背动脉搏动及双下肢肢体循环的情况，穿刺部位进行纱布持续加压包扎止血，双下肢肢体制动8～12h，动脉穿刺一侧伤口需 500g 沙袋压迫止血。肢体制动期间，需做踝泵运动预防下肢深静脉血栓形成。

（2）预防感染是 TAVI 手术成功的重要环节，需遵医嘱术中、术后使用抗生素，一般静脉使用抗生素预防感染，密切监测是否存在患者体温、白细胞计数、中性粒细胞比例增高的现象。

（3）术后当天每间隔 6h 监测血红蛋白，共 3 次。进行心电监测，密切观察患者心率、血压、呼吸、血氧饱和度情况的同时还须观察患者神志、瞳孔、四肢肢体活动及肌力等情况。术后每 30min 记录 1 次，连续 6 次后改为 1h 一次，及时发现患者病情的变化并告知医生，配合其相应的处理。

（4）药物宣教　患者需要长期服用抗凝药物，最新专家共识建议术后需二联抗血小板治疗 3～6 个月，选择阿司匹林和氯吡格雷，之后改为终身服用阿司匹林。

（二）负性效应的观察与护理

1. 血管并发症

与使用的血管鞘直径大、手术穿刺点多、经血管入路操作多、术中抗凝药物使用等因素有关，易导致术后发生出血、渗出、血肿等血管并发症。内容详见第二十章第一节冠状动脉造影检查的相关内容。

2. 房室传导阻滞

与术中组织损伤、室间隔心肌细胞坏死、主动脉瓣环太小等因素有关，术后发生率为 12%～39%。

3. 瓣周漏

瓣周漏是经导管主动脉瓣置换术后的常见并发症，轻症不影响血流动力学变化，通常不需要干预；严重瓣周漏表现为不能平卧，咳粉红色泡沫痰等急性左心衰竭症状，必要时需重新球囊扩张、重新定位调整装置或装入"瓣中瓣"进行治疗。

4. 瓣膜栓塞

与瓣膜放置位置不当、大小不合适牵扯瓣膜等因素有关。患者临床表现为呼吸加快，气急，心率增快，脉压差增高，听诊时主动脉瓣舒张期有收缩中期高调的哈气样杂音。

5. 冠状动脉堵塞

与术中支架瓣膜定位过高，超过了瓣环，过大的原瓣叶经支架瓣膜挤压堵塞冠状动脉口有关。患者临床表现为烦躁不安、心电图提示 ST 段抬高、室性心律失常、血压下降。处理措施为发现异常，及时纠正。

6. 脑卒中

与瓣膜在主动脉输送过程中，导致主动脉粥样斑块或主动脉瓣钙化物质脱落等因素有关。导管主动脉瓣置换术围手术期脑卒中发生率为 2.79%，其中 94.6% 的患者为缺血性脑卒中。

护理措施：护理重点在于及时发现异常，报告医生，遵医嘱予药物处理，必要时行外科手术。

第二节 · 经皮介入左心室隔离术

经皮介入左心室隔离术是指经股动脉穿刺进入动脉系统，通过指引导管将伞样心室隔离装置置入因心肌梗死使心肌损伤、瘢痕化，甚至形成室壁瘤，发生心脏衰竭患者的左心室心尖部，通过心室减容和心尖部成形，达到隔离心室中功能失调的心尖区，减少心室容积，改善左心室的舒张期顺应性，改善患者左心室重构及心功能。心肌梗死导致心脏扩大或心脏原有的结构改变，心脏收缩运动受损，形成矛盾运动，部分心脏收缩时血液被压向膨出部位，排向其他脏器和血管的血液减少，心脏功能减弱。经皮介入左心室隔离术治疗与外科手术治疗相比，优势在于无需开胸、创伤小、感染风险低、恢复较快、预后较好等。经皮介入左心室隔离术的原理是将伞样心室隔离（Parachute）装置植入心尖部，将扩张后的心室隔离为静止心腔和动态心腔。当心脏收缩和舒张时，被隔离心肌的压力以及传递到心尖部位的力均减小，消除了左心室扩张所产生的力。除了该区负荷减轻外，动态心室大小减少导致正常心肌压力降低，使心室负荷全面降低。该装置的作用包括通过改变左心室的形态减少左心室底部室壁的张力、用柔软的 Parachute 装置替代僵硬心肌瘢痕从而增加心室顺应性，消除室壁瘤矛盾运动，从而起到减少心室舒张末压力、减少左心室容积及增加心排血量的效果，最终使得静态心腔患者心功能及症状得到改善，并有可能改善远期生存，如图 26-2 所示。

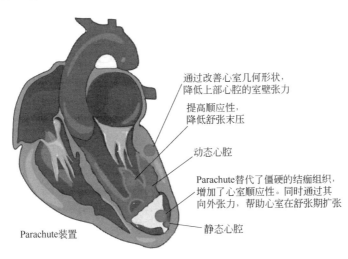

图 26-2　左心室隔离术原理

一、适应证

（1）陈旧性前壁心肌梗死超过 2 个月。

（2）陈旧前壁心肌梗死合并前壁无运动或反常运动，LVEF＜40％。

（3）NYHA 心功能分级Ⅱ级以上。

（4）前壁心肌梗死形成室壁瘤，不能耐受外科手术的患者。

二、禁忌证

（1）出现过猝死、潜在有室速或室颤可能而又未植入 ICD 或 CRT-D 的患者。

（2）左心室假腱索、室间隔缺损或心尖部血栓形成的患者。

（3）有外科瓣膜置换或血运重建适应证的患者，可通过外科室壁瘤切除或左心室成形手术明显改善预后的患者。

三、操作流程简介

（1）局麻下，行双侧股动脉穿刺。在左侧股动脉送入猪尾导管送至左心室，进行左心室造影用，选择合适的左心室长轴展开体位。在右侧股动脉送入股动脉鞘管，再沿鞘管送入猪尾导管至左心室。

（2）排气后沿指引导管将 Parachute 装置送至心尖，打开花瓣形结构。

（3）第二次超声检查，确定头端位置满意。经第二次左心室造影，评价导管尖端位置。

（4）固定 Parachute 装置，回撤指引导管，释放 Parachute 装置，同时快速将气囊充气，展开 Parachute 装置。

（5）Parachute 装置充分张开后回抽球囊。再次进行左心室造影，第三次超声检查。

（6）结果满意后回撤整个系统。

四、护理要点

（一）术前护理要点

（1）术前 4 天服用阿司匹林（300mg/d）或至少术前 3h 开始服用阿司匹林 325mg。

（2）术前进行抗心衰治疗，强心、利尿、维持电解质平衡、控制出入量平衡。调整患者到最佳状态。

（3）该手术采取局部麻醉，手术当日采取正常饮食，告知患者不要进食鸡蛋、牛奶、豆制品、甜食等易产气食物。

（4）予心理护理，患者担心手术治疗的过程及手术方法不成熟和疾病的预后，大多产生紧张、焦虑、恐惧心理。护士要耐心向患者及家属介绍手术目的、过程及相关注意事项等，争取获得患者及家属的理解与配合，并且要多给患者营造清洁、舒适、温馨的病区环境，缓解患者的紧张情绪。

（二）术后护理要点

（1）心衰患者心功能较差，液体输入速度过快、手术时间过长可引起心衰，应给予高浓度高流量吸氧，遵医嘱给予利尿药等。

（2）伤口的护理。由于器械很大，输送的导管也比较粗，需加压包扎双侧股动脉并注意观察有无伤口渗血，并与病房做好交接班。术肢制动 6～8h，500g 沙袋压迫止血，术后 24h 下床活动，避免用力咳嗽、排便等。制动期间，指导患者在床上做双下肢踝泵运动，最好采用主动运动，预防下肢深静脉血栓形成。

（3）该手术在左心室内植入异物，应密切观察患者一般情况。借助超声心动图、胸部 X 线片等，观察有无"降落伞"移位的现象。出院后定期检查超声心动图，观察心功能的恢复情况。

（4）抗凝治疗的宣教，术后 6～8h 后服用华法林，术后次日服用低剂量阿司匹林。术后服用华法林至少 12 个月，服用低剂量阿司匹林至少 12 个月。

（三）负性效应的观察与护理

1. 心律失常

因在左心室内植入 Parachute 装置，所以在左心室内反复操作可能容易引起室性心律失常。护理措施：发生严重心律失常或动脉压力改变时，及时告知医生，并配合抢救治疗。应备好除颤仪，做好除颤准备。因患者心功能较差，术中反复刺激左心室，可能导致心搏骤停。出现心搏骤停时，应立即配合医生做好心脏按压和起搏器安置等紧急措施。

2. "降落伞"移位

与"降落伞"位置不合适等因素有关。通过超声心动图来确定"降落伞"的位置及其对二尖瓣和主动脉的影响。因"降落伞"在左心室内移位会引起室性心律失常，如室早、短暂室速等。护理措施：应密切观察心电图的变化，及时通知术者，做好抢救准备，必要时请放射科及外科及时会诊。

3. 腹膜后出血

与术中反复穿刺股动脉，置换鞘管有关。护理措施：密切观察患者的心率、血压、神志、血氧饱和度等情况，监测血红蛋白、凝血酶原时间、电解质等；同时还须观察穿刺伤口情况，包括足背动脉的搏动、患肢皮肤温度等。一旦发现异常，应迅速建立静脉通路，遵医嘱交叉配血、输血。必要时加快补液速度，及时给予升压药物。

4. 低血压

与手术时间过长、血容量丢失过多有关。护理措施：密切观察患者生命体征、神志、面色的变化，同时了解患者基础血压。出现血压下降，遵医嘱适当加快补液速度，补充液体，维持有效循环血量。必要时，遵医嘱予多巴胺等升压药物。

5. 心脏压塞

与导管反复刺激心室壁、粗暴操作有关。护理措施：密切观察患者心率、血压的变化，观察患者的神志是否清醒，有无烦躁不安。应用超声判断心包内的出血量及位置，备好心包穿刺用物（一次性辅料包、中心静脉导管等），准备好多巴胺、阿托品等升压抢救药物，同时做好交叉配血、输血的准备。定时监测血红蛋白、凝血酶原时间、电解质等。

第三节 · 经导管射频消融肾交感神经术

经导管射频消融肾交感神经术是由于肾交感神经纤维进出绝大部分经肾动脉主干外膜，可通过射频消融该解剖部位的方法来阻断肾交感神经达到减少肾素血管紧张素-醛固酮系统激活、肾及全身去甲肾上腺素释放、肾水钠潴留和肾动脉收缩的作用，最终达到治疗顽固性高血压的目的。顽固性高血压是指应用足够剂量且合理的 3 种降压药物后，血压仍在目标水平之上，甚至导致严重的靶器官损伤和心血管风险。许多研究已证实部分顽固性高血压与肾交感神经活动参与密切相关，因此，肾交感神经的阻断是治疗顽固性高血压的重要方案之一。

一、操作流程简介

（1）肾动脉造影　局麻下，股动脉穿刺后置血管鞘，建立动脉内压力监测，沿导引导丝送导管至腹主动脉，行腹主动脉造影，明确双侧肾动脉的解剖情况，决定手术方案。

（2）射频消融　经导管送消融导管至一侧肾动脉主干远端，将消融电极紧贴肾动脉内壁，行消融肾交感神经，一侧肾动脉交感神经消融结束，再对另一侧进行消融。

二、护理要点

详见第二十三章第二节射频消融术，还需要注意，因射频能量损伤肾动脉外膜，患者在术中、术后可能出现腹部明显的短暂疼痛，必要时需使用镇静、镇痛药物，如吗啡、芬太尼、咪达唑仑等缓解疼痛症状。

第四节 · 迷走神经节消融术

迷走神经节消融术是通过导管消融高频率刺激出现心脏迷走反应的区域，达到终止迷走反应，如严重窦性心动过缓、短暂的窦性停搏和房室传导阻滞等。该技术应用于药物及非药物治疗效果差的血管迷走性晕厥的患者，安装起搏器可能增加患者思想负担和经济负担，严重影响患者生活质量。迷走神经节消融术不作为血管迷走性晕厥首选治疗方案。但是起搏器植入术对血压骤降迷走神经性晕厥的治疗效果是有限的。既往研究发现，在房颤射频消融术过程中，对富含迷走神经区域进行导管消融，可以明显减少由迷走反应导致的心动过缓及晕厥。

一、操作流程简介

（1）电生理检查 经皮股静脉穿刺后，送电极至右房、希氏束、右室，分别测定窦房结恢复时间，及测量希氏束传导至心室时间。

（2）左心房高频刺激 左心房壁中存在着富含迷走神经节丛的区域，通过鞘和穿刺针进行房间隔穿刺，将导管置入左心房，行高频刺激左上肺静脉根部，心电图出现短暂的窦性停搏、房室传导阻滞、严重窦性心动过缓的区域定位为迷走神经节所在区域。

（3）导管消融 将消融导管送至消融迷走神经节所在区域进行消融，当高频刺激迷走神经节所在区域不再出现迷走神经反应时，停止导管消融。

二、护理要点

详见第二十三章第二节射频消融术。

第五节 · 房室结消融联合希氏束起搏器治疗

房室结消融联合希氏束起搏器治疗是长期控制心室率的方法，通过消融房室结，使房室结被人为损毁阻断快速心房率对心室节律的影响，心动过缓，甚至心室停搏时，心室活动完全依赖起搏器的希氏束起搏。希氏束起搏是最符合生理的起搏方式，避免各心腔不同步，获得最佳的起搏器应答率。临床应用于心室率快、症状明显，且药物治疗效果不佳，同时节律控制策略不适合的患者，在《2018 房颤指南》中属于 Ⅱa 类推荐，B 级证据。但是，这种技术的安全性尚不明确，需长期抗凝药物治疗，可能存在起搏器依赖。优点在于通过心室率以及心室节律的有效控制，术后减量或停用负性肌力药物如 β 受体阻滞剂等，缓解患者的胸闷、气促、心悸等症状，改善心脏功能，降低心力衰竭的发生率，提高生活质量；且手术时间短，医疗费用相对较少。房室结消融联合希氏束起搏器治疗的工作原理是通过房室结消融阻断房室之间的正常传导，消融后心电示波为三度 AVB。通过起搏器起搏心室，100% 控制心室率，从而达到改善患者心衰症状的目的。房室结消融是不可逆的损毁性操作，其成功的标准是三度 AVB 伴稳定的交界区逸搏心率。

一、适应证

（1）心室率快伴心衰的房颤，药物治疗效果不佳，消融治疗复发率高。

（2）房颤患者心衰难以控制，需要反复入院治疗。

二、操作流程简介

（1）希氏束起搏器置入　希氏束起搏是将特殊的心室起搏电极固定在希氏束部位，将起搏信号快速传导至左、右心室，实现心脏同步收缩，心电图表现为 QRS 波宽度与正常相似。局麻下，通过左锁骨下静脉或者腋静脉入路途径，将传送鞘及起搏电极导线送至希氏束所在区域附近，记录局部心电图；通过观察和记录到希氏束电位及起搏标测来确认夺获希氏束。采用"双电极"（一根电极植入希氏束，另一根植入左束支区域）技术（图 26-3）来提高希氏束起搏成功率，其成功率约为 85％。如果在不同位点尝试旋入电极 3 次，希氏束起搏仍不成功或参数不够理想，则尝试左束支起搏作为替代。将导线从右心室间隔面深拧穿透室间隔至左心室间隔面内膜下的左束支区域，起搏夺获左束支主干或左前、左后分支或更远端的浦肯野纤维网，达到跨越阻滞部位，保持心室电同步。成功率可达 90.9％～93％。

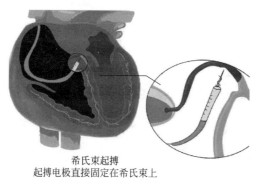

希氏束起搏
起搏电极直接固定在希氏束上

图 26-3　"双电极"示意

（2）房室结消融　经股静脉入路，通过长鞘应用 X 线及三维磁电标测系统指导，将消融导管送至右心室间隔部，确认消融导管头端与植入希氏束电极头端的距离，标记到清晰 His 束电位，放电消融，如果此处消融不成功，则将消融导管逐渐移向希氏束区域，理想的房室结消融不仅可以阻断房室传导，并且不会影响希氏束起搏参数。心电监测为持续起搏心律，心率 60 次/min，房室结被成功阻断。

（3）设置起搏器参数　房室结消融结束后，设置输出电压为术中测试起搏电压阈值两倍，起搏频率初始为 80～90 次/min，A-V 间期为 150ms，关闭心室安全起搏功能和自动阈值管理功能。

三、护理要点

（一）一般护理要点

详见第二十一章第三节永久起搏器植入术和第二十三章第二节射频消融术。

（二）负性效应的观察与护理

1. 感染

与永久起搏器相比，该联合手术发生感染的可能性较高，与手术时间长、需使用抗凝药物等因素有关。护理措施：遵医嘱术前半小时及术后 12h 预防性使用抗生素治疗。

2. 心包积液及心脏压塞

与常规起搏不同，希氏束起搏的电极不是安放于心尖部，而是放置在近间隔处，容易导致心脏穿孔。在射频消融术过程中如果导管选择不当或者操作者用力过大可能导致心肌穿孔或者冠状静脉窦破裂、心包积液，甚至心脏压塞。护理措施：注意患者主诉、症状及生命体征变化，如有无胸闷、颈静脉怒张、血压降低、血氧饱和度下降等症状。一旦出现上述症状，应高度怀疑心脏压塞。配合医生进行抢救，抽血查血常规、血生化、凝血功能，必要时协助医生床旁心包穿刺引流。若出血量较大，或出现血流动力学不平稳的现象，应交叉配血，立即联系外科和手术室，予外科修补术。

第一节·电除颤

电除颤是通过高电压、强电流的直流电直接或经胸壁间接作用于心脏，使心肌细胞除极，也就是让原来跳动的心脏活动全部静止，从而让心脏自律性最高的窦房结重新起搏，使多种快速性心律失常转变为窦性心律的一种方法。

一、适应证和禁忌证

（1）适应证　室颤、室扑及无脉性室速。

（2）禁忌证　无绝对禁忌证。

二、操作流程简介

（1）开机，确认放电模式为非同步状态；电极板上均匀涂抹导电膏，没有导电膏可用4～6层湿盐水纱布代替；选择能量，双向波120～200J，单向波360J；按充电按钮充电至所需能量。

（2）放置电极板。将标有"Sternum"的电极板置于胸骨右锁骨线中第2肋间（心底部），标有"Apex"的电极板置于左腋中线平第4～5肋间（心尖部），两电极之间相距10cm以上；术者手臂伸直，使电极板紧贴胸壁。

（3）再次确认患者心电示波为室颤（室扑），大声说"请大家离开"，确认已离开床边，放电（双手同时按下放电按钮）。打印，留图。

（4）除颤完毕，立即继续CPR。

（5）2min CPR后，观察是否恢复自主循环体征，没有则继续评估是否需要第二次电击，并持续CPR，考虑建立高级气道；恢复自主循环后遵医嘱注射抗心律失常药物等。

（6）清洁除颤部位皮肤，整理床单位，协助取舒适卧位，神志恢复者予心理护理；持续心电监测，密切观察生命体征变化，做好后续治疗；整理用物，清洁电极板，关掉除颤仪电源，定点放置、及时充电；洗手，6h 内将记录补充完整。

三、护理要点

（一）一般护理要点

（1）保护皮肤　保持皮肤清洁干燥，避免在皮肤表面形成放电通路而灼伤皮肤。导电膏应涂抹均匀，放置电极板时稍用力将电极板紧贴皮肤（部分除颤仪有压力指示灯，指示灯亮绿色表示压力合适），可防止灼伤皮肤；操作者的手应保持干燥，不能用湿手握电极板。患者大量出汗，则在除颤前，应迅速将患者的胸部擦干。

（2）防止伤及他人　放电确保周围人员无直接或间接接触患者。切忌将电极板直接放在治疗性贴片、监护仪电极片及导联线上面。

（3）植入有永久起搏器的患者，电极板放置位置应避开起搏器至少 10cm。避开溃烂或伤口部位。

（4）放电模式　除颤仪开机后默认放电模式为非同步。

（5）除颤能量　成人：单相波除颤仪选择制造商建议的最大能量，一般选择360J；双相波除颤仪选择 200J；儿童一般选择 3～5J/kg。

（6）保持除颤仪处于完好备用状态，定点放置，每日检查其性能，及时充电。

（7）除颤仪到位前，应进行高质量的 CPR。除颤放电后紧接着 2min CPR，再评估，按需要决定是否再除颤。

（8）CPR 中进行除颤的患者，一般神志丧失，但在除颤后有部分患者神志恢复，应给予人文关怀，视情况简要告知病情，给予心理护理，以配合后续治疗。

（二）负性效应的观察与护理

1. 心律失常

心律失常是最常见的并发症，表现为缓慢或快速性心律失常。缓慢性心律失常多表现为交界性逸搏、严重窦性心动过缓或窦性静止。常与直流电刺激副交感神经、除颤前应用抗心律失常药物和存在潜在的窦房结功能不良等有关。护理措施：遵医嘱予静滴阿托品、异丙肾上腺素或心脏临时起搏治疗。快速性室性心律失常多表现为房早、室早，偶有频繁室早、短阵性室速发生，多由心肌本身病变、低血钾、酸中毒、洋地黄过量引起，需密切关注。多为一过性而不需要特殊处理。如持续存在可静脉滴注利多卡因、胺碘酮。

2. 低血压

约占 3.1% 的患者可发生暂时性轻度低血压。常伴有 ST 段移位和（或）T 波倒置，可能与心肌损害有关，如患者情况好，可不必处理，多数可自行恢复。如持续存在，应使用升压药物，如多巴胺等。

3. 急性肺水肿

多发生在除颤后 1～3h，约占 3%。护理措施：遵医嘱立即给予强心、利尿、扩血管药物治疗。

4. 心肌损伤

临床表现为局部性 ST 段抬高，血清 CK-MB、cTnT/cTnI 轻度升高。心肌损害程度与能量的选择、电极面积、反复多次电击及两电极板安置的距离有关。

5. 栓塞

栓塞的发生率为 1.2%～5.0%，其后果因栓塞部位的不同而异。

6. 皮肤灼伤

较为常见，多为局部红斑或轻度肿胀，系电极板按压不紧或导电糊涂得不够均匀或太少所致。一般无须处理。

第二节 • 同步电复律

同步电复律是以自身的心电信号作为触发标志，同步瞬间高能放电将异位快速性心律失常转复为正常窦性节律。同步电复律是药物和射频消融术以外的治疗异位快速性心律失常的另一种方法，具有作用快、疗效高、简便和比较安全的特点，适用于有 R 波存在的各种快速性异位心律失常。

一、适应证和禁忌证

（1）适应证 房（扑）颤、室性心动过速、室上性心动过速。

（2）禁忌证 巨大左心房、伴高度房室传导阻滞的心房颤动；平行收缩型室上性心动过速；洋地黄中毒或低钾血症；在奎尼丁等药物维持下，复律后又复发的心房颤动或室上性心动过速，且无诱发复发的原因可寻。

二、护士配合操作流程

（1）用物准备 推抢救车和除颤仪至患者床旁。

（2）药物准备 遵医嘱准备地西泮、氟马西尼等药物，处于备用状态（用注射器抽好，贴标识于无菌巾内）。

（3）患者准备 将患者去枕平卧于硬板床上，暴露患者胸部，取下金属饰品，必要时擦干皮肤。

（4）开启除颤仪，连接导联线，开启除颤仪监护状态（确保监护仪同时处于监护状态、避开复律位置）。

（5）遵医嘱使用镇静剂（比如静推地西泮），确定患者进入镇静状态〔如果患者意识丧失和（或）有严重血流动力学改变等情况时，可以在不使用镇静剂的前提下进行同步电复律〕。

（6）将导电糊均匀涂在电极上或垫盐水纱布垫于复律部位，按下"同步"键，确定同步状态，遵医嘱选择合适的能量并充电。

（7）正确放置电极板，将标有"Sternum"的电极板放置于患者胸部右锁骨中线第2～3肋间（心底部），标有"Apex"的电极板放置于患者胸部左腋中线第4～5肋间（心尖部）。

（8）再次确认心电示波为"房颤"或"室速"等以及除颤仪处于同步状态，大声说"请大家离开"，确认已离开床边，立即进行放电，复律完毕。查看心电示波，心电示波转为"窦律"，停止同步电复律。

（9）复律结束后，遵医嘱立即使用逆转中枢镇静及睡眠药，如氟马西尼。达到预防呼吸抑制的作用。

（10）评估患者的意识、血压、呼吸以及氧饱和度情况。安抚患者，整理患者衣服及床单位。清理用物并记录。

三、护理要点

（一）一般护理要点

（1）确定患者心律是需要同步电复律的适应证。

（2）在进行同步电复律之前，要对患者进行适当镇静，目的是减轻患者电击的痛苦，在镇静过程中，呼叫患者没有反应时，才可以进行电击。

（3）电击时一定要注意是同步状态。

（4）在进行电击时要确保没有他人在床旁，否则会导致他人被电击的现象出现。

（5）电击之后要观察患者的生命体征，确保患者正常，如果出现严重的并发症，比如呼吸停止，要及时进行抢救。

（二）负性效应的观察与护理

详见本章第一节电除颤的相关内容。

第三节 · 心包穿刺引流

心包穿刺引流是指借助穿刺针直接刺入心包腔达到引流出心包内积液的诊疗技术，用于心包积液的液体引流、心包积液液体性质和病原的判定、冠脉穿孔导致的心脏压塞的急救。

一、护士配合操作流程

（1）通知心脏彩超室行床旁超声心动图，落实已完善穿刺标记。确定穿刺点为剑突下或心尖部，以液性暗区最深，积液量最多处。

（2）用物的准备，一次性使用中心静脉导管包（单腔）、络合碘、无菌棉签、无菌手套、抗反流引流袋1个、2%利多卡因、10mL注射器和20mL注射器、肝素盐水（肝素钠注射液 5000U＋0.9％氯化钠 100mL）。

（3）协助患者取半卧位或坐位。建立最大无菌屏障。

（4）协助医生进行穿刺，传递用物，严格遵守无菌操作。穿刺中严密观察患者生命体征及反应，适时交流。

（5）标识规范。心包引流管用黄色标识，标识粘贴于距心包引流管末端 2～5cm 处；注明引流管名称、留置时间、置管人姓名、心包引流管置入及外露长度。

（6）妥善固定引流管，保持引流通畅。心包引流管置管时用胶布固定，注意翻身时保持足够的长度，以免意外脱出。透明膜外的导管部分使用一次性无菌透明敷贴行"8"字固定于皮肤表面，或使用 3M 胶布以"工"字形进行二次固定，定时检查固定是否妥当，防止管道牵拉、扭曲、打折，同时检查受压处皮肤情况，避免因管道压迫造成压力性损伤。引流袋悬挂于床侧边的挂钩上，低于穿刺点平面。

二、护理要点

（一）一般护理要点

（1）告知患者和家属心包引流的目的、重要性、留置时间及注意事项。

（2）卧床时保持引流袋悬挂位置正确，指导患者在床上活动范围，引流袋悬挂高度，根据穿刺点平面高度的变化随时调节引流袋悬挂高度，确保引流管最高处低于穿刺点平面 10～15cm。

（3）翻身、活动时，要夹闭引流管，妥善固定，保证引流管长短适宜，避免牵拉，防止引流管滑脱。

（4）病情观察 ①观察引流液的量、颜色及性质。常规术后 3h 内引流液较多，其后引流量逐渐减少，引流液的颜色逐渐变淡，一般由鲜红色逐渐变为淡黄色。②密切观察患者生命体征、心律、意识等情况；待病情稳定后，每小时监测一次。③视患者心包引流液引流的量更换引流袋，引流袋满 3/4 即更换，若需要动态观察引流液的量、颜色和性质的变化，随时更换。

（5）拔管后，保持穿刺处敷料干燥固定，若有敷料渗湿、脱落，需报告医师更换，预防伤口感染。

（6）拔管指征 在置管后 48～72h，引流量明显减少，且颜色变淡，逐渐转为淡红色或黄色液体，引流量＜30mL/d，即可拔除引流管。

（7）引流管脱出处理 ①报告医生，立即予以无菌纱布覆盖心尖部置管口，防止空气进入胸腔；②安慰并协助患者取平卧位或健侧卧位，避免大幅度活动；③密切观察引流液的量、颜色和性质，由医生根据患者病情决定是否重新置入引流管；④密切观察患者生命体征的变化，加强巡视，严格床旁交接班。

（8）引流袋脱出的处理 ①立即夹闭引流管远端，防止心包引流液过度引流；②在无菌操作下更换所有远端部分装置，预防感染。

（二）负性效应的观察与护理

1. 出血

一般发生在穿刺当时或引流末期，穿刺时可能伤及胸腔或心肌表面血管引起出血。护理措施：①每小时监测患者生命体征；②每小时观察引流袋内引流液的量、颜色及性质，为保障 1h 内引流液量、颜色和性质观察的准确性，需每小时更换一次引流袋；③配合医生及时拔管、抢救；④积极完善开胸的术前准备，包括交叉合血等。

2. 心律失常

心律失常为心包引流最常见的并发症，操作过程如刺至心室或心房可引起室性或房性心律失常。护理措施：①密切观察心电示波的变化；②严重心律失常，需要遵医嘱使用抗心律失常药物；③发生室颤，立即进行电除颤。

3. 迷走神经反射

穿刺时可以刺激迷走神经而引起血压降低、心率减慢、面色苍白、出汗等反应，严重者可出现神志模糊、意识丧失。护理措施：应立即告知医生，停止穿刺；如果症状不能缓解，遵医嘱予阿托品静脉注射进行治疗。

4. 心脏压塞或心脏破裂

心脏压塞或心脏破裂是心包引流的严重并发症，由于刺破心脏或冠状动脉撕裂，引起心包积血或填塞加重。护理措施：①若引流管引流出血性的可凝液体则要高度重视，密切观察引流液的量、颜色、性质和患者的临床症状；②使用止血剂，但不能轻易拔除引流管；③若出血不止，则应立即配合医生做好开胸止血的术前准备工作。

第四节·胸腔穿刺引流

胸腔穿刺引流是指借助穿刺针直接刺入胸腔采取标本和引流出胸腔内积液的诊疗技术。可对胸腔内的液体进行引流减压和（或）性质判定，为胸腔积液的病因诊断提供依据，或通过胸腔穿刺于胸腔内给药。

一、护士配合操作流程

（1）体位　常规取端坐位、面向椅背；无法起床者，取侧卧位，抬高床头超过60°，暴露穿刺点标识。

（2）穿刺部位　在胸部叩诊实音最明显部位进行，一般常取肩胛线或腋后线第7～8 肋间；有时也选腋中线第 6～7 肋间或腋前线第 5 肋间。其余同心包穿刺引流。

二、护理要点

详见本章第三节心包穿刺引流。需补充该技术可能的负性效应的观察与护理。

1. 导管相关性感染

护理措施：①穿刺时严格遵守无菌操作要求；②及时维护管道，更换无菌透明敷料或无菌纱布；③医护人员均须进行无菌操作，落实管道风险评估；④对于不配合的患者需进行健康宣教，必要时保护性约束。

2. 复张性肺水肿

护理措施：①观察并记录 24h 引流液的量、颜色、性状；②引流不宜过快，第一次放液不超过 600mL，24h 不超过 1000mL。

第五节 · Swan-Ganz 漂浮导管

Swan-Ganz 漂浮导管是一种用于测量肺动脉压（PAP）和肺动脉楔压（PAWP）四腔肺动脉导管，是有创血流动力学监测的主要手段，可直接对心脏的前负荷、后负荷、心肌的收缩舒张功能作出客观的评价，结合血气分析，还可进行全身氧代谢的监测。通过置入 Swan-Ganz 漂浮导管以确保心室满意的液体负荷，指导血管活性药和正性肌力药的使用，可降低并发症和病死率、缩短 ICU 的住留时间、缩短住院天数，可以降低器官衰竭的发生率。Swan-Ganz 漂浮导管是通过向右心房内注射已知温度、容量的液体后，液体随血液循环由右心室走向肺动脉，通过肺动脉中的热敏感电极测出温度的变化，根据温度变化和心电图的 R 波进行门控分析，计算机可算出射血分数、心排血量和每搏输出量，再通过射血分数和每搏输出量计算出右心室的舒张末容积和收缩末容积、心排血量。肺动脉漂浮导管测量值及意义如表 27-1 所示。心排血量、肺动脉楔压、血压变化的临床意义如表 27-2 所示。

表 27-1　肺动脉漂浮导管测量值及意义

测量值	代表意义	正常参考值	异常代表意义
右心房压 （RAP）	血容量、静脉血管张力及右心功能状态	6～12cmH$_2$O	↑:血管内容量负荷过多;心脏压塞或心包积液;右心衰竭。 ↓:低血容量
右心室压 （RVP）	反映右心室功能,特别是右心室流出道	收缩压/舒张压 (15～26)/(0～5)mmHg	↑:右心排空阻力增大;血管内容量负荷过多;心脏压塞或心包积液;右心衰竭。 ↓:右 AMI;心肌病;右心衰;低血容量
肺动脉压 （PAP）	肺动脉血管张力	收缩压/舒张压 (15～25)/(5～12)mmHg	↑:肺血管阻力增大;心脏压塞、心包积液。 ↓:低血容量;>30mmHg 时,临床即诊断为肺动脉高压
肺动脉楔压 （PAWP）	间接反映左心室功能	6～12mmHg	12～18mmHg,提示左心室心肌尚有适度的伸张; >20mmHg,左心功能不佳。 >30mmHg,左心功能严重不全
心排血量 （CO）	左或右心室每分钟泵出的血液量,心室容量做功	3.5～5.5L/min	需结合多参数进行分析

表 27-2　心排血量、肺动脉楔压、血压变化的临床意义

肺动脉楔压	血压	心排血量	临床意义	处理措施	处理后情况分析
—	↓	—↓	血容量不足	补充血容量	心排血量未见增加,警惕发生肺水肿
—↑	↓	↓	左心功能不全	强心药物治疗	血压还不太低,可小心应用扩血管药物
↑	—	—	心功能不全	利尿药	

注:——正常;↑—升高;↓—降低。

一、适应证和禁忌证

1. 适应证

① 急性心肌梗死,特别是合并严重心力衰竭、低排综合征、休克和严重的机械并发症如室间隔穿孔或急性二尖瓣关闭不全等,拟进行或已进行主动脉球囊反搏术。

② 急性肺栓塞。

③ 鉴别心源性或非心源性肺水肿。

④ 各类休克,尤其心源性休克。

⑤ 多脏器功能不全的危重症患者。

⑥ 危重患者和心脏大血管手术患者在术中及术后的监测和处理。

⑦ 外伤患者的液体疗法。

⑧ 应用扩容、扩血管药、增强心肌收缩药、缩血管药物的监测及处理。

⑨ 其他,如利用 Swan-Ganz 漂浮导管技术进行临时性心房、心室或房室顺序起搏,超速抑制,心腔内心电图记录等。

2. 禁忌证

① 肝素过敏。

② 细菌性心内膜炎或动脉内膜炎,活动性风湿病。

③ 完全性左束支传导阻滞。

④ 严重心律失常,尤其是室性心律失常。

⑤ 严重的肺动脉高压。

⑥ 各种原因所致的严重缺氧。

⑦ 严重出血倾向或凝血障碍。

⑧ 心脏及大血管内有附壁血栓。

⑨ 疑有室壁瘤且不具备手术条件者。

二、护士配合操作流程

1. 评估

① 核对患者信息。

② 评估患者病情、心理状态及配合程度,不配合者必要时使用肢体约束或药物镇静。

③ 评估是否存在应用 Swan-Ganz 漂浮导管的禁忌证。

④ 评估置管部位。

2. 术前准备

① 患者准备：患者或家属签署知情同意书，取仰卧位，充分暴露术野，低流量吸氧，开通静脉通路，持续心电监测，注意贴电极片避开除颤部位，必要时留置桡动脉置管行有创血压监测。

② 环境准备：清洁通风的心导管室或层流病房。

③ 护士准备：着装规范，洗手。

④ 用物准备：Swan-Ganz 漂浮导管一套、导管穿刺鞘一套、压力监测套件、输液加压袋、静脉切开包、无菌铺巾；肝素生理盐水（NS 250mL＋肝素钠 12500U）用于穿刺中冲洗管腔、肝素生理盐水（NS 500mL＋肝素钠 5000U）用于肺动脉压力端冲管；2%利多卡因 5～10mL 局部麻醉用；无菌纱布、10mL 一次性注射器 2～3 个、皮肤消毒液、3M 透明敷贴、手术衣与无菌手套等，备好除颤仪、呼吸球囊及抢救车等抢救用物。

3. 术前要求

① 严格遵循无菌操作原则，穿无菌手术衣、戴无菌手套及口罩。

② 助手检查 Swan-Ganz 漂浮导管球囊有无漏气或球囊偏移等，球囊以注入 1～1.5mL 气体为宜；检查导管的通畅性，沿各管腔注入肝素盐水排尽空气。

4. 定标准

① 必要时 X 线追踪插入位置，直至进入肺动脉。心电监测，在球囊充气时导管进入肺动脉远端，可出现肺动脉楔压波形；在球囊放气时导管又退回原肺动脉位置，则可描记到肺动脉压力波形。

② 协助医生固定导管，采取局部缝合加透明敷料固定。

5. 置管

① 协助患者取平卧位，头转向操作对侧，暴露穿刺部位，消毒铺巾。

② 定位穿刺成功后放置鞘管，通过鞘管送入漂浮导管。

③ 护士打开压力传感器，连接肝素盐水排尽空气，并将肝素盐水放入加压袋中，将压力充至 300mmHg，悬挂妥当。护士将压力传感器接头与心电监测接头相连；术者将漂浮导管尾端端口与压力传感器末端相连。

④ 校零：将压力传感器置于患者心脏水平位（平卧者平左腋中线，半卧位者位于第四肋间），关闭三通接头患者端，使传感器与大气相通，调节监护仪清零键，出现"0"即调整完毕，关闭三通接头大气端，使传感器与患者相通。

⑤ 调节零位后，一边观察监护仪显示的数值及波形变化，一边推送导管。

6. 病情观察

① 术者送管时护士密切观察监护仪数值及波形变化。如出现室早、室速应及时提醒医生，并准备利多卡因备用，准确书写记录。

② 手术过程中严密观察患者动态，不断轻声安抚患者并介绍手术步骤，缓解患者的不安感。

7. 整理

① 保持加压袋压力，维持管道持续肝素盐水冲管；压力传感器平腋中线第四肋间，每班校准零位，更换体位时重新校零。

② 观察穿刺处伤口敷料，有无渗血、红肿、异味及分泌物，保持管道位置固定，防止移位或脱出。

③ 注意保护导管外透明胶套，以保持体外导管的无菌状态。

8. 记录

① 准确记录右心房压（RAP）、肺动脉压（PAP）、肺动脉楔压（PAWP）、心排血量（CO）等各项血流动力学指标。

② 必要时通过导管采集静脉血标本，测定静脉血氧分压。

9. 拔管

① 病情得到改善后应尽早拔除管道，留置时间3～5天为宜，拔管应在心电监测下进行。

② 拔除导管后局部压迫止血。

③ 常规剪导管尖端送检做细菌培养。

三、护理要点

（一）一般护理要点

（1）严格遵守无菌原则，各项操作监测均要有严格的无菌观念，凡与导管相连的延长管、三通、输液器、压力感受器等所有用物均应保持无菌，每24h更换一次。每日评估置管处皮肤及敷料，每天更换伤口敷料，严密监测患者体温，怀疑导管相关性感染时，应立即拔除导管，并留取标本做导管尖端细菌培养。

（2）按病情需要及时监测各项参数，观察各波形变化，若肺动脉压（PAP）或右心房压（RAP）波形发生异常，应检查管腔是否堵塞。如堵塞，可以用肝素盐水缓慢冲管。

（3）患者术后绝对卧床，避免剧烈活动，协助生活护理，注意进食清淡、易消化、富含营养的食物，保持大便通畅。

（4）保持体外导管的无菌状态，如证实管腔已堵塞，切不可用力推注液体，以免栓子脱落造成栓塞，如发生栓塞要立即拔管。

（5）测量肺动脉楔压（PAWP）时，球囊应间断缓慢充气，充气量须严格按照导管说明书的建议，一般不超过1.5mL，以免球囊破裂。一旦发生球囊破裂应立即停止打气监测肺动脉楔压，在充气端贴上明显的标识，并报告医生，必要时予拔出更换。尽量缩短测量PAWP时间，充气持续时间一般不应超过2～3min，并用肝素液（10U/mL）间断冲洗或持续微量泵入。球囊充气过度可引发肺出血和肺动脉破裂。

（6）防止管道阻塞：由于动脉压力高，为防止血液回流至传感器或导管内要随时检查压力袋的压力，保持在 300mmHg，一旦管腔堵塞无回血不宜勉强冲洗，应边冲边回抽或拔除导管，以免引起肺栓塞。注意检查各连接处密封性，避免输液管脱落后导管内血液回流形成血块而堵塞。若患者出现休克，血液浓缩，应增加冲管频次，每日冲管液量不应超过 500mL。

（7）预防导管脱出：由于漂浮导管长度长，且在各管腔接头处会连接三通接头及肝素帽、输液管等，重力作用下极其容易造成导管向外脱出。置管后要及时记录管道置入长度或外露刻度；每班交接时要注意检查；在患者翻身活动时要注意防止过度牵拉；管道固定要牢。

（二）负性效应的观察与护理

1. 空气栓塞

空气栓子发生在插管至拔管后 48h 内。护理措施：操作时需注意防止注射器内空气进入，所有端口应有开关控制连接。抽血、冲洗时要避免气泡进入导管内，一经发现及时抽出。

2. 心律失常

置入或拔除导管的过程中，会刺激心内膜和右心室流出道等，诱发室性心律失常。护理措施：医生操作过程中密切观察心电图的变化。当临床心电图出现频发室早，抗心律失常药物治疗不佳时，需高度怀疑室性心律失常与置管有关。

第六节·主动脉内球囊反搏术

主动脉内球囊反搏（IABP）是一个常用的机械循环辅助装置，1968 年首次用于心源性休克患者的治疗，随着介入治疗的迅速发展，在高危冠心病患者的围手术期中被更多应用。该技术是经股动脉穿刺进入动脉系统，将一根带球囊的导管植入降主动脉内，在心脏舒张期球囊充气，在收缩前球囊排气，起到辅助心脏的作用。主动脉内球囊反搏的原理是在舒张期开始时，球囊开始充气，舒张压增加，使更多的血液流入冠状动脉和主动脉弓的三个分支，增加冠脉和肝肾脑灌注。在收缩期之前、舒张期末球囊迅速放气，产生抽吸效应，降低心脏后负荷，减轻心脏作功，降低心肌耗氧量和增加心排血量（图 27-1）。

一、适应证和禁忌证

1. 适应证

① 顽固性不稳定型心绞痛；高危患者拟急诊 PCI。

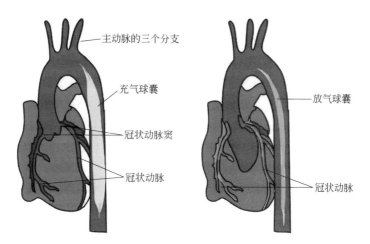

图 27-1　IABP 充、放气示意

② 顽固性心室衰竭；急性心肌梗死并发症。

③ 心源性休克，为诊断、经皮血管腔内成形术、介入治疗提供支持。

④ 缺血相关顽固性室性心律失常。

⑤ 体外循环脱机；用于非心脏手术的心脏支持。

⑥ 心脏手术前的预防性支持。

2. 禁忌证

① 较重的主动脉瓣关闭不全；主动脉夹层动脉瘤。

② 主动脉窦瘤破裂。

③ 严重凝血机制障碍。

④ 严重的主动脉和外周血管粥样硬化。

⑤ 不可逆的脑损伤或脑出血。

⑥ 慢性心脏病的晚期。

二、护士配合操作流程

1. 评估

① 核对患者信息。

② 评估患者病情、心理状态及配合程度，针对不配合者，使用肢体约束或药物镇静。

③ 评估置管部位。

2. 患者及用物准备

（1）患者准备　告知患者准备 IABP 术的目的、操作过程、手术配合注意事项，患者或家属签署知情同意书。取仰卧位，充分暴露术野，低流量吸氧，开通静脉通路，持续心电监测。

（2）用物准备　检查 IABP 机氦气是否充足，导联线无明显干扰，波形显示正常。球囊导管型号由患者的身高决定（大于 183cm—50cc，165～183cm—40cc，152～165cm—34cc，小于 152cm—25cc）。备好加压袋，配制冲洗液（0.9% 氯化钠注射液 250mL＋肝素钠注射液 5000U 和盐水 100mL＋肝素钠 5000U），一次性压力传感器（扁头，IABP 机专用），5mL 注射器，利多卡因注射液 1 支，无菌中单 1 包，孔巾，两套无菌衣，7.5 号无菌手套 3 双，络合碘、酒精各一瓶，无菌纱布 10 包，气切纱布 5 包，带线缝合针，手术刀片，专用心电电极片，IABP 仪。

3. 术前准备

（1）严格遵循无菌操作原则，穿无菌手术衣、戴无菌手套及口罩。

（2）备好 IABP　将 IABP 仪置于床旁，插好电源，打开开关（反时针为开），打开氦气阀门，并且确认氦气压力；连接 IABP 机心电图的导联线（RA 右上——红色，LA 左上——黄色，C 胸前区——白色，RL 右下——黑色，LL 左下——绿色）；将冲管液置于输液加压袋内，取压力传感器连接排气，充气加压袋至 300mmHg，再次确认所有接口已旋紧；将换能器固定在输液架上，平右心房水平（第 4 肋腋中线水平）；配合医生进行股动脉穿刺置球囊于降主动脉内，医生取出 IABP 导管尾端的测压延长管与冲洗装置的压力传感器相连，将导管尾端的球囊端连接至 IABP 的安全盘的气路接口处；通过床旁胸部 X 线透视下确定定位，固定导管。校零：关闭患者端的换能器的三通，与大气相通，按压"Zero Pressure" 2s，当 IABP 屏幕的收缩压、舒张压、平均压及起搏压为"0"时，再打开患者端的换能器的三通，关闭大气端，启动 IABP。各导管具体连接如图 27-2 所示。

4. 配合置管

① 协助患者取平卧位，充分暴露患者的穿刺部位，用络合碘消毒皮肤 2 遍，消毒面积＞30×30cm²，待干燥。

② 协助手术医生和第一助手穿好无菌衣，戴好无菌口罩和帽子及无菌手套；打开一次性中单包，协助第一助手铺中单；第一块铺于患者左侧，第二块铺于患者右侧，第三块横铺于患者胸部，第四块横铺于患者下肢，铺孔巾于穿刺部位，建立最大的无菌屏障。

③ 打开利多卡因，稍倾斜，以便第一助手抽取液体用于局部浸润麻醉，打开 5 包无菌纱布放于无菌区，以备医生穿刺时使用。

④ 在手术医生穿刺时，应密切关注患者生命体征和心电示波的变化，如有异常，立即告知医生。

⑤ 待穿刺成功时，第一助手取出 IABP 导管尾端的测压管与压力延长管连接，协助医生进行排气，并冲洗管道。第一助手将气路延长管与 IABP 导管尾端的球囊管连接，将尾端传出无菌区递给护士，护士将延长管尾端连接至 IABP 的安全盘的气路接口处，连接 IABP 导管（图 27-2）。

⑥ 校零：关闭患者端的换能器的三通，与大气相通，按压"Zero Pressure" 2s，

当 IABP 屏幕的收缩压、舒张压、平均压及起搏压为 "0" 时，再打开患者端的换能器的三通，关闭大气端。

⑦ 充气：调节 "IBP AUGMENTATION" 向上键至最高值，长按 "IAB FILL" 键至亮灯，待灯灭后，按 "ASSIST STANDBY" 键启动反搏。

⑧ 比较患者双侧足背动脉搏动情况和皮温情况，确定穿刺侧足背动脉搏动可。

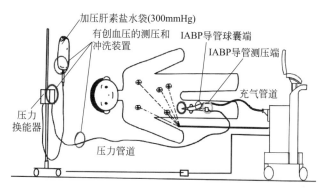

图 27-2　IABP 导管连接示意

5. 球囊位置的确定

① 电话联系行床旁胸片，在 X 线透视下定位。

② 定位成功后，打开带线缝合针，手术刀片、无菌纱布、气切纱布放于无菌区，以备医生缝合固定氦气管之 Y 型端，协助第一助手用酒精清洁穿刺处的血迹，再覆盖无菌纱布，予宽胶布固定。

③ 根据医生医嘱设置反搏压报警值（一般设置为 60mmHg 或 70mmHg），先按 "AUG ALARM" 键，再通过箭头改变该值。

6. 标记

记录留置时间、操作者姓名，并在穿刺处和传感器的墨菲式管上记录置管时间。贴好红色警示标识。

7. 整理

清理用物，垃圾分类处理，脱手术衣、脱手套、洗手。助患者取平卧位，整理床单位。交代患者术后注意事项，取得配合，予心理护理，必要时约束穿刺部位下肢。

三、护理要点

（一）一般护理要点

（1）体位的护理　应用 IABP 治疗的患者要绝对卧床，取平卧位或半卧位小于30°，上气垫床。穿刺侧下肢伸直，避免屈膝、屈髋，踝关节处用约束带固定，避免导管打折。预防压力性损伤的发生。

（2）观察反搏效果　IABP 辅助有效指标是 CO 增加；尿量增加；末梢循环改

善，手足变暖；升压药的用量逐渐减少；心率（律）恢复正常；动脉血乳酸下降。反搏有效的征兆包括循环改善（皮肤、面色可见红润，鼻尖、额头及肢体末端转暖），中心静脉压、肺动脉压下降，尿量增多，以及心泵有力，包括舒张压及收缩压回升。因此，应准确观察动脉收缩压、舒张压、平均压、反搏压与波形。动脉收缩峰压和舒张末期压反搏后都较反搏前降低，而平均压上升，这说明反搏有效。

（3）心电图监测　持续严密观察心率、心律及 QRS 波变化。根据心率/律的变化适当调整放气期限（Sytem 98 以后的机型已能够完全自动感知各种心律失常，无需手动调整）。正常辅助时反搏频率 1∶1 总是最好，在心率太快时（＞150 次/min）应尝试降心率，以保证更佳的 IABP 反搏效果。

（4）足背动脉监测　确定足背动脉搏动处，并在皮肤上作标记，每小时记录足背脉搏动次数、强弱、足背皮肤温度、颜色 1 次，并与对侧肢体足背动脉作对比。必要时可经皮氧饱和度监测，以便及早发现下肢缺血情况。一旦发现及时报告医生处理。

（5）导管穿刺处的护理　IABP 导管植入本身就易成为细菌进入人体的通道，若护理不当极易引起全身感染。每天在严格的无菌操作下更换鞘管插管处的敷料，更换敷料时要防止鞘管移位，影响反搏效果。观察穿刺部位有无渗血、血肿、发红现象。

（6）球囊反搏导管的护理　连接好心电监测系统，每小时记录 IABP 动力学参数数值，并观察是否与心率同步，反搏图形是否正常、规律。掌握反搏泵各项报警系统，观察 IABP 外固定导管内有无血迹，防止导管移位、打折、断开。

（7）拔管的护理　IABP 的拔管时机是多巴胺用量＜5μg/（kg·min），且依赖性小；心脏指数（CI）＞2.5L/（m² · min）；平均动脉压＞80mmHg；尿量＞1mL/（kg·h）；手足暖，末梢循环好，意识清醒，回答正确；呼吸正常；减少反搏频率时，上述指标稳定。一旦病因治疗奏效或病情稳定，考虑撤除 IABP 治疗。经股动脉拔除 IABP 反搏球囊导管及鞘管后用手指按压穿刺点上方 1cm 处 1h，再用纱布、弹力绷带包扎，穿刺点处放置 1kg 盐袋压迫 8h，制动体位 24h 后撤除。拔管后局部无出血、血肿，足背动脉搏动良好，皮肤温度、颜色正常，血流动力学稳定，说明拔管成功。

（8）IABP 的触发信号　优先选择心电图，开始反搏工作后，不要从中心腔管采血样。

（9）使用过程中加压盐水袋需保持 300mmHg 压力，并每小时开放开关阀 15s，冲洗中心腔，以确保得到好的血压信号。避免碰撞机器，特别是安全盘处。正常情况下，无论心率快慢，都选择 1∶1 辅助比率，对患者辅助效果最好。心率过快时，仍然保持 1∶1 辅助比率。只有在患者稳定，准备脱机时，才逐渐调低辅助比率 1∶2、1∶3，如患者病情依然稳定，考虑撤机。

（10）充气量　保持充气量最大。充气量低于 50%，容易形成血栓。充气时间错误导致的后果：充气过早——每搏量减少，前负荷、后负荷增大；充气过晚——

舒张压及冠脉灌注的增加不能达到最佳状态；放气过早——后负荷及心脏做功减少不理想；放气过晚——心脏做功增加，心排血量减少。

（11）用完机器后，建议关闭氦气瓶。一瓶满的氦气可持续工作约两个月，机器提前 48h 报警，但为避免意外情况，报警出现时应及时更换氦气，换气瓶时无需中断反搏。

（二）负性效应的观察与护理

1. 动脉栓塞

抗凝药物使用不当导致血栓形成，血栓脱落导致动脉栓塞。护理措施：需密切监测凝血活酶时间。

2. 感染

与无菌操作不严格或 IABP 导管放置时间过长、机体抵抗力差等因素有关。表现为插管处局部症状，发热、菌血症等全身表现。护理措施：一旦病因治疗奏效或病情稳定，考虑撤除 IABP 治疗。遵医嘱应用抗生素。

3. 动脉血管闭塞

可能因为球囊放置部位不合适，导致肾动脉血管部分或完全闭塞。护理措施：根据患者的身高选择合适大小的球囊，通过 X 线透视下确定球囊的定位。

4. 球囊破裂

球囊被尖锐物或动脉粥样硬化的斑块刺破，表现为顽固性低反搏压及充氦气的管腔内出现血液。护理措施：穿刺前检查球囊是否漏气。一旦发现氦气管腔内出现血液，马上停止 IABP 工作，将球囊内气体抽出，保证患者安全，以免短时间内大量氦气进入血液形成气栓及拔管延迟引起球囊内血液凝固，造成球囊导管不能拔除。

5. 血小板减少症

一般发生于应用后 5～7 天。护理措施：密切监测凝血活酶时间、血小板计数、血红蛋白、血细胞比容等，发现异常，立即通知医生。

第七节 · 有创动脉血压监测

有创动脉血压监测（IABPM）是指通过动脉穿刺置管后经压力测量仪进行实时的动脉内测压，能够准确反映每个心动周期动脉收缩压、舒张压和平均动脉压的数值变化与波形，是常用的有创血流动力学监测方法之一。IABPM 主要应用于需要进行血流动力学监测的病情危重患者，包括复杂或重大手术患者、脓毒血症和使用心血管活性药物的患者、心律失常患者等。与无创血压监测相比，有创血压监测不受人工加压、降压、袖带松紧度、宽度等外界因素的影响，能提供及时、准确、连续的血压值，反映患者实时的血流动力学状态，是临床公认测量血压的"金标准"。

一、适应证和禁忌证

1. 适应证

① 需要进行血流动力学监测的病情危重患者，包括复杂或重大手术患者、脓毒血症患者；

② 使用心血管活性药物的患者、恶性心律失常患者等。

2. 禁忌证

① 穿刺部位或其附近存在感染；

② 手术涉及同一部位；

③ Allen's实验阳性禁止桡动脉穿刺；

④ 患有血管性疾病，如脉管炎。

二、操作流程简介

（1）评估　评估置管部位局部情况。选取桡动脉穿刺前做Allen's试验，判断是否适合进行桡动脉穿刺置管。

（2）准备　与患者及家属介绍置管方法、目的及置管后并发症，并告知注意事项。

（3）建立最大无菌屏障。

（4）配置冲洗装置　取0.9%氯化钠溶液250mL或0.9%氯化钠溶液250mL＋低分子肝素钠2500U配成含肝素冲管液，取传感器进行排气；将输液瓶置于加压袋内，再充气加压袋至300mmHg，用电缆线连接监护仪和传感器。

（5）动脉穿刺　取22G动静脉留置针，穿刺部位选择桡动脉桡骨茎内侧搏动最明显点，再向近心端移动约2cm，套管针与皮肤呈30°。与桡动脉走向相平行进针，当针头穿过桡动脉时有突破坚韧组织的脱空感，并有血液成搏动状涌出，证明穿刺成功。此时即将套管针放低，与皮肤成10°，再将其向前推进2mm，使外套管的圆锥口全部进入血管内，拔除针芯，贴膜，固定留置针。将传感器连接于留置管处。

（6）校零　固定换能器于床旁，平心脏水平（第4肋腋中线水平），旋紧三通，关闭患者端，使传感器压力通道与大气相通，按操作柄上全部归零键（如有多个有创血流动力学监测通道，调至单个"Art"窗口，再按归零键），当屏幕上压力线变为直线，压力数字均为"0"。表示零点校正完毕。此时旋回三通，关闭大气端，使传感器与患者端相通，读取数据，记录。

三、护理要点

（一）一般护理要点

（1）确保有创血压监测的报警级别为高优，建议设置有创血压波形的颜色为红色。

（2）密切观察有创血压的数据和波形，同时加强导管的固定和交接班，预防和及时发现导管脱出，因为导管脱出会导致大量出血，甚至导致人为的失血性休克。

（3）每班对患者肢体末梢的血运情况进行评估，密切观察穿刺部位有无肿胀，颜色、皮温有无改变。

（4）保持管道通畅性，每 96h 更换传感器及其他组成部分。

（5）抽取动脉血液标本时，先将管道内的液体抽出再留取标本，以免影响检查结果。

（6）动脉留置针上及传感器上标明"ABP"，使用双标识，防止将动脉留置针当成静脉导管使用。

（7）拔除动脉留置针后用无菌纱布或棉球按压 10min，凝血功能欠佳者延长按压时间。

（二）负性效应的观察与护理

1. 导管相关性感染

导管相关性感染是有创动脉血压监测最常见的严重并发症之一，包括导管相关性局部感染和导管相关性血流感染。导管相关性局部感染是指导管局部皮肤出现 2cm 以内的红斑、硬结和（或）触痛，未出现菌血症。导管相关性血流感染是指留置血管内装置的患者出现菌血症，血管内抽血液培养至少出现一次阳性结果，同时伴有感染的临床表现。护理措施：①穿刺时建立最大无菌屏障；②根据病情尽早拔除导管，减少导管的留置时间。

2. 局部出血

局部出血是指穿刺点有少量血液渗出，局部出血与较高浓度的肝素对局部作用、患者躁动、不合作、局部活动过多等因素有关。护理措施：①穿刺部位选择桡动脉桡骨胫内侧搏动最明显点，再向近心端移动约 2cm；②可适当减少冲洗液中肝素的剂量。

3. 肢体缺血

肢体缺血是指动脉置管后由于血栓形成导致肢体供血不足，甚至可能导致血管闭塞、肢体坏死，肢体缺血与女性、低体重指数、高龄、高血压或长期低血压病史、血管疾病、低心排血量、血管加压药的使用、导管大小、留置的时间超过 48～72h、血栓形成和血肿、在同一部位多次穿刺导致血管创伤等因素有关。护理措施：①置管前需做 Allen's 试验，阳性者才能采用桡动脉置管；②尽量减少留置时间；③选择合适大小的留置针，避免反复穿刺。

4. 导管堵塞

导管堵塞是指动脉搏动不明显或完全消失，经回抽动脉血后可能通畅。导管堵塞与冲洗液的使用、反复动脉采血、患者血液黏稠度等因素有关。护理措施：①肝素生理盐水为最优和最安全的导管冲洗液，建议冲洗液使用 2.5～5U/mL 肝素生理盐水，将其加压至 300mmHg 左右，保证冲洗液以 3mL/h 匀速泵入，预防导管堵塞；②避免频繁地在动脉导管内取血样。

5. 肝素诱导的血小板减少伴血栓形成综合征

肝素诱导的血小板减少伴血栓形成综合征（HITTS）是指肝素诱导的免疫反应造成血小板减少，导致血栓发生率明显增加的疾病，其病情凶险，致残、致死率极高。相关文献报道有任何肝素暴露都可能导致 HITTS，并且及时发现并积极处理可以完全逆转病情。识别 HITTS 诊断标准：①使用肝素前血小板计数正常；②应用肝素初始治疗后 5～10 天出现血小板减少（100 天内有过肝素暴露史者血小板减少可更早出现）；③急性血栓事件发生；④除外其他原因的血小板减少；⑤停止使用肝素后血小板计数恢复正常；⑥HIT 抗体阳性。发现异常，及时通知医生，遵医嘱及时进行处理。

第四篇

▶▶

危急重症

第二十八章

急性左心衰竭判断与救治

急性左心衰竭是指急性发作或加重的心肌收缩力明显降低、心脏负荷加重，造成急性心排血量骤降、肺循环压力突然升高、周围循环阻力增加，出现急性肺淤血、肺水肿并可伴组织器官灌注不足和心源性休克的临床综合征。病因包括慢性心衰急性失代偿、急性冠脉综合征、高血压急症、急性心脏瓣膜功能障碍、急性重症心肌炎、围生期心肌病和严重心律失常。

一、病情判断

（一）临床表现

1. 症状

表现为突发严重的呼吸困难，强迫坐位，面色苍白，发绀，大汗，皮肤湿冷，有窒息感而极度烦躁不安，恐惧，频繁咳嗽以及咳粉红色泡沫样痰。极重者可因脑缺氧而致神志模糊。

2. 体征

肺部听诊两肺满布湿啰音和哮鸣音，心尖部第一心音减弱，频率快，同时有舒张早期第三心音构成奔马律，肺动脉瓣第二心音亢进。发病开始可有一过性血压升高，病情如未缓解，血压可持续下降，直至休克。

（二）辅助检查

（1）血压 早期患者血压常显著升高。

（2）心电图 可有心肌劳损、左心室高电压、大面积陈旧性心肌梗死或各种心律失常。

（3）血氧饱和度监测 血氧饱和度常降低。

（4）胸部 X 线检查 心影增大（左心室或左心房扩大），可出现肺淤血、间质性肺水肿、肺泡性肺水肿等肺静脉压增高的表现。

（5）超声心动图检查 左心室收缩功能减低，LVEF＜40％。

（6）有创血流动力学检查 漂浮导管检查示心脏指数（CI）减低，PCWP 增高。

二、救治措施

急性左心衰竭时缺氧和高度呼吸困难是致命的威胁，发病急，病情重，应立即进行急救。其治疗原则是迅速纠正缺氧及代谢紊乱；降低升高的肺毛细血管静水压；增加左心室心搏量和消除患者的焦虑；去除诱发因素，治疗原发病。

（一）基本处理

（1）体位　协助患者取半卧位或端坐位。

（2）吸氧　立即高流量鼻导管给氧，严重者采用无创呼吸机持续加压（CPAP）或双水平气道正压（BiPAP）给氧。

（3）救治准备　静脉通道开放，留置导尿管。

（4）心电监测　观察患者症状是否缓解，严密监测生命体征变化。

（5）镇静　吗啡 3～5mg 静脉注射镇静并舒张小血管。必要时每间隔 15min 重复 1 次，共 2～3 次；老年患者可减量或改为皮下注射。但对已有呼吸抑制、昏迷、慢性阻塞性肺疾病者禁用。

（6）洋地黄类药物　毛花苷 C 静脉给药，最适合用于快速心室率的心房颤动并心室扩大伴左心室收缩功能不全者。首剂 0.4～0.8mg 静脉注射，2h 后可酌情再给 0.2～0.4mg。

（7）快速利尿　呋塞米 20～40mg 于 2min 内静脉注射利尿并扩张静脉、缓解肺水肿。4h 后可重复 1 次。对于急性心肌梗死所致者应慎用。

（8）氨茶碱　必要时用，可解除支气管痉挛，增强心肌收缩，扩张外周血管。

（二）血管活性药物

1. 血管扩张剂

（1）硝普钠　扩张动静脉血管。起始剂量 $0.3\mu g/(kg \cdot min)$ 静脉滴注，根据血压变化逐步增加剂量，因含有氰化物，用药时间不宜连续超过 24h。

（2）硝酸酯类　扩张小静脉，降低回心血量。常用药物包括硝酸甘油和硝酸异山梨酯。以硝酸异山梨酯为例，1～3mg/h 扩张小静脉，减轻心脏前负荷；3～7mg/h 扩张动脉，改善冠状动脉；7～12mg/h 扩张阻力血管，降低心脏后负荷。

（3）α受体拮抗剂　扩张血管，降低外周阻力，减轻心脏后负荷；降低肺毛细血管压，减轻肺水肿；改善冠状动脉供血。常用药物有乌拉地尔。

2. 正性肌力药物

（1）β受体兴奋剂　常用药物为多巴胺。小到中等剂量通过降低外周阻力，增加肾血流量，增加心肌收缩力和心排血量。

（2）磷酸二酯酶抑制剂　常用药物为米力农。兼有正性肌力及降低外周血管阻力作用。

（三）机械辅助治疗主动脉内球囊反搏（IABP）

对极危重患者，有条件的医院可采用 LVAD 和临时心肺辅助系统。

（四）病因治疗

急性症状缓解后应着手对心力衰竭的病因及诱因进行治疗，心肌梗死所致者尽早开通梗死相关血管，高血压所致者应控制血压等。

第二十九章 ▶▶ 心搏骤停判断与救治

心搏骤停是指心脏射血功能突然终止，大动脉搏动与心音消失，重要器官严重缺血、缺氧，导致生命终止。心搏骤停有三种形式：①窦性停搏，心跳完全停止；②心动无力，心脏无效收缩；③心室纤维颤动。其中最常见的是心室纤维颤动。

一、病情判断

（一）临床表现

（1）心搏骤停后脑血流量急剧减少，可导致意识突然丧失伴有局部或全身性抽搐；心搏骤停刚发生时脑中尚存少量含氧血液，可短暂刺激呼吸中枢，出现呼吸断续，呈叹息样呼吸，随后呼吸停止；颈动脉、股动脉搏动消失，心音消失，血压测不出；瞳孔散大，对光反射减弱以至消失；皮肤苍白或发绀；二便失禁。

（2）既往出现心悸、显著疲乏感、呼吸困难、精神改变等先兆症状，伴有面色苍白或发绀、血压下降、心律失常等。患者往往有劳累、情绪紧张、寒冷刺激等病史。

（二）辅助检查

主要为心电图检查，表现为：①心室颤动或心室扑动；②心电-机械分离，有宽而畸形、低振幅的 QRS 波群，频率 20～30 次/min，不产生心肌机械性收缩；③心室静止，呈无电波的一条直线，或仅见心房波。

二、救治措施

心搏骤停的生存率很低，根据不同情况，院外猝死生存率＜5％。抢救成功的关键是尽早进行心肺复苏（CPR）和尽早进行复律治疗。心肺复苏又分初级心肺复苏和高级心肺复苏，可按照以下顺序进行。

（一）识别心搏骤停

首先需要判断患者的反应，快速检查有无呼吸或不能正常呼吸（喘息）并以最短时间判断有无脉搏（10s 内完成）。如判断患者无反应时，应立即开始初级心肺复苏。

（二）呼救

在不延缓实施心肺复苏的同时，应设法通知并启动应急反应系统（打电话或呼叫他人打电话），有条件时寻找并使用自动体外除颤仪（AED）。

（三）初级心肺复苏

一旦确立心搏骤停的诊断，应立即进行基础生命支持（BLS）。首先应使患者仰卧在坚固的平面上，在患者的一侧进行复苏。主要复苏措施包括人工胸外按压、开通气道和人工呼吸（图 29-1），强调胸外按压最重要。

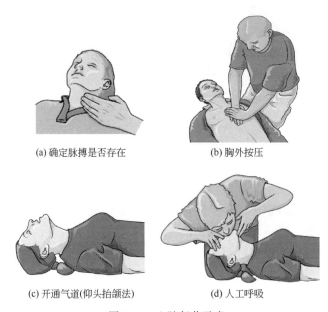

(a) 确定脉搏是否存在　　(b) 胸外按压

(c) 开通气道(仰头抬颌法)　　(d) 人工呼吸

图 29-1　心肺复苏示意

（1）胸外按压　是建立人工循环的主要方法。通过胸外按压可以使胸内压力升高和直接挤压心脏而维持一定的血液流动，配合人工呼吸可为心脏和脑等重要器官提供一定含氧的血流。胸外按压时，患者应仰卧平躺于硬质平面，救助者跪在其旁。若胸外按压在床上进行，在患者背部垫以硬板。按压的部位是胸骨下半部，将一只手掌根部放在胸部正中的胸骨下半段，另一手平行重叠压在手背上，保证手掌根部横轴与胸骨长轴方向一致，保证手掌用力在胸骨上，避免发生肋骨骨折，不要按压剑突。按压时肘关节伸直，依靠肩部和背部的力量垂直向下按压，放松时双手不要离开胸壁，按压和放松的时间大致相等。高质量的胸外按压要求以足够的速率和幅度进行按压，按压频率为 100～120 次/min；成人按压胸骨的幅度为 5～6cm，儿童和婴儿的按压幅度至少为胸部前后径的三分之一（儿童约 5cm，婴儿约 4cm），保证按压后胸廓回弹至原来位置；尽可能减少胸外按压的中断，若中断也应将中断控制在 10s 内。

胸外按压的并发症主要包括：肋骨骨折、心包积血或心脏压塞、气胸、血胸、肺挫伤、肝脾撕裂伤和脂肪栓塞。

（2）早期除颤　心脏体外电除颤是利用除颤仪在瞬间释放高压电流经胸壁到心脏，使心肌细胞瞬间同时除极，终止导致心律失常的异常折返或异位兴奋灶，从而恢复窦性心律。CPR的关键起始措施是胸外按压和早期除颤。如果具备 AED，应该联合应用CPR和AED。AED便于携带、容易操作，能自动识别心电图并提示进行除颤，非专业人员也可以操作。尽可能缩短电击前后的胸外按压中断，每次电击后要立即进行胸外按压。

（3）开通气道　保持呼吸道通畅是成功复苏的重要一步，可采用仰头抬颌法开放气道。术者将一手置于患者前额用力加压，使头后仰，另一手的示、中两指抬起下颌，使下颌尖、耳垂连线与地面呈垂直状态，以通畅气道。应清除患者口中的异物和呕吐物，若有义齿松动应取下。

（4）人工呼吸　开放气道后，首先进行两次人工呼吸，每次持续吹气时间1s以上，保证足够的气量使胸廓起伏。无论是否有胸廓起伏，两次人工通气后应立即胸外按压。气管内插管是建立人工通气的最好方法。当时间或条件允许，可以采用口对口、口对鼻或口对通气防护装置呼吸。先要确保气道通畅，术者用置于患者前额手的拇指与示指捏住患者鼻孔，吸一口气，用口唇把患者的口全罩住，然后缓慢吹气，每次吹气应持续1s以上，确保呼吸时有胸廓起伏，实施人工呼吸前，正常吸气即可，无需深吸气。

无论是单人还是双人进行成人心肺复苏时，按压和通气比例均为30∶2，交替进行。上述通气方式只是临时性抢救措施，应争取马上气管内插管、人工气囊挤压和呼吸机辅助通气，以纠正低氧血症，但同时避免过度通气。

（四）高级心肺复苏

高级心肺复苏即高级生命支持（ACLS），心肺复苏后早期救治及主要目标是维护及优化自主循环恢复后患者心肺功能和重要器官的灌注，应用辅助设备、特殊技术等建立更为有效的通气和血供循环，进行进一步生命支持。主要措施包括：气管插管建立通气；除颤转复心律成为血流动力学稳定的心律；建立静脉通路并应用必要的药物维持已恢复的循环；心电图、血压、脉搏、血氧饱和度、呼气末二氧化碳分压测定等必须持续监测；必要时还需要进行有创血流动力学监测，如动脉血气分析、动脉压、中心动脉压等。

1. 通气与氧供

充分通气的目的是纠正低氧血症，给予吸入氧浓度100%。院外通常用呼吸囊辅助呼吸维持通气，院内患者常用呼吸机，潮气量为 $6 \sim 7 mL/kg$ 或 $500 \sim 600 mL$，然后根据血气分析结果进行调整。

2. 电除颤、 复律与起搏治疗

及时的胸外按压和人工呼吸虽可部分维持心脑功能，但极少能将室颤转为有效心律，而迅速恢复有效的心律是复苏成功至关重要的一步。终止室颤最有效的方法是电除颤，时间是治疗室颤的关键，应及早进行。

3. 药物治疗

在进行心肺复苏时应尽早开通静脉通道。首选周围静脉（肘前静脉或颈外静脉，新生儿选脐静脉），次选中心静脉（颈内静脉、锁骨下静脉和股静脉），尽量不用手部或下肢静脉。

（1）肾上腺素　CPR 的首选药物，使心肌收缩力加强、兴奋性增高，传导加速，心排血量增多。常规给药方法是静脉推注 1mg，每 3～5min 重复 1 次，可逐渐增加剂量至 5mg。

（2）胺碘酮　常用抗心律失常药物，对治疗心房扑动、心房颤动和室上性心动过速的效果较好。2～3 次除颤加 CPR 及肾上腺素之后仍然是室颤/无脉室速可考虑给予胺碘酮 150mg 缓慢静脉注射（时间≥5min），如无效，可重复给药总量达 500mg，随后胺碘酮 10mg/(kg·d) 维持静脉滴注。

（3）多巴胺　严重低血压可以给予多巴胺。多巴胺治疗剂量激动血管的 α 受体，使皮肤黏膜血管收缩，升高血压；大剂量较显著地收缩血管和兴奋心脏，使外周阻力升高，血压明显上升。一般采用患者体重（kg）3 倍剂量的多巴胺（mg），用生理盐水稀释至 50mL，静脉泵入。

（4）阿托品　缓慢性心律失常时通常给予 2mg 阿托品静脉推注。

（5）利多卡因　治疗室性心律失常。通常给予 50mg 或 25mg 静脉推注。

（6）碳酸氢钠　预防出现酸中毒。对于心搏骤停或复苏时间过长者，给予 50mL 静脉推注或 125mL 静脉快速滴注。

（五）复苏后护理

（1）休息与睡眠　保持病室安静，减少不必要的探视，保证患者的休息和睡眠。

（2）饮食　抢救期间禁食；昏迷患者肠功能恢复给予鼻饲；恢复期给予流质饮食。少食多餐，不宜过饱。进食低盐、低热量、易消化、高维生素、不产气食物。

（3）加强基础护理　保持口腔和皮肤清洁卫生，防止口腔感染和压力性损伤的发生。

（4）积极治疗原发病，遵医嘱按时用药。

（5）保持排便通畅，勿用力，必要时应用缓泻药。

（6）注意保暖，避免受凉。使用热水袋时注意避免烫伤。

（7）戒烟限酒　短期内不宜饮酒，防止再次发生心搏骤停；尽量戒烟，建立良好的生活习惯。

（8）注意劳逸结合，预防呼吸道感染。

（9）指导家属掌握基本急救技能，当心搏骤停再次发生时，就地抢救。

第三十章 ▶▶ 心脏性猝死判断与救治

心脏性猝死是指急性症状发作 1h 内发生的因心脏原因引起的，以意识丧失为特征的突然死亡。以冠心病为最多见。

一、病情判断

(一) 临床表现

患者突然意识丧失，可伴全身抽搐；大动脉搏动消失和心音消失；呼吸呈喘状甚至停止；瞳孔散大。心源性猝死的发展过程分为：前驱期、终末事件期、心搏骤停与生物学死亡四个时期，不同患者各期表现有明显差异。

(1) 前驱期　在猝死前数日至数月，患者可出现胸痛、气促、疲乏、心悸等非特异性症状。但亦可无前驱表现，瞬即发生心搏骤停。

(2) 终末事件期　心血管状态出现急剧变化到心搏骤停发生前的一段时间，自瞬间至持续 1h 不等。心脏性猝死所定义的 1h，实质上是指终末事件期的时间在 1h 内。由于猝死原因不同，终末事件期的临床表现也各异。典型的表现包括：严重胸痛、急性呼吸困难、突发心悸或眩晕等。若心搏骤停瞬间发生，事先无预兆，则绝大部分是心源性的。在猝死前数小时或数分钟内常有心电活动的改变，其中以心率加快及室性异位搏动增加最为常见。因室颤猝死的患者，常先有室性心动过速。另有少部分患者以循环衰竭发病。

(3) 心搏骤停　心搏骤停后脑血流量急剧减少，导致意识突然丧失，伴有局部或全身性抽搐。心搏骤停刚发生时脑中尚存少量含氧的血液，可短暂刺激呼吸中枢，呈叹息样或短促痉挛性呼吸，随后呼吸停止。皮肤苍白或发绀，瞳孔散大，可出现大小便失禁。

(4) 生物学死亡　从心搏骤停至发生生物学死亡时间的长短取决于原发病的性质，以及心搏骤停至复苏开始的时间。心搏骤停发生后，大部分患者将在 4～6min 内开始发生不可逆脑损害，随后经数分钟过渡到生物学死亡。心搏骤停发生后立即实施心肺复苏，心肺复苏成功后死亡的最常见原因是中枢神经系统的损伤，其他常见原因有继发感染、低心排血量及心律失常复发等。

（二）辅助检查

（1）动态心电图　24h 监测心肌缺血事件和筛选恶性心律失常。

（2）活动平板运动试验　检测心肌缺血的程度及鉴别心律失常的性质。

（3）冠状动脉造影　明确冠心病有无及发展程度。

（4）心脏电生理检查　诊断恶性心律失常发生的可能性。

（5）心电监测　动态观察心率、心律、血压、呼吸、血氧饱和度及心电示波变化。

二、救治措施

对于早期原发病史应积极进行治疗。如出现心搏骤停，抢救成功的关键是尽早进行心肺复苏（CPR）和复律治疗。心肺复苏又分基础生命支持（BLS）和进一步生命支持（ACLS）。基础生命支持主要是胸外按压、开通气道和人工呼吸，目的是提供大脑最低限度的血液供应。进一步生命支持需用器械和药物，如气管插管，直流电非同步除颤，使用肾上腺素、阿托品等药物，以利恢复心、肺和脑的功能。此外，在复苏后期防治并发症及治疗原发病也很重要。具体操作程序见第二十九章　心搏骤停的判断与救治。

心源性休克是指心排血量减少导致的周围循环衰竭。心排血量减少，或是因为心排血量急剧下降，或是心室充盈受阻。因此，称为"动力衰竭"或"泵衰竭"。

一、病情判断

（一）临床表现

（1）原发病的症状加重　如急性心肌梗死的剧烈胸痛及迅速出现的呼吸困难、出汗、血压下降；慢性充血性心力衰竭患者原有的呼吸困难、咳嗽、咳痰、胸闷等症状逐渐加重或急剧加重恶化；或突然发生恶性心律失常后，心悸、出汗、血压下降等。

（2）意识异常　休克早期患者症状可有神志清醒，但可能出现烦躁不安、焦虑或激动，随着病情的加重，患者表现为软弱无力、表情淡漠、反应迟钝、意识模糊甚至昏迷。

（3）脉搏　脉搏加快，超过 100 次/min，细速或不能触及。

（4）皮肤黏膜　四肢湿冷，胸骨部位皮肤指压实验阳性（按压后再充盈时间大于 2s），皮肤花斑，黏膜苍白或发绀。

（5）血压　收缩压小于 80mmHg 或脉压差小于 20mmHg；或原有高血压者较基础水平下降 80mmHg 以上或收缩压＜100mmHg。

（6）尿量　小于 17mL/h 或无尿。

（7）其他　发热、恶心、呕吐、不能进食，休克晚期患者可出现广泛性皮肤、黏膜、内脏出血及多器官衰竭。

（二）辅助检查

（1）血常规　白细胞增多，一般在（10～20）×10^9/L，中性粒细胞增多，嗜酸粒细胞减少或消失。血细胞比容和血红蛋白增高常提示血液浓缩，并发弥散性血管内凝血时，血小板计数呈进行性降低，出凝血时间延长。

（2）尿常规和肾功能检查　尿量减少，可出现蛋白尿、红白细胞和管型，并发急性肾衰竭时尿比重由初期增高转为低而固定，血尿素氮、血肌酐增高。

（3）血清电解质、酸碱平衡及血气分析　血清钠可偏低，血清钾高低不一，少尿时血钾可明显升高。休克早期可有代谢性酸中毒并呼吸性碱中毒，休克中晚期常为代谢性酸中毒并呼吸性酸中毒，氧分压及血氧饱和度降低，二氧化碳分压和二氧化碳含量增加。

（4）血清酶学检查　心肌酶及其同工酶增高，升高幅度及持续时间有助于判断梗死范围和严重程度。

（5）心电图检查　对急性心肌梗死合并心源性休克诊断帮助较大，对估计病变部位、范围、病情演变均有指导作用。

二、救治措施

建立静脉输液通路、吸氧、维持血压、保持呼吸通畅、治疗心脏原发病、改善心功能、处理代谢障碍。

（一）一般治疗

（1）体位　去枕平卧位，腿部抬高 30°。如心源性休克同时有心力衰竭的患者不能平卧时，可采用半卧位，注意保暖和安静，尽量不要搬动，如必须搬动，则动作宜轻柔。

（2）吸氧　保持呼吸道通畅，尽早建立静脉通路。

（3）观察尿量、周围血流灌注及监测血流动力学。

（二）心源性休克的处理

（1）镇痛、镇静　急性心肌梗死时剧痛对休克不利，宜用吗啡、哌替啶等镇痛；同时使用镇静剂减轻心脏负担。

（2）纠正低氧血症　吸氧和保持呼吸道通畅，维持正常或接近正常的动脉氧分压；防止发生呼吸性酸中毒或因换气过度而发生呼吸性碱中毒。可用鼻导管或面罩给氧，如气体交换不良，动脉血氧分压仍低而二氧化碳分压仍高时，宜及时进行气管插管或气管切开，用人工呼吸机辅助呼吸。

（3）补充血容量　在血流动力学监测下补液，输液过程中密切观察呼吸、心率、静脉充盈、口渴及尿量等情况，听肺部有无啰音，预防肺水肿的发生。

（4）血管活性药物的应用　严重低血压，可静脉滴注多巴胺 $5\sim15\mu g/(min \cdot kg)$，一旦血压升至 90mmHg 以上，则同时静脉滴注多巴酚丁胺 $3\sim10\mu g/(min \cdot kg)$，逐步减少多巴胺用量。如血压不升，应使用大剂量多巴胺 $\geqslant15\mu g/(min \cdot kg)$，仍无效时，可静脉滴注去甲肾上腺素 $2\sim8\mu g/min$。根据血流动力学情况选择血管扩张剂，肺充血而心排血量正常时，宜选用静脉扩张剂，如硝酸甘油 $15\sim30\mu g/min$ 静脉滴注或泵入，并适当利尿。心排血量低且周围灌注不足，但无肺充血时，宜选用动脉扩张剂，如酚妥拉明 $100\sim300\mu g/min$ 静脉滴注或泵入，必要时增至 $1000\sim2000\mu g/min$。心排血量低且有肺充血及外周血管痉挛，宜选用硝普钠 $10\mu g/min$ 开始，每分钟增加 $5\sim10\mu g$，常用量为 $40\sim160\mu g/min$。

（5）正性肌力药的应用

① 洋地黄制剂：一般在急性心肌梗死后的 24h，尤其是 6h 内应尽量避免使用洋地黄制剂，在经上述处理休克无改善时，可酌情使用毛花苷 C $0.2\sim0.4mg$，稀释后静脉注射。

② 拟交感胺类药物：对心排血量低，肺动脉楔压不高，体循环阻力正常或低下，合并低血压时使用多巴胺，用量同前；而心排血量低，肺动脉楔压高，体循环阻力和动脉压在正常范围者，宜选用多巴胺 $5\sim10\mu g/(min \cdot kg)$。

③ 双异吡啶类药物：常用米力农 $0.25\sim1.0\mu g/(min \cdot kg)$，稀释后静脉滴注。

（6）其他药物

① 胰高血糖素的应用：可增强心肌收缩力，增快心率，增加心排血量，升高血压而使周围阻力下降，适用于心源性休克。不良反应主要有恶心、呕吐、低血钾等。

② 肾上腺皮质激素的应用：早期大剂量的皮质激素可增加心排血量和降低周围血管阻力，增加冠状动脉血流量。

③ 心肌保护：1,6 二磷酸果糖 $5\sim10g/d$，或磷酸肌酸 $2\sim4g/d$，酌情使用血管紧张素转换酶抑制剂等。

（7）纠正心律失常　伴有显著心动过速或心动过缓的各种心律失常都能加重休克，需积极应用药物、电复律或人工心脏起搏等予以纠正或控制。

（8）纠正酸碱平衡失调和电解质紊乱　休克时必然发生代谢性酸中毒，后者会促进血压下降，形成恶性循环。主要纠正代谢性酸中毒和高钾血症或低钾血症。休克较严重或用升压药不能很快见效者，可立即静脉注射 5% 碳酸氢钠 $100\sim200mL$，并根据血气分析结果及时发现和处理可能出现的呼吸性碱中毒或酸中毒。注意测定血钾、钠、钙和氯化物，按照情况予以补充或限制。高血钾时除限制钾盐外，可静脉滴注 5% 碳酸氢钠或葡萄糖液加胰岛素。

（9）预防肾衰竭　血压基本稳定后，观察每小时尿量，若尿量小于 17mL/h，可静脉注射呋塞米 40mg，定期监测肾功能。

（10）机械辅助循环　包括左心室辅助装置、人工心脏、心脏机械辅助、主动脉内球囊反搏和体外加压反搏等。

（11）急诊血运重建治疗　对急性心肌梗死并发心源性休克患者，早期成功的血运重建可能打断由于冠状动脉灌注进行性减少而引起的心肌进行性坏死、心功能进行性恶化和缺血加重的恶性循环，使预后有所改善。包括急诊经皮冠状动脉腔内成形术（PTCA）为急性心肌梗死并发心源性休克时首选的血运重建方法。尤其对血管活性药物反应不佳的心源性休克，应首选急诊 PTCA 进行血运重建治疗（在 IABP 支持下进行）。病情较轻、对升压药有反应的休克仍可进行溶栓治疗，血管再通后常有利于休克的逆转。急诊冠状动脉旁路移植术（CABG）用于患者病变不适宜 PTCA，特别是左主干和三支病变者，其效果可能优于 PTCA。

第三十二章

急性心脏压塞判断与救治

急性心脏压塞是由于心包腔内大量液体积聚或迅速增长，导致心包腔内压力骤然升高，限制心脏舒张期的充盈，导致心脏每搏输出量和心排血量降低、体循环与肺循环静脉压力升高等严重血流动力学障碍的临床急症。急性心包炎、肿瘤、尿毒症是心包积液的常见病因。

一、病情判断

（一）临床表现

面色苍白、心动过速、低血压、脉压变小、脉搏细弱、动脉收缩压下降、心尖搏动减弱或消失、心音远弱、奇脉、Kussmaul 征、颈静脉怒张、呼吸浅快、烦躁不安、发绀、心排血量显著下降，可迅速出现休克、心搏骤停、死亡。

（二）辅助检查

（1）胸部 X 线检查　心包积液量较少时，胸部 X 线检查示心影正常；但当积液量达到 300～500mL 时，心影可出现普遍性的向两侧扩大，心影形态可因体位不同而改变，并有上腔静脉明显扩张及心膈角变钝的表现；当心包积液量超过 1000mL 时，心影明显扩张，外形呈三角形或烧瓶状，各心缘弓的正常界限消失，透视可见心脏搏动减弱或消失，肺野常清晰。

（2）超声心动图检查　估计心包积液的量。当心包积液量超过 50mL 时，超声心动图显示在心室收缩时，左心室后壁与后心包壁层间有液性暗区；如该暗区在舒张期亦可见，表明积液量为 400～500mL；心包内有中等积液量时，可见液性暗区较均匀地分布在心脏外周。

（3）磁共振检查　判断心包积液的性质及部位，有无钙化和纤维化。

（4）心包穿刺术　诊断心包积液的性质，帮助缓解症状。

二、救治措施

解除心脏压塞是治疗的根本与关键。心包弹性有限，急性心包积血达 150mL 即可限制血液回心和心脏搏动，引起急性循环衰竭，进而导致心搏骤停。

（一）降低心包腔内压力

1. 心包穿刺术

大量心包积液（积血）造成心脏压塞时可行心包穿刺术。

（1）术前准备

① 询问病史、体格检查、心电图、X 线及超声波检查，确认有心包积液，用超声波确定穿刺部位。

② 准备无菌心包穿刺包、无菌手套、利多卡因及需用的药物等。

（2）操作方法

① 体位：根据病情取坐位或半坐位。

② 穿刺部位（两种）：a. 胸骨下穿刺取胸骨剑突与左肋弓交点处为穿刺点，缓慢推进，边进针边抽吸，至吸出液体时即停止前进，以免触及心肌或损伤冠状动脉；b. 心前区穿刺于左第 5 或第 6 肋间隙，心浊音界内侧。抽出液体后，固定针头，直至将心包腔内液体基本抽尽，拔出穿刺针，局部纱布覆盖、胶布固定。如有必要，可留置心包引流管，持续引流液体。

（3）注意事项　抽液过程中应注意随时夹闭胶管，以免空气进入心包腔；抽液速度要慢，首次抽液量不超过 500mL。为减轻急性心脏压塞症状，可抽 500～1000mL，抽液过多、过快可导致心脏急性扩张或回心血量过多而引起肺水肿。

（4）引流术后护理　观察引流液的性状及量，出现异常及时报告医生；妥善固定，防止非计划性拔管；穿刺处观察有无感染迹象。

2. 心包切开引流术

经心包穿刺术不能奏效者，应早期施行心包切开引流术。包括经剑突下心包引流术、经肋软骨床心包切开引流术和心包部分切除术。

（二）一般治疗

（1）改善血流动力学　快速静脉滴注生理盐水、右旋糖苷、血浆或输血，通过扩充血容量，增加中心静脉压与回心血量。

（2）应用强心药　心脏压塞患者对强心药反应差，心力衰竭患者则有不同程度好转。

（3）应用血管活性药　行心包探查前宜准备好主动脉内球囊反搏仪，必要时可给予多巴胺 $5～15\mu g/(kg \cdot min)$；如血压不升，应使用大剂量多巴胺$\geqslant 15\mu g/(kg \cdot min)$；仍无效时也可静脉滴注去甲肾上腺素 $2～8\mu g/min$。

（4）心电监测　观察症状是否缓解，严密监测生命体征变化。

（5）应用镇静药　必要时可用吗啡等镇痛药，观察用药后的不良反应。

（6）卧床休息　根据病情采取舒适的卧位，如半卧位。

（7）氧疗　持续高流量吸氧 $4～6L/min$。

（8）祛除病因　积极治疗引起心包积液的原发病，如使用抗结核药物、抗生素、化疗药物等。

（9）饮食护理　加强营养，增强机体抵抗力，进高热量、高蛋白、高维生素、易消化的半流质食物或软食。限制钠盐摄入，少食多餐，勿暴饮暴食。

高血压急症是指短时间内（数小时或数日）血压重度升高，舒张压≥120mmHg 和（或）收缩压≥200mmHg，伴有重要器官、组织，如心、脑、肾、眼底、大动脉的损伤或原有功能受损进行性加重。若舒张压≥140mmHg 和（或）收缩压≥220mmHg，无论有无症状都视为高血压急症。高血压急症可以发生在高血压患者；也可发生在其他多种疾病过程中。

一、病情判断

（一）临床表现

短时间内血压急剧升高，同时出现明显的头痛、头晕、眩晕、视物模糊与视力障碍、烦躁、胸痛、心悸、呼吸困难等表现，此外还可能出现一些不典型的临床表现，如胃肠道症状（腹痛、恶心、厌食）等。不同疾病临床表现不同，具体如下。

（1）急性冠脉综合征　急性胸痛、胸闷、放射性肩背痛、咽部紧缩感、烦躁、大汗、心悸、心电图有缺血表现。

（2）急性心力衰竭　呼吸困难、发绀、咳粉红泡沫痰、肺部啰音、心脏扩大、心率增快、奔马律等。

（3）急性脑卒中、脑梗死　失语、面舌瘫、偏身感觉障碍、肢体瘫痪、意识障碍、癫痫样发作。

（4）脑出血　头痛、喷射性呕吐、不同程度意识障碍、偏瘫失语，以及上述表现可进行性加重。

（5）蛛网膜下腔出血　剧烈头痛、恶心呕吐、颈背部痛、意识障碍、抽搐、偏瘫、失语、脑膜刺激征。

（6）高血压脑病　血压显著升高并伴有嗜睡、昏迷、癫痫发作等。

（7）急性主动脉夹层　撕裂样胸背部痛（波及血管范围不同差异显著），双侧上肢血压测量值不一致。

（8）嗜铬细胞瘤　阵发性或持续性血压升高伴"心动过速、头痛、多汗"三联征，并可伴有糖、脂代谢异常。发生嗜铬细胞瘤危象时，大量儿茶酚胺释放入血，导致血压急剧升高，出现心、脑、肾等脏器功能损伤，甚至危及生命。

（二）辅助检查

（1）动态血压　高血压。

（2）胸部 X 线片　左心室扩大，主动脉增宽，明确有无肺水肿的发生。

（3）心脏彩超　常有左心室肥厚，晚期出现心脏扩大、心力衰竭。

（4）生化检查　血常规、肝肾功能、血清离子水平、心肌损伤标志物、BNP 等。

（5）眼底检查　高血压脑病时可见不同程度的高血压性眼底动脉、视网膜动脉痉挛，甚至视网膜有出血、渗出物和视盘水肿。

（6）脑脊液检查　高血压脑病时压力常显著增高（诊断已明确时禁行脑脊液检查），有少数红细胞或蛋白质轻度升高。

（7）CT 检查　高血压脑病时头颅 CT 扫描可见因脑水肿所致的弥漫性的白质密度降低。

（8）脑电图　高血压脑病时可见弥散慢波和（或）癫痫性放电。

（9）心电图　是否存在心肌缺血。

（10）肾脏和肾上腺超声　是否存在嗜铬细胞瘤、肾上腺增生等。

二、救治措施

宜个体化处理，参考患者既往血压水平、治疗依从性和血压控制情况，是否有诱因、目前血压水平及靶器官损害等合理制订个体化处理方案。

（1）迅速降低血压　选择适宜有效的降压药物，静脉给药，同时不断测量血压或有创血压监测，根据血压情况及时调整药物剂量。如果情况允许，及早开始口服降压药治疗。

（2）控制性降压　高血压急症时短时间内血压急骤下降有可能使重要器官的血流灌注明显减少，应采取逐步控制性降压，避免靶器官进一步损害。步骤如下：①在数分钟至 1h 内将血压降低 25％左右；②视个体情况而定在 2～6h 内将血压降至 160/100mmHg 左右。病情稳定后，24～48h 血压逐渐降至正常水平。如果降压后发现有重要器官的缺血表现，血压降低幅度应更小些。在随后的 1～2 周再将血压逐步降到正常水平。

（3）合理选择降压药　高血压急症处理对降压药的选择，要求起效迅速，短时间内达到最大作用。作用持续时间短，停药后作用消失较快，不良反应较小。另外最好在降压过程中不明显影响心率、心排血量和脑血流量。在大多数情况下，硝普钠往往是首选药物。治疗开始时不宜使用强力的利尿药，除非有心力衰竭或明显的体液潴留。

（4）监测与监护　某些情况（如主动脉夹层、AMI）时快速、过度降压（低于脑、肾、冠状动脉自动调节范围）会减少器官灌注引起缺血和梗死。应严密监测血压、心率、呼吸、尿量、神经系统状况等，对于波动性大、难以控制的高血压宜行动脉内置管监测血压。

（5）防止靶器官损害　高血压脑病时加用脱水剂甘露醇、呋塞米降低颅内压、减轻脑水肿；惊厥者予以肌内注射苯巴比妥钠、地西泮、水合氯醛灌肠等镇静止惊；合并急性左心衰竭时，予强心、利尿及扩血管，选用硝普钠最为理想；合并氮质血症者，予以血液透析治疗。

晕厥是一种症状，为短暂的、自限性的意识丧失。其发生机制是短暂性脑缺血，发生较快，随即自动完全恢复。有些晕厥有先兆症状，但更多的是意识丧失，突然发生，无先兆症状。通常随着晕厥的恢复，行为和定向力也立即恢复，有时可出现逆行性遗忘。根据病因不同分为：神经介导性晕厥、直立性低血压所致晕厥、心源性晕厥和血管窃血综合征。

一、病情判断

（一）临床表现

在发生晕厥前可出现先兆症状，表现为眩晕、疲乏无力、耳鸣、神志恍惚、面色苍白、口腔积满唾液、全身出汗。逐渐出现眩晕加重，伴恶心呕吐、面色苍白、四肢无力、意识模糊，大约持续数秒后全身肌张力丧失而倒地。晕厥发作后，可伴有腹部不适、恶心甚至呕吐、有便意、头部不适、出汗、面色苍白、四肢发凉，有的出现嗜睡。轻者历时仅数秒，重者可达数分钟后神志逐渐清醒。如伴有痉挛者，则意识恢复时间可到数十分钟之久。

不同病因引起者临床特征也不一样：

（1）神经介导性晕厥　包括：①无心脏疾病；②晕厥病史；③不愉快的视觉、听觉、气味刺激或疼痛之后；④长时间站立或处于拥挤、闷热环境中；⑤伴有恶心、呕吐；⑥在进餐过程中或进餐后；⑦发生于头部旋转、颈动脉窦压迫（如肿瘤、剃须、衣领过紧）；⑧劳力后。

（2）直立性低血压所致晕厥　包括：①体位变换为直立时；②与有低血压作用药物的使用和剂量改变有密切关系；③长时间站立，尤其在拥挤、高温环境下；④存在自主神经病变或震颤麻痹；⑤劳力后。

（3）心源性晕厥　包括：①存在明确的器质性心脏病；②劳力中或仰卧时；③之前有心悸或伴有胸痛；④心脏性猝死家族史。

（4）血管窃血综合征　包括：①在上肢锻炼时出现；②双上肢的血压和脉搏不同。

（二）辅助检查

（1）初步评估正常的晕厥患者的特殊检查适应证

① 实验室检查仅适用于可能由循环血容量丢失或代谢原因引起的晕厥。

② 怀疑为心脏病的患者首先做超声心动图、心电监测，如果仍未做出诊断，可进行有创心电生理检查。

③ 对于胸痛的患者提示意识丧失前后有心肌缺血，首先检查运动试验、超声心动图和心电监测。

④ 反复晕厥的年轻患者若不考虑心脏病或神经系统疾病，首先做倾斜试验；老年患者首先进行颈动脉窦按摩。

⑤ 对于在转头时诱发晕厥的患者推荐首先进行颈动脉窦按摩。

⑥ 劳力中或劳力后发生晕厥的患者首先行超声心动图和运动试验。

⑦ 有自主神经功能障碍和神经系统表现的患者作出相应诊断。

⑧ 晕厥频繁反复发作伴有躯体其他部位不适的患者，通过初步评估发现有紧张、焦虑和其他精神疾病，进行精神疾病评估。

⑨ 所有检查后晕厥原因仍不明确的患者或者反复晕厥发作引起摔伤，考虑埋藏植入式心电事件记录仪。

（2）ECG检查　晕厥患者ECG检查多正常，如果发现异常，则高度提示心律失常性晕厥。包括：双束支传导阻滞；其他室内传导异常（QRS时限$\geqslant$0.12s）；二度Ⅰ型房室传导阻滞；未使用负性变时药物时无症状的窦性心动过缓（<50次/min）；$\geqslant$3s的窦房传导阻滞或窦性停搏；Q-T间期延长；伴V_2～V_3导联ST段抬高的右束支传导阻滞；病理性Q波等。

（3）心电监测　可发现是否存在缓慢性心律失常及快速性心律失常。另外，Holter适用于晕厥发作频繁的患者；植入式心电事件记录仪用于发作不频繁的患者。

（4）电生理检查　包括无创电生理检查和有创电生理检查，能够评估窦房结功能和房室传导功能。

（5）倾斜试验　有助于诊断神经介导性晕厥。倾斜试验阴性的患者如果没有心肌缺血或器质性心脏病的证据，神经介导性晕厥的可能性很大。

二、救治措施

（1）体位　一旦发生晕厥，采取平卧体位，或头稍放低、足略抬高的体位。

（2）保持呼吸道通畅　解开患者衣领、腰带，头转向一侧，保持呼吸道通畅。

（3）吸氧　给予低流量吸氧。

（4）心电监测　维持血压、呼吸、心率等生命体征稳定。

（5）心搏骤停　立即行心肺复苏。

（6）针对病因进行治疗预防再次晕厥

① 神经介导性晕厥：对一般患者采取包括健康教育等确保发作时安全的基础治疗即可。单次发作的晕厥和高危作业时未发生过晕厥的患者不必治疗。而对高危患者或频繁发作的患者则需要进一步治疗，进行治疗之前评估心脏抑制和血管抑制在晕厥中的作用。

② 直立性低血压：直立性低血压引起的晕厥患者均应治疗。首先是调整影响血压的药物，其次是非药物治疗，非药物治疗无效的患者应进行药物治疗。鼓励患者每日饮水 2～2.5L，每日额外增加 3～6g 盐的摄入；佩戴腹带和（或）连裤袜，预防重力引起的下肢和腹部血液蓄积；采取某些保护性姿势，如双腿交叉站立或蹲位；少量多餐，减少碳水化合物。

③ 心源性晕厥：包括窦房结功能障碍（包括慢-快综合征）、自主神经系统功能失调、莫氏Ⅱ型、高度和完全 AVB、室性心动过速、遗传性离子通道病、器质性心脏病或心肺疾病导致的晕厥。应用阿托品或异丙肾上腺素、安装临时起搏器、ICD 植入、射频消融术等治疗。

④ 血管窃血综合征：外科手术或血管成形术治疗对这类晕厥患者可行、有效。

急性肺动脉栓塞，简称急性肺栓塞，是指内源性或外源性栓子堵塞肺动脉主干或其分支引起肺循环障碍的一种临床和病理生理综合征。包括肺血栓栓塞症、脂肪栓塞综合征、羊水栓塞、空气栓塞等，而肺血栓栓塞症是最常见的肺栓塞类型。引起急性肺动脉栓塞的血栓主要来源于深静脉血栓形成。

一、病情判断

（一）临床表现

1. 症状

具有多种临床表现，轻者可无症状，重者表现为低血压、休克，甚至猝死。常见的临床症状有呼吸困难、胸痛、咯血、晕厥等，它们可单独出现或共同表现，常见症状如下。①呼吸困难：不明原因的呼吸困难及气促，尤以活动后明显。②胸痛：包括胸膜炎性胸痛或心绞痛样疼痛。③晕厥：可为肺动脉栓塞的唯一或首发症状。④烦躁不安、惊恐，甚至濒死感。⑤咯血：常为小量咯血，大咯血少见。⑥咳嗽：早期为干咳或伴有少量白痰。⑦心悸。

2. 体征

（1）呼吸系统　呼吸增快，发绀，双肺可闻及哮鸣音、湿啰音、肺血管杂音。

（2）循环系统　心率快，严重时可出现血压下降甚至休克，颈静脉充盈，肺动脉瓣第二心音增强，三尖瓣区收缩期杂音。

（3）其他　少数患者有 38℃ 以上的发热。

（二）辅助检查

（1）胸部 X 线

① 肺动脉阻塞征：区域性肺纹理变细、稀疏或消失，肺野透亮度增加。

② 肺动脉高压症及右心扩大征：右下肺动脉干增宽或伴截断征，肺动脉段膨隆以及右心室扩大。

③ 肺组织继发改变：肺野局部片状阴影，尖端指向肺门的楔形阴影，肺不张或膨胀不全，肺不张侧可见横膈抬高，有时合并少至中量胸腔积液。

（2）动脉血气分析　典型表现是低氧血症、低碳酸血症（反射性过度通气所致）和肺泡-动脉血氧分压差增大。但确诊 PE 的患者，超过 20％的患者动脉血氧分压正常，15％～20％肺泡-动脉氧分压差正常。

（3）心电图　大多数表现有非特异性的心电图异常。最常见的改变为窦性心动过速。当有肺动脉及右心压力升高时，可出现 $V_1 \sim V_4$ 的 T 波倒置和 ST 段异常，I 导联 S 波加深，III 导联出现 Q/q 波及 T 波倒置，完全或不完全性右束支传导阻滞，肺型 P 波，电轴右偏及顺钟向转位等。注意与急性冠状动脉综合征相鉴别。

（4）超声心动图　可鉴别突发的呼吸困难、胸痛、循环衰竭，特别对排除心肌梗死、感染性心内膜炎、主动脉夹层、心脏压塞有价值。

（5）D-二聚体　急性肺动脉栓塞时其含量多大于 $500\mu g/L$，小于 $500\mu g/L$ 可以排除急性肺动脉栓塞。但肿瘤、炎症、感染、坏死、术后，D-二聚体多大于 $500\mu g/L$。

（6）螺旋 CT　是目前最常用的 PE 确诊手段，采用特殊操作技术进行 CT 肺动脉造影，能够准确发现肺段以上肺动脉内的血栓。①直接征象：肺动脉内的低密度充盈缺损，部分或完全包围在不透光的血流之间（轨道征），或者呈完全充盈缺损，远端血管不显影。②间接征象：肺野楔形密度增高影，条带状高密度区或盘状肺不张，中心肺动脉扩张及远端血管分支减少或消失。

（7）放射性核素肺扫描　肺通气/灌注（V/Q）扫描是重要的诊断方法，对证实为 PE 的阳性预测价值 92％，特异性 87％，阴性预测价值 88％。

（8）磁共振成像（MRI）　肺动脉造影（MRPA）对肺段以上肺动脉内血栓的诊断敏感性和特异性均较高。

（9）肺血管造影　在所有非侵入性检查无明确结果的患者，可以选择肺血管造影。

（10）下肢深静脉彩超　以明确是否存在 DVT 及栓子的来源。

二、救治措施

（1）一般治疗

① 急性肺血栓栓塞症前两天应进行重症监护，密切监测呼吸、心率、血压、血氧饱和度、心电图等变化，定时做动脉血气分析。

② 绝对卧床休息，避免血栓脱落再栓塞，注意保暖，减少干扰，安慰患者，消除其焦虑和恐惧心理。

③ 对有低氧血症的患者，采用经鼻导管或面罩吸氧，吸入氧浓度应使氧分压 $\geqslant 60mmHg$ 为宜。当合并严重的呼吸衰竭时，可使用经鼻/面罩无创呼吸辅助通气或经气管插管行有创呼吸辅助通气，避免做气管切开，以免在抗凝或溶栓过程中局部大量出血。

④ 建立静脉通道，抗心力衰竭及抗休克治疗。

⑤ 剧烈胸痛者给镇痛、镇静药，但须慎用。严重胸痛时可用吗啡，但休克时禁用，镇痛药应用非甾体类抗感染药效果更佳。

（2）溶栓治疗　积极溶栓治疗能显著降低病死率，除非有绝对禁忌证，应尽早溶栓治疗挽救生命。溶栓治疗时间窗为 2 周内，如近期有新发征象者可适当延长。溶栓治疗的主要并发症为出血，最严重的是颅内出血。常用溶栓药物有尿激酶、链激酶、重组组织型纤溶酶原激活剂。溶栓治疗过程应密切监测患者有无出血表现，如血管穿刺部位、皮肤、牙龈等部位，观察有无肉眼血尿及镜下血尿，严密观察有无新发的神经系统症状及体征。如有穿刺部位的出血，可压迫止血。严重的大出血应终止溶栓，并输血或血浆。出现颅内出血应作为急诊的适应证，迅速与神经内科或神经外科医师联系会诊。

（3）抗凝治疗　为 PE 的基本治疗方法，可以有效地防止血栓再形成和复发。药物主要有普通肝素、低分子肝素和华法林，抗血小板药物的抗凝作用不能满足 PE 的抗凝要求。肝素治疗的副作用为可能会引起肝素诱导的血小板减少症，因此肝素治疗中应监测血小板数量。

（4）介入治疗　包括经导管肺动脉局部溶栓治疗、经导管碎栓后局部溶栓治疗。用导管碎解和抽吸肺动脉内巨大血栓，同时还可进行局部小剂量溶栓。

（5）腔静脉滤器　安置上腔或下腔静脉滤器可防止下肢深静脉大块血栓再次脱落阻塞肺动脉，尤其对有抗凝禁忌的肺栓塞高危患者或充分抗凝治疗后仍反复栓塞者有益。

（6）外科肺动脉取栓　适用于大块肺栓塞患者经溶栓治疗失败，或对溶栓治疗有禁忌者。在行肺动脉取栓术前，应进行肺动脉造影，以证实肺动脉堵塞的部位和范围，确保诊断正确。

第三十六章

电风暴判断与救治

　　室性心律失常风暴（电风暴）是指在 24h 内发作 2 次或 2 次以上的室性心动过速和（或）心室颤动，引起严重血流动力学障碍而需要立即电复律或电除颤等治疗的危急重症，也称交感电风暴、儿茶酚胺风暴、植入式心脏转复除颤起搏器（ICD）电风暴。电风暴发生的根本原因是交感神经的过度兴奋，见于器质性心脏病，也可出现在非器质性心脏病。器质性心脏病是电风暴最常见的原因；非器质性心脏病主要包括原发性离子通道病等遗传性心律失常及精神心理障碍性疾病。另外，置入 ICD 后也可能引起电风暴，随着 ICD/CRT-D 置入数量的增多，ICD 电风暴已成为较常见的并发症。

一、病情判断

（一）临床表现

　　电风暴常突然起病，病情凶险，急剧恶化，发生时心脏电活动出现急剧严重的紊乱，表现为快速室速和心室颤动反复发作，常需反复多次的电复律和电除颤，反复发作的时间间隔有逐渐缩短的趋势，每次心室颤动发作前有窦性心律升高的趋势；原来治疗室性心动过速有效的药物，如胺碘酮等变得无效或疗效不佳，并且常伴有发作性晕厥、血压急骤升高、呼吸增快、心率增快、发绀、抽搐等全身症状及相关原发病临床表现，如胸痛、劳力性呼吸困难、电解质紊乱、颅脑损伤等和心脏增大、心律失常等，甚至心脏停搏和坏死。患者多存在病因基础和诱因，例如急性冠状动脉综合征、电解质紊乱、心力衰竭、颅脑损伤、躯体或精神应激，以及遗传性心律失常。

（二）辅助检查

　　（1）心电图　心电图表现为室速、室颤，且反复发作。

　　（2）血电解质　常可见血清钾、镁离子浓度低。

　　（3）心脏彩超　显示器质性心脏病表现。

二、救治措施

　　（1）尽快转复心律失常　在电风暴发作期，尽快进行电除颤和电复律是恢复血流动力学稳定的首要措施，其中对于心室颤动、无脉性室速、极速型多形性室速等患者更为重要。

（2）纠正潜在的原因或触发因素　注意补钾和镁，尤其 Q-T 间期延长和低血钾（利尿药易致低钾）；最大限度地改善心功能治疗；应积极改善心肌缺血。

（3）抗心律失常药物治疗　能有效协助电除颤和电复律控制心室电风暴的发作和减少心室电风暴的复发。①β受体阻滞剂：美托洛尔为首选药物，可降低心脏性猝死。静注β受体阻滞剂为治疗心室电风暴的唯一有效方法，应尽可能地使用或加大此类药物的用量，抑制交感神经活性，并可与苯二氮草类药物合用。②胺碘酮：能有效抑制室性心动过速/心室颤动，可使大部分 ICD 电风暴患者在较短的时间内获得稳定。胺碘酮可和β受体阻滞剂联合用于治疗电风暴，如无效，可考虑应用利多卡因。

（4）置入 ICD 及加强管理　是目前及时纠治电风暴发作的最佳非药物治疗方法，特别对于无法去除或未能完全去除电风暴病因（如遗传性离子通道病等）的患者。凡有心脏性猝死病史或者有室速、心室颤动者均为 ICD 置入的绝对适应证。对于已置入 ICD 发生电风暴的患者，应去除相关诱因并酌情调整 ICD 的相关参数和抗心律失常药物，可给予β受体阻滞剂或β受体阻滞剂联合胺碘酮治疗减少心室颤动的发生。

（5）射频消融术治疗　在特发性单行性室速患者具有相对较高的治愈率，可消除电风暴潜在的电生理学病理基础；主要针对恶化为心室颤动的室早、室速进行消融。

（6）药物治疗　艾司洛尔静脉泵入。

（7）健康指导

① 积极治疗引发电风暴的心脏疾病。

② 预防引发电风暴的危险因素，如代谢性酸中毒、电解质紊乱、剧烈运动及应激等。

③ 摄入高营养、高热量、高维生素、含钾丰富、清淡易消化食物，少食多餐，限制浓茶、咖啡及饮酒。

④ 保持排便通畅，多吃水果、蔬菜及高纤维食物，环形按摩腹部，必要时使用缓泻药。

⑤ 保持情绪稳定，消除精神心理障碍可使心室电风暴易于纠正和防止再发。

⑥ 教会家属掌握心脏复苏等基本急救技能。

⑦ 遵医嘱用药治疗原发病，不可擅自停药或更改剂量，如遇病情变化及时就诊。

第三十七章

低钾血症和高钾血症判断与救治

第一节 · 低钾血症

低钾血症指血清钾浓度低于 3.5mmol/L。常见病因包括：钾摄入不足，如长期进食不足、消化道梗阻、昏迷、厌食、静脉补液时未补钾或补钾不足；钾丢失过多，如呕吐、腹泻、胃肠道引流；体内钾分布异常 K^+ 向细胞内转移，如大量输入葡萄糖和胰岛素。

一、病情判断

（一）临床表现

慢性低钾血症临床表现常不明显，若发生急性低钾血症则临床症状明显。

（1）肌无力　为最早出现的症状，一般先出现四肢软弱无力，后延及躯干和呼吸肌。患者出现吞咽困难；累及呼吸肌时可致呼吸困难或窒息。

（2）消化道功能障碍　出现腹胀、厌食、恶心、呕吐、肠鸣音减弱或消失等消化道症状。

（3）心脏功能异常　主要为传导阻滞和节律异常，当血钾降至 2.5mmol/L 以下时容易发生室早、室速、室颤。

（4）代谢性碱中毒　血清钾过低时，可使患者发生低钾性碱中毒，出现头晕、躁动、昏迷、面部及手足抽搐、口周及手足麻木等症状。

（5）神经系统　萎靡不振、反应迟钝、定向力障碍、嗜睡或昏迷。

（二）辅助检查

（1）血清电解质　钾离子浓度＜3.5mmol/L。

（2）心电图　①ST 段压低，T 波平坦、倒置，出现 U 波或 U 波明显；②QRS 波群时间延长，P 波振幅增高；③可见房性或室性心动过速等各种心律失常。

（3）体格检查　听诊腹部肠鸣音减弱或消失，膝腱反射消失。

（4）尿常规 尿液呈酸性（反常性酸性尿）。

二、救治措施

1. 病情观察

监测心率、心律、血压、呼吸、心电图、意识、电解质及尿量。如有异常，立即通知医师。

2. 补钾

遵医嘱给予补钾，恢复血清钾水平。

（1）补钾原则

① 轻度低钾血症：尽量口服补钾，遵医嘱给予含钾溶液口服。鼓励患者多进食肉类、牛奶、杏、菠菜、香蕉、橘汁、番茄汁等含钾丰富的食物。忌高糖饮食。因钾对消化道黏膜有刺激作用，患者服用后可能出现恶心、呕吐、上腹部不适等反应，建议饭后服用，配以牛奶、果汁、温水稀释后口服。

② 中重度低钾血症：需静脉补钾。

（2）补钾"四不宜"

① 不宜过早：见尿补钾，尿量≥30mL/h 或尿量≥500mL/d 方可补钾。

② 不宜过浓：静脉补液中钾浓度不宜＞40mmol/L（相当于氯化钾 3g）；禁止静脉直接推注氯化钾（特殊情况下稀释后在心电监测下静脉缓慢推注），以免血钾突然升高致心脏骤停。

③ 不宜补钾过快：应缓慢滴注，补钾速度以 20～40mmol/h 为宜，不能超过50～60mmol/h。但对于严重低钾血症患者，可以高浓度快速纠正低血钾。由于高浓度钾溶液对血管壁的刺激，可导致静脉炎的发生，建议进行中心静脉置管。当血钾＞4.5mmol/L 应停止高浓度快速补钾。

④ 不宜过多：限制总量、严密监测血钾浓度，及时调整每日补钾总量。一般每日补钾 40～80mmol/L，以每克氯化钾等于 13.4mmol 钾计算，每日补氯化钾 3～6g。

3. 对症治疗

补钾的同时给予补镁、镇吐、止泻等治疗。

4. 减少受伤的危险

及时准确地评估患者活动、自理能力和意识状况，根据评估结果做好防跌倒、防坠床措施。

5. 补钾时疼痛的护理

输液过程中出现疼痛时，可适当调慢滴速，也可预防性沿静脉走向涂抹七叶皂苷凝胶。

6. 心理护理

向患者讲解低钾血症有关知识，取得理解和合作，积极配合治疗。

7. 健康指导

① 大量出汗后，不要立即饮用过量白开水或糖水，可适量饮用果汁或淡盐水，防止血钾过低。

② 长时间禁食者、长期控制饮食摄入者或近期有呕吐、腹泻、胃肠道引流者，应及时补钾，以防发生低钾血症。

③ 加强疾病知识宣教，提高患者对低钾血症的认识。

④ 告知患者发生低钾血症时的症状和体征，出现异常及时报告医生，以免发生严重的并发症。

第二节·高钾血症

高钾血症指血清钾浓度高于 5.5mmol/L。常见病因包括：钾排出减少，如急性或慢性肾衰竭、应用保钾利尿药、盐皮质激素分泌不足等；体内钾分布异常，细胞内钾移至细胞外，如溶血、代谢性酸中毒、高血糖合并胰岛素不足、某些药物的使用（如洋地黄类药物中毒）、缺氧等；钾摄入过多，如口服或静脉输入过多钾、进食含钾过高的食物或输入大量库存血等。

一、病情判断

（一）临床表现

（1）神志淡漠、感觉异常、乏力、四肢软瘫、腹胀和腹泻等。

（2）严重的高钾血症者有微循环障碍的表现，如皮肤苍白、湿冷、发绀及低血压等。

（3）心肌收缩功能降低，出现心动过缓、心律失常、室性期前收缩、传导阻滞，最严重的表现为心搏骤停。

（二）辅助检查

（1）血清电解质 钾离子浓度＞5.5mmol/L。

（2）心电图 ①血钾≥5.5mmol/L，Q-T间期缩短和T波高尖；②血钾≥6.5mmol/L，QRS波群增宽，R波电压降低和S波加深，ST段压低；③血钾≥7mmol/L，QRS波群增宽，P-R间期及Q-T间期更加延长，P波振幅减低直至消失；④可引起恶性室性心律失常，甚至心脏停顿。

二、救治措施

（1）病情观察 严密监测患者心率、心律、血压、呼吸、意识、电解质及尿量。

（2）遵医嘱用药以降低血钾水平 可静脉推注10%的葡萄糖酸钙10～20mL，

于 10min 推注完毕，必要时可推注后维持静脉滴注；对于伴有代谢性酸中毒的患者，可静脉推注 5％碳酸氢钠溶液；或者静脉滴注高渗葡萄糖加胰岛素。

（3）根据血钾浓度及病情严重程度，选择药物治疗和（或）血液透析治疗。透析患者需做好透析护理。

（4）做好并发症的预防和急救，一旦发生心律失常立即通知医生，积极协助治疗；若出现心搏骤停，立即心肺复苏。

（5）健康指导　给患者讲解高钾血症相关常识，如用药及饮食方面的注意事项。指导易发生高钾血症的患者，如肾功能减退及长期使用保钾利尿药者，限制含钾高的食物，定期复诊，监测血钾浓度。

第三十八章 ▶▶ 介入术后血管迷走神经反射判断与救治

血管迷走神经反射亦称血管抑制性（迷走性）晕厥或单纯性晕厥，主要机制是各种刺激因素作用于皮质中枢或下丘脑，使胆碱能自主神经的张力突然增加，引起心脏及小血管强烈性扩张，导致血压急剧下降、心率进行性减慢等一系列临床症状。血管迷走神经反射是介入治疗后较常见的并发症。常见病因包括以下几种。①精神因素：精神紧张、焦虑和恐惧等。②血容量不足：术前限制饮食、饮水补液过少；术中出汗过多或失血过多；造影剂的渗透性利尿及脱水药物的应用等引起低血容量。③疼痛刺激：局部麻醉不充分、拔出鞘管方法不当或压迫止血用力过大、加压包扎过紧等。④空腔脏器的扩张刺激：尿潴留或术后进食增加。

一、病情判断

（一）临床表现

头晕、面色苍白、出汗、皮肤湿冷、恶心、呕吐、呼吸减慢、躁动不安等，可伴有胸闷气短，严重时可出现神志模糊、意识丧失等。

（二）辅助检查

血压迅速下降（<90/60mmHg），心率进行性减慢（<50次/min）。

二、救治措施

（1）体位　立即取平卧或头低足高位，头偏向一侧，防止呕吐物误吸，引起窒息。

（2）吸氧　给予中、高流量氧气吸入，4～6L/min。

（3）建立静脉通道，快速静脉滴注生理盐水、5%葡萄糖氯化钠注射液等。

（4）血压明显下降者，迅速静脉推注多巴胺10～20mg，随后以生理盐水加多巴胺持续静脉泵入，直至血压稳定。

（5）心率明显减慢时，静脉注射阿托品0.5～1mg，1～2min无变化，可再追加0.5～1mg。

（6）呕吐者可给予甲氧氯普胺10mg肌内注射。

（7）及时解决穿刺部位疼痛、渗血、绷带包扎过紧等情况。

（8）健康指导

① 向患者介绍手术方法、手术过程、术中可能出现的并发症等，消除紧张情绪，必要时术前晚给予地西泮 5mg 口服。

② 术前进行床上排尿、排便训练，避免术后因卧位不习惯而引起尿潴留。

③ 饮食清淡、易消化，术前一般不禁食禁饮（全麻者术前 6h 禁食，4h 禁饮），术后 1h 鼓励患者进食流质食物及饮水，如无胃肠道不适，可指导进食高蛋白、高维生素、低盐、低脂、易消化食物，少量多餐，少量多次饮水，一般最初 6~8h 饮水约 2000mL，促进造影剂的排泄。忌一次性饮水过多。

第五篇

▶▶

心脏康复

第三十九章

心脏康复基础

第一节·概述

心脏康复能够延缓动脉粥样硬化进程，降低再发冠状动脉事件风险和反复住院率，降低医疗费用，延长健康寿命。

一、心脏康复的基本概念

日本心脏康复学会对心脏康复定义如下："所谓心脏康复，是以改善心血管疾病患者的身体、心理、社会、职业状态，抑制或延缓早期动脉粥样硬化及心力衰竭病情发展，减少疾病复发、再次住院及死亡、实现舒适生活为目的，由多专业医务人员共同参与，针对每个患者实施的，包括医学评估、基于运动处方的运动治疗、纠正冠心病危险因素、患者教育及心理咨询、最优化的药物治疗等在内的多方面综合性的医疗措施"。因此，心血管疾病的康复，是指以医学整体评估为基础，通过改变不健康生活方式和控制各种危险因素的五大核心处方〔药物处方、运动处方、营养处方、心理处方（含睡眠管理）和戒烟限酒处方〕的联合干预，为心血管疾病患者在急性期、恢复期、维持期以及整个生命周期中提供的生理、心理和社会的全面和全程管理服务和关爱。

心脏康复的目的旨在：①校正生理及精神上的失调状况，帮助患者尽早回归社会；②减少猝死率、再发病率和再入院率，控制动脉粥样硬化性心血管疾病的危险因素，抑制或逆转动脉粥样硬化过程；③提高生活质量，改善心理、社会及职业的状况。

心血管疾病的康复，大体分为三个时期：急性期（以生命安全和回归正常日常生活为目标，发病后4～7天）、恢复期（以复职和回归社会为目标，发病后7天至6个月）和维持期（以健康生活方式养成、危险因素控制和健康管理方式构建为目标，发病后6个月直至整个生命过程）。

二、心脏康复的意义

（一）对患者的意义

心血管疾病康复是一个全面的和全程的团队医疗过程。通过五大处方的联合作用，为心血管疾病患者在急性期、恢复期、维持期，直至整个生命过程提供心理、生物和社会等多方面、长期综合的管理服务和关爱。减少猝死率、再发病率和再入院率，改善心功能和肺功能，控制危险因素，改善自主神经功能，改善末梢循环，改善炎症指标，解除焦虑、抑郁症状，提高生活质量，提高社会复职回归率，全面改善生命的预后。

（二）对医师的意义

心血管疾病康复从根本上扭转单纯生物医学的模式，弥补临床医学和公共卫生、预防医学之间的裂痕，使医师更加全面地参与整个医疗工作的始终，完成对患者从生理到心理、从生物医学到社会医学的多方面、全程化和综合性的服务和关爱；使医疗行为的主体——医师和患者共同主导和参与整个医疗过程，医患双方主动、有效互动。

（三）对社会的意义

中国已快速进入老龄化社会，老年人群是心血管疾病的主体人群，随着人口老龄化的加剧，老年心血管疾病带病生存的现状与未来，使心血管疾病康复的需求日益加大。心血管疾病康复和二级预防，将坚持和落实"以防为主、防治结合"，从根本上扭转"只治不防"的单纯生物医学模式，从心理、生物和社会多方面为患者提供长期综合的管理服务和关爱。

三、护士在心脏康复中的定位

心脏康复是多学科、综合性的干预治疗措施，因此，心脏康复需要有多种医疗专业的参与。需要全科医师，同样甚至更加需要的是直接和患者及患者家属接触并指导他们的护士、康复师、营养师、临床心理师和技师。可以说只有团队医疗才能最完整地实施心脏康复。护士在心脏康复中主要负责疾病管理与运动治疗、生活指导，从疾病急性期直到维持期。护士在心脏康复中的职责主要有：①在运动治疗时监测患者的生命体征及心电图变化；②运动前后询问患者生活状况等方面；③实施危险因素管理及指导患者改善生活习惯等健康教育；④制作健康宣教宣传册、疾病管理流程册；⑤建立患者数据库以利于追踪患者；⑥将从患者处得到的信息汇报给团队其他专业人员，以便对患者实施个体化的指导。

第二节·心脏康复适应证和禁忌证

心脏康复运动治疗以有氧运动为主，从疾病急性期的后半段开始介入，最好能坚持贯穿于出院后的恢复期乃至维持期。恢复期是患者回归家庭或职场的准备期，需要慢慢扩大活动范围，因此该阶段的运动治疗和身体功能评估是很重要的，要明确心脏康复恢复期的适应证和禁忌证。

一、心脏康复适应证

（1）临床稳定的心肌梗死愈合期。

（2）稳定型心绞痛。

（3）冠状动脉搭桥术后。

（4）收缩功能不全或舒张功能不全导致的慢性心力衰竭（心肌病）。

（5）心脏移植。

（6）瓣膜病术后。

（7）外周动脉疾病。

（8）经皮冠状动脉腔内血管成形术（PTCA）。

（9）存在冠状动脉疾病危险因素，如糖尿病、脂质异常、高血压或肥胖。

（10）适合系统化运动锻炼和健康教育的其他患者。

二、心脏康复禁忌证

（一）相对禁忌证

（1）电解质紊乱。

（2）心动过速或严重的心动过缓或静息心电图显示明显的心肌缺血。

（3）二度 AVB。

（4）未控制的高血压（静息收缩压＞160mmHg 或舒张压≥100mmHg）。

（5）低血压（舒张压＜60mmHg 或收缩压＜90mmHg）。

（6）血流动力学障碍，如：梗阻性肥厚型心肌病（左心室流出道压力阶差＜50mmHg），中度主动脉弓狭窄（压力阶差 25～50mmHg）。

（7）未控制的代谢性疾病，如糖尿病、甲亢、黏液水肿。

（8）室壁瘤或主动脉瘤。

（9）有症状的贫血。

（二）绝对禁忌证

（1）生命体征不平稳、病情危重需要抢救。

（2）不稳定型心绞痛、近期心肌梗死或者急性心血管事件病情未稳定者。

（3）血压反应异常，直立引起血压明显变化并伴有症状、运动中收缩压不升反降＞10mmHg 或血压过高收缩压＞220mmHg。

（4）存在严重的血流动力学障碍，如：重度或有症状的主动脉瓣狭窄或其他瓣膜病、严重主动脉弓狭窄、梗阻性肥厚型心肌病（左心室流出道压力阶差≥50mmHg）等。

（5）未控制的心律失常（房颤伴快速心室率、阵发性室上性心动过速、频发多源性室性期前收缩）。

（6）三度 AVB。

（7）急性心力衰竭或慢性失代偿性心力衰竭。

（8）夹层动脉瘤。

（9）急性心肌炎或心包炎。

（10）可能影响运动或因运动加重病情的非心源性疾病（如感染、甲状腺毒症、血栓性疾病等）。

第三节·心脏康复评估与检查

一、病史评估

通过问诊、体格检查、生化检验、量表测评等方式了解患者全身状态和治疗情况，可能对预后造成影响，以及影响活动的各种因素，给予针对性处理。评估内容包括：

（1）了解患者的心血管疾病病史和其他病史；是否规范使用药物，包括抗血小板药物、他汀类、β受体阻滞剂等；是否服用其他疾病治疗药物；了解服药依从性和药物不良反应；了解未坚持服药的具体原因。

（2）测量患者的血压、心率以及血糖、血脂、肝功能、肾功能、电解质等生化指标，了解患者是否治疗达标及药物的副作用。

（3）通过量表评估患者的日常生活活动能力和生活质量，可选用 ADL、SF-36、西雅图心绞痛量表等。

（4）通过问诊了解患者日常运动习惯；检查患者是否有限制运动的因素，如肌肉骨骼系统疾病；检测有无贫血以及血糖水平低等限制运动能力的因素。

二、代谢异常评估

心血管疾病的发生、发展和结局均与代谢异常密切相关，对可干预的心血管疾病危险因素中的代谢异常项目进行全面评估。评估从以下方面进行：

（一）超重和肥胖

衡量超重和肥胖最简便和常用的测量指标是腰围（WC）和体重指数（BMI）[BMI＝体重（kg）/身高^2（m^2）]。BMI 可反映全身肥胖程度，腰围主要反映腹部脂肪蓄积（向心性肥胖）的程度。这两个指标都可以较好地预测心血管疾病的危险。

成年人正常 BMI 为 18.5～23.9kg/m^2。BMI 在 24～27.9kg/m^2 为超重，提示需要控制体重；BMI＞28kg/m^2 为肥胖，应开始减重。成年人正常 WC＜90/85cm

（男/女），如 WC＞90/85cm（男/女），同样提示需控制体重。

（二）血脂异常

血脂异常包括高胆固醇血症、高甘油三酯血症、低高密度脂蛋白血症和混合型高脂血症 4 种类型，其中以低密度脂蛋白胆固醇（LDL-C）增高为主要表现的高胆固醇血症是动脉粥样硬化性心血管疾病最重要的危险因素。临床常规检验提供的血脂参数包括总胆固醇（TC）、高密度脂蛋白胆固醇（HDL-C）、低密度脂蛋白胆固醇（LDL-C）、极低密度脂蛋白胆固醇（VLDL-C）与三酰甘油（TG）。LDL-C 与 VLDL-C 统称为非 HDL-C，二者包括所有致动脉粥样硬化性脂蛋白中的胆固醇，与心血管疾病的发病风险密切相关。

在一定范围内继续降低 LDL-C 或非 HDL-C 水平可能有助于进一步降低患者心血管风险，建议应用他汀类药物将心血管疾病患者的 LDL-C 控制于＜1.8mmol/L（非 HDL-C＜2.6mmol/L）。在保证 LDL-C（或非 HDL-C）达标的前提下，力争将 HDL-C 和 TG 控制于理想范围（HDL-C≥1.04mmol/L，TG＜1.7mmol/L）。

（三）糖代谢异常

糖代谢异常包括糖尿病前期和糖尿病，糖代谢分类标准见表 39-1。糖化血红蛋白是人体血液中红细胞内的血红蛋白与血糖结合的产物，检测糖化血红蛋白可以反映患者近 8～12 周的血糖控制情况。正常值为 4％～6％。糖尿病患者预防心血管疾病糖化血红蛋白的目标为≤7％，进一步降低糖化血红蛋白最低的可能安全目标＜6.5％。

表 39-1　糖代谢分类标准

糖代谢分类	静脉血浆葡萄糖/（mmol/L）	
	空腹血糖	糖负荷后 2h 血糖
正常血糖（NGR）	＜6.1	＜7.8
空腹血糖受损（IFG）	6.1～7.0	＜7.8
糖耐量减低（IGT）	＜7.0	7.8～11.1
糖尿病（DM）	≥7.0	≥11.1

三、体适能评估

体适能评估是心脏康复评估项目的重要组成部分，与常规医学评估同等重要。两者侧重点不同：常规医学评估侧重于评估患者病情，体适能评估则侧重评价患者身体功能、反映身体状况，两者缺一不可。在常规医学评估的基础上进行体适能评估有助于：了解患者的身体功能状况，进一步明确是否存在运动禁忌证；对患者进行危险分层，预测运动康复期间发生不良事件的风险；制订个体化的运动康复方案和选择适当的监护等级；评估治疗效果、调整康复方案。

体适能评估的方法一般可分为器械法和徒手法两大类。体适能评估的内容包括身体成分、心肺适能、肌肉适能、柔韧性适能和平衡适能等评估项目。

（一）身体成分评估

身体成分评估的常用指标有：体重、身高、体重指数（BMI）、腰围、臀围和腰臀比。

（1）体重　能在一定程度上反映营养状况，但受身高影响较大。

（2）BMI　通过计算排除了身高的影响，比体重更准确地反映患者的营养状况，分级标准见表 39-2。BMI 的局限性在于不能体现体重中脂肪与肌肉构成比例，内脏脂肪过多是心血管病的危险因素之一，因此判断脂肪含量及分布对临床评估有着重要的意义。

表 39-2　我国成年人营养状态分级的 BMI 标准

成年人体型	BMI/(kg/m^2)
体重过轻	≤18.5
体重正常	18.5～23.9
超重	24.0～27.9
肥胖	>28.0

（3）腰围、臀围及腰臀比　是反映身体脂肪分布的指标，腰围主要反映腹部内脏脂肪含量，臀围主要反映身体皮下脂肪含量，腰臀比能够更好地反映向心性肥胖。腰臀比计算公式为：腰臀比＝腰围/臀围。

（4）诊断标准　国人向心性肥胖标准：男性腰围＞90cm，女性＞85cm；腰臀比男性＞0.9，女性＞0.8。

（二）心肺适能评估

心肺适能评估是心脏康复的基础评估项目，可了解患者的心血管系统、呼吸系统功能储备以及有氧运动能力，是制订个体化有氧运动处方的基础。心肺适能评估方法可分为器械评估法和徒手评估法。

1. 心肺适能器械评估法

包含有：心肺运动负荷试验、运动负荷心电图、运动心脏超声、动态心脏核素扫描等。

心肺运动负荷试验（CPX）是通过平板或功率自行车等负荷装置进行运动负荷试验，同时，通过心电图及连续呼气分析装置监测呼气中氧浓度、二氧化碳浓度及通气量，测定最高摄氧量（peak VO$_2$）、无氧阈值（AT）等各个代谢指标的试验。在以往的运动负荷心电图检查基础之上，增加了连续呼气分析装置，可以综合评估运动耐量。一些静息时未出现的异常可通过负荷超声心动图检查出来。使用功率自行车施加负荷时，可获取最大运动负荷时的超声心动图图像。使用平板运动负荷时，可记录负荷结束即刻的超声心动图图像。

平板的优点是可以自由设置速度和坡度，是可变性较强的负荷试验；运动方式是受检者习惯的步行，且和个人意志无关，能进行到最大负荷。其缺点是运动强度无法实现定量化，且有易摔倒的危险。

功率自行车的特点是容易调节运动强度，可实现负荷定量；因外部功率可准确量化，所以可评估运动强度和摄氧量之间的关系，受检者体位变动较小，容易监测心电图、血压等。缺点是受检者所使用的肌群与平板相比偏少；且在负荷增加时需要额外肌力转动脚蹬，因此与平板相比不容易达到最大负荷。

2. 心肺适能徒手评估法

常用的心肺适能徒手评估方法有 6min 步行试验、2min 踏步试验、200m 快速步行试验等。目前临床科室常用的为 6min 步行试验。

6min 步行试验（6MWT）是通过测量受试者徒步 6min 可达到的最远距离来评估心肺功能。其主要指标是"步行距离"，单位为"m"。心功能不全 6MWT 的结果划为 4 个等级：1 级，<300m；2 级，300～374.9m；3 级，375～449.5m；4 级，>450m。级别越低者心肺功能越差。测试过程中还可根据临床需要监测患者的心率、血压、血氧饱和度、自感劳累分级等指标。

（三）肌肉适能评估

肌肉适能是人体的基本素质，是影响日常生活活动能力的主要因素之一，其评估内容一般包括肌力与肌耐力评估。抗阻训练是提高肌肉适能的常用方法。与有氧训练前的心肺适能评估相似，在进行抗阻训练前应评估肌肉适能，以便制订个体化的抗阻训练方案、评估训练风险以及评估治疗效果。肌肉适能评估方法可分为器械评估法和徒手评估法。

1. 肌肉适能器械评估法

等速肌力测试仪是目前公认最准确的肌力评估设备。通过等速肌力测试，可获取较全面地反映肌力和肌耐力的肌肉生物力学指标。如果条件有限，使用可调阻力的抗阻训练器械也可进行肌肉适能评估。

2. 肌肉适能徒手评估法

常用的肌肉适能徒手评估法有：握力测试、原地坐下站立试验、俯卧撑、30s手臂屈曲试验、30s 椅子站立试验、1min 仰卧起坐试验、爬楼梯试验等。

（四）柔韧性适能评估

对于慢性心血管疾病患者，尤其是老年人，柔韧性可降低。柔韧性降低将影响日常活动能力，并可限制正常身体运动，引起或进一步加重慢性疼痛问题。对这些人群进行柔韧性适能评估，进而给予个体化的预防或治疗性的柔韧性训练是有必要的。柔韧性适能评估目前以徒手评估法为主，常用的方法有座椅前伸试验、抓背试验、改良转体试验等。

（五）平衡适能评估

平衡适能是人体在有或无外力作用情况下，维持原姿势并保持稳定状态的能力，是人体应具备的基本素质。缺乏运动者或老年人运动系统功能退化，平衡适能也相应减退。对患者进行平衡适能评估，并根据结果予以平衡训练，也是心脏康复项目的组成部分。方法亦可分为器械评估法和徒手评估法。

1. 平衡适能器械评估法

通常使用平衡测试仪。测试过程中，平衡测试仪记录在静态/动态、立位/坐位等情况下，身体重心向前后左右各方向移动的轨迹和范围，经计算机分析可以得到量化的测试结果，能够较精确地反映受试者的平衡适能。

2. 平衡适能徒手评估法

常用的徒手平衡适能评估方法有：功能性前伸试验、单腿站立试验、2.4m起身行走试验等。

在心脏康复工作中，评估过程的风险大于运动治疗，安全问题在体适能评估工作中不容忽视。徒手评估方法虽然相对安全，也存在一定的风险。应针对不同患者个体化选择徒手评估方法，严格把握评估适应证和禁忌证；评估前告知患者评估的具体过程、评估的风险、注意事项（表39-3）；评估时规范操作，全程注意观察患者表现，严格把握终止评估的指征（表39-4）。

表 39-3　体适能评估注意事项

注意事项内容
测试前 1～2 天内避免剧烈运动
测试前一餐不宜过饱,餐后 1～2h 测试
测试前 24h 禁止饮酒
测试时着运动装、运动鞋
继续常规服用药物
携带其日常使用的步行辅助工具

表 39-4　体适能评估的评估终止指征

评估终止指征
患者无法耐受或难以忍受的呼吸困难
下肢痉挛或步履蹒跚
胸闷或胸痛
明显的心悸不适
麻木感
各种疼痛不适
肌肉失去控制或失去平衡
虚汗或面色苍白
恶心、呕吐
视物模糊
患者要求终止

四、日常生活活动评估

日常生活活动（ADL）是人在独立生活中反复进行的、最必要的基本活动。狭义的日常生活活动是指人类为了独立生活每天必须反复进行的最基本的、具有共性的动作，即进行衣、食、住、行及个人生活的基本的动作和技巧。广义的 ADL 除了上述活动以外，还包括与他人的交往，以及在社区内乃至更高层次上的社会活动。

ADL 能力评定（表 39-5）对确定患者的理解能力、制订和修订治疗计划、评定训练效果、安排出院后训练及就业等均很重要。评定是通过科学的方法全面而精确地了解患者日常活动的功能状况，即功能障碍对日常活动的影响，为确定康复目标、制订康复治疗计划、评定康复治疗效果提供依据。

（一）评定内容

表 39-5　ADL 评定内容

项目	评定内容
床上运动	姿势的摆放；床上体位转换；床上移动
轮椅运动和转移	乘坐轮椅；使用轮椅；使用或不使用专门设备室内、室外行走
上下台阶和楼梯借助助行器行走	使用助行架、手杖、拐拐，穿戴支架、矫形器或假肢行走
公共或私人交通工具的使用	骑自行车、摩托车、上下汽车、驾驶汽车等
更衣	穿脱内衣裤、套头衫、开衫、袜、穿脱假肢支具、扣纽扣、拉拉链、系腰带、鞋带、打领带等
进食	餐具的使用以及咀嚼、吞咽能力等
个人清洁	洗漱（刷牙、洗脸、漱口、洗发、洗澡、洗手）和修饰（梳头、修指甲）
上厕所	使用尿壶、便盆或进入厕所大小便，以及便后会阴部的清洁、衣物的整理、排泄物的冲洗等
交流	打电话、阅读、书写、使用计算机、录音机、识别环境标记等
家务劳动	购物、备餐、清洗衣物、照顾孩子、安全使用生活用品、家用电器及安排收支预算等

（二）评定方法

基本的评定方法包括提问法（即回答问卷）、观察法以及量表法。

（1）提问法　通过提问的方式来收集资料和进行评定。主要有口头提问和问卷提问两种方式。

（2）观察法　通过直接观察患者 ADL 实际的完成情况来进行评定。

（3）量表法　采用经过标准化设计，具有统一内容、统一评定标准的检查表评定。临床最常用的为 Barthel 指数评定量表。其内容包括进食、洗澡、修饰、穿衣、大便控制、小便控制、使用厕所、床与轮椅转移、平地行走、上下楼梯 10 项内容。根据是否需要帮助及其程度共 4 个等级，分数为 0～100 分。100 分表示患者基本的日常生活活动功能良好，不需他人帮助，能够控制大、小便；能自己进食、穿衣，床椅转移、洗澡、行走，可以上、下楼。0 分表示功能很差，没有独立能力，全部日常生活皆需帮助。

五、运动心肺功能评估

运动心肺功能测试（CPET）是结合标准的运动试验和气体代谢技术精确判定

心肺储备功能、通过运动生理反应判断运动受限的病理生理机制，并有助于区分病因、提供预后预测价值，因此是一种重要的评估手段。

（一）目的

CPET 的目的是评估健康状态、评价运动耐力、疾病鉴别诊断、评价治疗干预措施（如经皮腔内冠状动脉成形术、药物和康复训练等）的作用、制订运动处方及预后评估。

（二）分类

CPET 根据其特点分成许多种类，具体如：使用设备（运动平板、踏车）、功率大小（极量、亚极量和低水平等）、运动终点（症状限制性、靶心率等）、运动部位（上肢、下肢等）。

（三）应用范围

CPET 目前广泛应用于：①冠心病者胸痛症状或类似症状的鉴别诊断；②冠心病结构与功能严重程度的评估；③心血管事件和全因死亡的预测；④运动耐力的评估；⑤运动相关症状的评估；⑥心率变异性的分析评价、心律失常以及心脏植入式起搏器的反应；⑦治疗效果的评价。

（四）测试前受试者评估及准备

（1）一般信息　①性别、身高、体重；②身体活动的水平；③职业情况；④有无吸烟史；⑤患者自我感觉的运动受限种类；⑥前期的相关检查（CPET 结果、心电图、超声心动图）。

（2）临床相关情况　①疾病诊断；②体格检查；③静息心电图（ECG）；④用药情况；⑤可选的其他检查，如胸片、静息肺活量、静息动脉血气分析结果、血常规；⑥评估患者有无 CPET 禁忌证。

（3）绝对禁忌证和相对禁忌证　根据绝对禁忌证和相对禁忌证标准来判别。

① 绝对禁忌证：a. 急性心肌梗死（2 天内）；b. 高危的不稳定型心绞痛；c. 有症状的未控制的心律失常，或引发血流动力学不稳定；d. 有症状的严重主动脉缩窄；e. 失代偿的有症状的心力衰竭；f. 急性肺栓塞或肺梗死；g. 急性心肌炎或心包炎；h. 急性主动脉夹层；i. 残疾人有安全隐患或不能全力完成运动试验。

② 相对禁忌证：a. 已知左冠状动脉主干狭窄；b. 中度狭窄的心脏瓣膜病；c. 电解质紊乱；d. 严重的高血压；e. 心动过速或心动过缓；f. 肥厚型心肌病和其他形式的流出道梗阻；g. 智力障碍或肢体障碍不能配合运动者；h. 高度房室传导阻滞。

（五）运动心肺功能测试步骤

（1）戴面罩。

（2）贴电极片　肢体导联电极片贴在躯干左右上下端，胸前导联电极片位置与常规 ECG 一致，并连接 12 导联 ECG 电极。戴血压袖带，测静息状态卧位 12 导联标准 ECG 和血压，以备与以前 ECG、血压和运动中或恢复期 ECG、血压比较。

（3）测静态肺功能。

（4）运动测试四阶段　静息阶段 3min—0W 负荷 3min—负荷递增阶段（10～20W/min）—恢复期阶段＞5min。

（5）ECG 和血压监测　运动中进行 ECG 实时监测，血压在每个阶段的最后 1min 监测记录一次，恢复期 1min 监测记录 1 次，以后每 1～2min 监测记录 1 次。

（6）Borg scale 自感劳累分级评估　参照 Borg 评分自感劳累分级表，运动中反复进行评估。

（7）运动终点　目前 CPET 多为症状限制性运动试验，尽管在 CPET 中鼓励受试者做最大的努力，但是若医务人员发现患者有严重异常情况应立即停止运动，以防止心血管严重事件发生。

六、精神、 心理评估

心脏疾病的患者及家属在恢复期均要面临疾病和促进康复的问题，成功心理调整对康复具有积极的作用，并能改善长期预后。

（一）认知功能的评估

简易精神状态量表（MMSE）是认知检查最常用的一个量表，对于心血管疾病的老年人十分简单方便。该量表的评估条目包括定向力（最高分 10 分）、记忆力（最高分 3 分）、计算力和注意力（最高分 5 分）、回忆力（最高分 3 分）、语音能力（最高分 9 分），总分数为 27～30 分，提示正常；小于 27 分，提示认知功能障碍。

（二）生命质量的评估

生活质量包括的方面一般有：综合健康、机体功能、病状与毒副作用、认知功能、情感功能、心理安康、角色功能、性功能、社会安康及功能、精神/信仰。常用的心血管患者生命质量普适量表包括：世界卫生组织生活质量测定量表及简表（WHOQOL 或 WHOQOL-BREF）、36-条目健康调查简表和欧洲五维健康量表。常用的心血管病患者专用生活质量量表包括：西雅图心绞痛量表（SAQ）和中国心血管患者生活质量评定问卷。临床工作中，推荐选择一个普适量表和一个专用量表评估患者的生活质量。

（三）精神心理状态的评估

识别患者的精神心理问题，有几种方法，包括定式访谈、半定式访谈、他评焦虑抑郁量表、自评焦虑抑郁量表等。推荐心血管科采用广泛焦虑问卷 7 项（GAD-7）、患者健康问卷 9 项（PHQ-9）、医院焦虑抑郁量表（HAD）和躯体化症状自评量表。无论是量表还是筛查问题，都不是对患者的精神心理问题给予明确诊断，只是提醒我们患者可能存在精神心理问题。根据量表提供的抑郁、焦虑严重程度给予相应的治疗，轻度患者可由心血管科医生对患者进行一些药物或非药物治疗，中度患者请双心医师或精神科会诊，重度患者需接受专科治疗。

（四）个性特征和感情情绪特征的评估

（1）A 型性格评估　A 型性格是冠心病的危险因素，年龄＜60 岁、男性、脑力劳动、高中以上文化程度、独身、吸烟是 A 型性格冠心病患者的危险因素。A 型性格患者更容易发生心血管不良事件。中国版的"A 型行为类型问卷"被广泛应用于冠心病患者 A 型性格评估。

（2）敌意、愤怒、攻击性的评估　症状自评量表（SCL-90）是评估个体敌意、愤怒、攻击性特征的常用量表。

（五）睡眠质量的评估

通过问诊了解患者自己对睡眠质量的评价，通过他人了解患者的睡眠状态，是否存在睡眠呼吸暂停；采用匹兹堡睡眠质量评定量表客观评价患者的睡眠质量；对高度怀疑有睡眠呼吸暂停的患者采用多导睡眠监测仪或便携式睡眠呼吸暂停测定仪了解患者夜间缺氧程度、睡眠呼吸暂停时间及次数。

七、烟草、药物依赖评估

烟草依赖已作为一种慢性高复发性疾病列入国际疾病分类，确诊烟草依赖综合征通常需要在过去 1 年内体验过或表现出下列 6 条中的至少 3 条：①对吸烟的强烈渴望或冲动感；②对吸烟行为的开始、结束及剂量难以控制；③当吸烟被终止或减少时出现生理戒断状态，表现为：戒烟后出现烦躁不安、易怒、焦虑、情绪低落、注意力不集中、失眠、心率降低、食欲增加、体重增加、口腔溃疡、咳嗽流涕等；④耐受性增加，必须使用较高剂量的烟草才能获得过去较低剂量的效应；⑤因吸烟逐渐忽视其他的快乐或兴趣，在获取、使用烟草或从其作用中恢复过来所花费的时间逐渐增加；⑥固执地吸烟不顾其明显的危害性后果，如过度吸烟引起相关疾病后仍然继续吸烟。

存在戒断症状复吸的患者或已经患有心血管疾病的患者，经过吸烟危害教育，仍然吸烟，提示患者存在烟草依赖。尼古丁依赖程度可根据尼古丁依赖量表（FTND）得分来确定。该量表分值范围 0～10 分。不同分值代表依赖程度分别是：0～3 分为轻度依赖；4～6 分为中度依赖；≥7 分提示高度依赖。其中"晨起后 5min 内吸第一支烟"是烟草依赖最有效的判断方法。当 FTND≥4 分时，提示戒烟过程中容易出现戒断症状，并且容易复吸，强烈提示需要戒烟药物辅助治疗及持续心理支持治疗。

一、心脏康复流程

（一）住院期康复流程

1. 运动康复流程

住院时期逐渐扩大日常活动范围的同时确保安全，达到患者能自行就诊、日常生活可以自理。住院时间一般是 5～10 天。以下为急性心肌梗死急性期的康复方案：第 1～2 天入住 CCU，以卧位休息为主，自行进食，护理人员协助擦拭身体；第 3～4 天在 CCU 医务人员监护下床旁踏步，站立测体重，自主刷牙，护理人员协助洗头；第 5～7 天转入普通病房，下床在室内行走，使用室内坐便器，检查时坐轮椅；第 7～10 天在病房楼内自由行走，检查时辅助步行，可淋浴，在医务人员监护下至运动治疗室行运动疗法，准备出院指导。

2. 出院指导

日常生活指导重点内容包括运动及其注意事项、戒烟及禁酒、其他偏好食物的摄入、生活自理等方面。大便时为防止憋气过度可应用缓泻药，提倡尽量避免依赖药物，可通过摄入适量食物纤维或按摩腹部来促进排便。服用催眠药者，应防止跌倒。沐浴的水温应适度，预防感冒，同时避免长时间泡澡，泡澡时水面高度应控制在腋下，预防憋气。

（二）出院后康复流程

对有心脏病病史的患者实施运动治疗之前，需做以下项目的评估，以发现可能存在的问题。

1. 患者信息的整理诊断

严重程度、合并症、治疗内容、治疗效果、冠心病危险因素的评估、生活史、运动习惯。

2. 目前情况的把握

全身状况的评估、心功能、有无肺淤血、有无右心受累、心律失常、残留缺血的评估、运动耐量的评估。

3. 问题的整理及对策

综合上述信息，可以发现目前存在的问题，寻找相应的具体对策，出院时要重新进行病情评估和评价，再结合临床病史和检查结果进行危险分层，为患者开具准确的运动处方。

4. 运动强度、种类、持续时间及频率的设定

见下文（二）运动处方。

二、心脏康复五大处方

心脏康复是全面、全程的医学管理、服务和关爱，包括药物处方、运动处方、营养处方、戒烟处方、心理处方（含睡眠管理）等。

（一）药物处方

有效的药物治疗是心血管疾病治疗的基石。实现药物最大疗效的前提是使用有效药物、有效剂量、控制危险因素达标、主动管理药物的相互作用和不良反应，提升药物治疗的依从性。心脏康复药物处方管理应遵循如下原则：①遵循指南建议给予规范化药物处方；②个体化选择用药方案；③关注药物的相互作用和不良反应；④关注药物对运动耐量的影响；⑤提高患者的服药依从性。

1. 遵循指南建议给予规范化药物处方

以心血管疾病中患病率最高的冠心病药物处方为例，国内外指南一致建议冠心病治疗药物分为改善预后和改善心绞痛药物两类。改善预后的药物包括阿司匹林（如不能耐受，可选择氯吡格雷或替格瑞洛替代）、他汀类、血管紧张素转换酶抑制剂（ACEI）（如不能耐受，可选择血管紧张素Ⅱ受体拮抗剂替代）、β受体阻滞剂；改善心绞痛的药物包括β受体阻滞剂、钙通道阻滞剂（CCB）、硝酸酯类、伊伐布雷定和改善心肌能量代谢药物（如曲美他嗪）。药物的使用应参考疾病诊治指南。

2. 个体化用药方案

个体化用药方案应考虑如下因素：患者需要使用的药物类别、剂量、应达到的靶标和是否能够达到靶标。建议根据指南结合患者的病情特点、合并症和基本生命体征情况等有针对性地选择药物；根据治疗靶目标，结合年龄、性别、体重、既往用药史等调整药物剂量。

3. 关注药物安全性和药物相互作用

心脏康复医护人员应关注药物的不良反应，积极主动管理，及早发现药物副作用，避免药源性不良后果；充分了解患者的联合用药情况，不同种类的药物间容易存在药物的相互作用，导致药效的增高或降低和不良反应增加。冠心病患者常合并多种代谢性疾病以及其他合并症，制订药物处方时应全面了解患者服用的各种药物，避免重复用药，从而减少药物相互作用。

4. 关注药物对运动耐量的影响

心血管疾病治疗不仅要关注解剖学上的改善，更要关注功能状态的改善。运动耐量是功能状态的评价指标，是目前已知的心血管疾病患者预后的最强预测因子，独立于传统危险因素［射血分数、B型钠尿肽（BNP）、心衰病史、高血压、高血脂、糖尿病等］。运动耐量每提高1个代谢当量（MET）可以降低全因死亡风险12%，同时显著提高患者的生活质量和心理状态，最大限度地恢复其社会功能。

5. 提高患者的服药依从性

利用心脏康复中与患者频繁接触的优势，不断向患者介绍坚持药物治疗的必要性，停用药物治疗的后果，通过规律随访观察药物副作用，了解患者对药物的认识误区，了解患者的经济状态。根据患者存在的问题调整药物，可以显著提高药物治疗的依从性。

（二）运动处方

运动康复是心脏康复的核心内容。运动处方是指由医生、康复治疗师、体育指导者等给患者、运动员、健身者按年龄、性别、心肺功能状态、运动器官的功能水平以及身体健康状况、锻炼经历等，以处方的形式制订的系统化、个体化的运动方案。

1. 运动处方的组成

一个完整的运动处方应包括有氧运动、肌力及肌耐力训练、柔韧性训练、平衡功能训练四个部分。每个部分互相关联，并能达到提高心肺功能或骨骼肌功能、减轻体重、控制血糖、降低血脂等目的，从而提高患者生活质量。具体内容包括：运动方式、运动强度、运动时间、运动频率和注意事项。

2. 运动处方的制订

（1）有氧运动处方 有氧运动指由全身大肌群参与的周期性、动力性活动。有氧运动可以改善血管内皮功能、增加冠脉及全身血液循环、稳定粥样硬化斑块等，同时有益于防控冠心病的危险因素，如高血压、血脂异常、糖尿病及肥胖等。

常用的有氧运动方式有行走、慢跑、骑自行车、游泳、健身操，以及在器械上完成的行走、踏车、划船等。每次运动20～40min，建议初始从20min开始，根据患者运动能力逐步增加运动时间，运动频率一般选择3～7次/周。

适宜的运动强度是确保运动治疗安全性和有效性的关键因素，有氧运动处方的强度应根据患者危险分层结果选择适宜强度。运动强度可设定为最大运动能力的40%～80%。高-中危患者初始强度选择40%～50%，低危患者初始强度可选择60%，随着体能、病情改善，应逐步增加运动强度。对于体能特别好的患者，运动强度可提高至最大运动能力的80%。

心率是常用且可靠的评估运动强度的变量，因此也常用来确定运动强度。临床常用的确定运动强度的方法有：无氧阈法、心率储备法或耗氧量储备（VO_2R）法或者峰值摄氧量法、代谢当量法、目标心率法、自感劳累分级。其中前三种方法需通过"运动负荷试验"（运动负荷心电图、运动心肺功能测试）获得相关参数。

① 无氧阈法：无氧阈水平一般相当于最大摄氧量的40%～60%，此水平的运

动能够产生较好的训练效果，同时不会导致血液中乳酸大量堆积。

② 心率储备法：此法不受药物（如 β 受体阻滞剂等）的影响，临床使用最广泛，方法如下：目标心率＝（最大心率－静息心率）×运动强度＋静息心率。

③ 耗氧量储备法：类似于心率储备法，计算公式为：目标运动强度耗氧量＝（最大耗氧量－静息耗氧量）×运动强度＋静息耗氧量。

④ 峰值摄氧量法：通过心肺运动测试测得的峰值摄氧量，取 40％～80％的摄氧量对应的心率、功率或代谢当量。

⑤ 代谢当量法：代谢单量指维持静息代谢所需要的耗氧量。1 MET 相当于耗氧量 3.5mL/(kg·min)。体力活动能量消耗的分级：低强度 ≤3Mets；中等强度 3～6Mets；高强度 ≥6Mets。可以直接通过公式计算：目标运动强度＝ 最大代谢当量 ×运动强度。

⑥ 目标心率法：以静息心率为基础，目标心率在其基础上增加 20～30 次/min。高-中危患者或体能差的增加 20 次/min，低危患者或体能好的增加 30 次/min。

⑦ 自感劳累分级：多采用 Borg 评分（表 40-1），患者根据自己感觉的劳累程度打分，由最轻至最重分别对应 6～20 分。通常建议患者在 12～16 分范围内运动。

表 40-1　Borg 评分

分值/分	自我理解的用力程度	分值/分	自我理解的用力程度
6～8	非常非常轻	15～16	用力
9～10	很轻	17～18	很用力
11～12	轻	19～20	非常非常用力
13～14	有点用力		

（2）抗阻运动处方　与有氧运动比较，抗阻运动引起的心率反应性较低，其主要增加心脏压力负荷的特点，有利于增加心肌血流灌注、提高基础代谢率、改善运动耐力、刺激骨质形成、改善糖脂代谢等。

抗阻运动的形式多为循环抗阻力量训练，即一系列中等负荷、持续、缓慢、大肌群、多次重复的阻抗力量训练，常用方法有：利用自身体重（如俯卧撑）、哑铃或杠铃、运动器械以及弹力带，其中弹力带具有易于携带、不受场地及天气的影响、能模仿日常动作等优点，推荐日常。

每次训练 8～16 组肌群，建议隔天一次，每周训练 2～3 次。初始推荐强度为：上肢为一次最大负荷量（即仅能完成一次的负荷重量）的 30％～40％，下肢为 50％～60％，Borg 评分 11～13 分。

注意事项：训练前必须有 5～10min 的有氧运动热身，最大运动强度不超过 50％～60％，切记运动过程中用力时呼气，放松时吸气，不要憋气，避免 Valsalva 动作。

（3）柔韧性训练处方　柔韧性训练宜每天进行，训练前应热身以避免损伤。热身运动为不少于 5min 的有氧训练。训练应以缓慢、可控制的方式进行，并逐渐加大活动范围，每次训练 8～10 个主要肌群（如颈部后侧肌群、颈部侧方肌群、胸大肌、躯干肌群、肱三头肌、前臂肌群、股四头肌、臀部后侧肌群、腓肠肌、内收肌等）。训练方法：每一部位拉伸时间 6～15s，逐渐增加到 30s，如可耐受可增加到 90s，其间正常呼吸，强度为有牵拉感觉同时不感觉疼痛，每个动作重复 2～3 次，总时间 10min 左右，每周 3～7 次。

（4）平衡功能与协调性训练处方　平衡能力指在不同的环境和情况下维持身体姿势的能力，可通过功能性前伸、单脚站立及器械评定等方法进行评定。平衡功能的训练可以提高和恢复平衡功能，减少跌倒风险以及减轻跌倒的后果，提高日常生活活动能力及生活质量。平衡功能受患者的性别、年龄和肌肉功能、前庭觉、视觉、本体感觉等影响，应根据患者情况制订个体化的平衡功能训练处方，其基本训练原则为：双足至单足、睁眼至闭眼、静态至动态，强度由易至难，运动处方为 5～10min/次、2～5 组/天、2～3 天/周。

协调性是指完成动作平稳、准确和良好的控制运动的能力。心血管疾病患者由于运动能力下降、肌力减退、柔韧性降低，通常合并有协调功能障碍。因此，对心血管疾病患者协调性进行评估，并根据结果制订个体化的训练方法，对提高患者运动协调性和动作精确性十分重要。协调性除了受遗传、心理、个性等影响外，还与患者肌力与肌耐力、运动速度、平衡能力及柔韧性等有关。协调性训练一般不单独进行，常同时结合相应的肌力训练和平衡训练等。基本原则为：由易到难、由局部至全身，运动处方为每次 5～10min、2～3 组/天、3～5 次/周。

（5）运动疗法的注意事项

① 运动前充分评估与危险分层，将患者进行运动的危险分为低危、中危和高危三个等级，以便有针对性地进行患者管理，采取不同等级的运动指导、监护策略，制订个体化的运动处方。建议高危患者在严密的医学监护下进行运动治疗，中危患者可以采用间断的医学监护形式，低危患者无需医学监护。

② 注意运动的三部曲，即"热身期、运动期、放松期"。

③ 运动过程中严密观察有心电监测指征的，如高危患者、中危患者运动初期，一定在监护下进行运动，同时监测血压和血氧饱和度。

④ 避免运动损伤。

⑤ 循序渐进，逐渐增量，并持之以恒、维持终生。

3. 不同康复时期运动康复处方的制定

（1）Ⅰ期康复　指住院期的康复。Ⅰ期康复的运动治疗目标主要是：促进患者功能恢复，改善患者心理状态，帮助患者恢复体力及日常生活活动能力，出院时达到生活基本自理，避免卧床带来的不利影响，如：运动耐量减退、低血容量、血栓栓塞、坠积性肺炎、压力性损伤等并发症。一般来说，患者一旦脱离急性危险期，病情处于稳定状态，运动治疗即可开始。

运动治疗前需对患者进行综合评估，开始运动治疗的参考标准如下：①过去8h内无新发或再发胸痛；②心肌损伤标志物水平（肌酸激酶同工酶和肌钙蛋白）没有进一步升高；③无明显心力衰竭失代偿征兆（静息时呼吸困难伴肺部湿啰音）；④过去8h内无新发严重心律失常或心电图改变。

运动方案须循序渐进：从被动运动开始，逐步过渡到床上坐位、坐位双脚悬吊在床边、床旁站立、床旁行走、病室内步行，上一层楼梯或固定踏车训练。这个时期患者运动康复和恢复日常活动的指导必须在心电监测下进行（推荐使用遥测心电监测），运动量宜控制在较静息心率增加 20 次/min 以内，同时患者感觉不大费力（Borg 评分＜12 分）。如果运动或日常活动后心率增加大于 20 次/min，患者感觉费力，宜减少运动量或日常活动。

出院计划：应评估患者出院前的功能情况。如果病情允许，建议出院前行运动负荷试验，客观评价患者运动能力，据此指导患者出院后的日常生活及运动康复。并告知患者复诊时间，推荐患者参加院外早期心脏康复计划（Ⅱ期康复）。

（2）Ⅱ期康复　一般在出院后 1～6 个月开始院后康复，在门诊进行。Ⅱ期康复中运动治疗的目标：在Ⅰ期康复的基础上进一步改善患者的身心状况、改善功能状态。由于心血管病患者Ⅰ期康复时间有限，Ⅱ期康复为核心阶段，既是Ⅰ期康复的延续，也是院外康复的基础。

康复运动程序包括以下三个步骤。

第一步：准备活动，即热身运动。多采用低水平有氧运动或低强度的拉伸运动，持续 5～15min，目的是放松和伸展肌肉、提高关节活动度和心血管的适应性，降低运动中发生心脏事件及运动损伤的风险。一般来说，病情越重或心肺功能越差，热身时间宜越长。

第二步：训练阶段，包含有氧运动、阻抗运动、柔韧性运动、平衡功能等各种运动方式训练。其中有氧运动是基础，阻抗运动、柔韧性运动是补充。

第三步：放松运动，有利于运动系统的血液缓慢回到心脏，避免心脏负荷突然增加诱发心脏事件。放松方式可以是慢节奏有氧运动的延续或是柔韧性训练，根据患者病情轻重可持续 5～10min，病情越重，放松运动的持续时间宜越长。

（3）Ⅲ期康复　社区及家庭康复，主要是Ⅱ期运动处方的延续。嘱患者定期复诊、积极参与随访计划，以便及时更新运动处方。达到Ⅱ期康复目标、能够脱离监护并掌握运动方法的患者才适合回到社区和家庭继续康复。受社区和家庭运动设备和家庭条件的限制，运动形式主要有太极拳、八段锦、健身操等。

（三）营养处方

膳食营养是影响心血管疾病的主要因素之一。从膳食中摄入的能量、饱和脂肪酸过多以及蔬菜水果摄入不足等，会增加心血管疾病发生的风险，而合理科学的膳食可降低心血管疾病风险。健康的生活方式、行为包括合理的膳食是预防和治疗心血管疾病的基石。

1. 营养处方原则

心血管疾病膳食营养干预的目标是控制血脂、血压、血糖和体重，降低心血管疾病危险因素的同时增加保护因素。

（1）食物多样化，健康膳食　心血管健康膳食的选择应注重于全谷类、谷物食品、豆类、蔬菜、水果、瘦肉、家禽、鱼和脱脂乳制品。减少动物性食物的摄入量，避免高脂食物，可以选择低脂食物。在限制其他饱和脂肪酸的条件下，每天摄入瘦肉不超过75g，鸡蛋的摄入量每周不超过4个。推荐食用海鱼、淡水鱼，每周至少摄入两次，每次150～200g。

（2）总能量摄入与身体活动平衡　保持健康体重，BMI在18.5～24kg/m^2。低脂肪、低饱和脂肪酸膳食：膳食中脂肪提供的能量不超过总能量的30%，其中饱和脂肪酸不超过总能量的10%。尽量减少摄入肥肉、肉类食品和奶油，每日烹调油用量控制在20～30g。

（3）减少反式脂肪酸的摄入　控制在不超过1%总能量。少吃含有人造黄油的糕点、含有起酥油的饼干和油炸油煎食品。

（4）摄入充足的多不饱和脂肪酸　占6%～10%总能量。适量使用植物油，每周食用≥2次鱼类，每次150～200g。素食者可以通过摄入亚麻籽油和坚果获取α-亚麻酸。提倡从自然食物中摄取ω-3多不饱和脂肪酸，补充鱼油制剂应适量。

（5）适量的单不饱和脂肪酸　占总能量的10%左右。适量选择富含油酸的茶油、玉米油、橄榄油、米糠油等烹调用油。

（6）低胆固醇　膳食胆固醇摄入量不应超过200mg/d。限制富含胆固醇的动物性食物，如肥肉、动物内脏、鱼子、墨鱼、蛋黄等。富含胆固醇的食物同时也多富含饱和脂肪酸，选择食物时应一并加以考虑。

（7）限盐　每天食盐摄入量不超过6g，包括味精、酱菜、调味品中的食盐。

（8）适当增加钾　每天钾摄入量为70～80mmol，通过每天摄入蔬菜水果（如香蕉、橘子、葡萄、橙子、菠菜、香菜、毛豆、山药等）获得钾盐。

（9）足量摄入膳食纤维　每天摄入25～30g，从蔬菜水果（白菜、木耳、韭菜、梨、香蕉、草莓等）和全谷类食物（如红薯、玉米、荞麦等）中获取。

（10）足量摄入新鲜蔬菜和水果　新鲜蔬菜400～500g/d、水果200～400g/d，可以减少患冠心病、脑卒中和高血压的风险。

2. 营养处方制订

（1）评估　包括营养问题和诊断，了解、评估每日摄入的总能量、总脂肪、饱和脂肪酸、钠盐和其他营养素摄入水平；饮食习惯和行为方式；身体活动水平和运动功能状态；以及体格测量和适当的生化指标。

（2）制订个体化膳食营养处方　根据评估结果，针对膳食和行为习惯存在的问题，制订个体化膳食营养处方。

（3）膳食指导　根据营养处方和个人饮食习惯，制订食谱；健康膳食选择；指导行为改变，纠正不良饮食习惯。

（4）营养教育　对患者及其家庭成员进行健康教育，使其关注自己的膳食目标，并指导如何完成它；了解常见食物中盐、脂肪、胆固醇和能量含量；各类食物营养价值及其特点；科学运动等。

（5）注意事项　膳食指导和生活方式调整应根据个体的实际情况考虑可行性，针对不同危险因素进行排序，循序渐进，逐步改善。

（四）戒烟处方

烟草依赖是一种慢性高复发性疾病。引起烟草依赖的因素包括生物因素、心理因素和社会文化因素。因此烟草依赖戒断的过程需要医生指导，包括针对心理依赖和生理依赖的治疗。治疗原则：①榜样示范作用；②重视戒烟宣教，抓住一切机会进行教育；③非药物干预：给予心理支持治疗和行为指导；④药物干预：给予戒烟药物治疗；⑤安排随访。

（1）榜样示范作用　我国是男性医生吸烟率最高的国家之一。医务人员的吸烟行为，尤其在患者面前吸烟，使劝阻患者吸烟的效果显著降低。调查显示：吸烟医生劝告患者戒烟的比例显著低于不吸烟医生或戒烟医生，即使劝诫，态度也并不坚决，收效甚微。呼吁心内科医生首先戒烟，至少不在患者面前吸烟是心血管医生的责任，是帮助患者戒烟成功的前提和保障。2011 年全国医疗卫生系统全面禁烟，将工作人员戒烟、不在工作场所和公共场所吸烟、宣传烟草危害知识、劝阻吸烟和提供戒烟服务等指标纳入《医院管理评价指南》《各级疾病预防控制中心基本职责》以及其他医疗卫生机构管理规定。

（2）重视戒烟宣教　戒烟干预的重要手段在于了解吸烟危害和戒烟获益的相关知识。医务人员应抓住一切机会、利用各种渠道进行戒烟教育，开展科普讲座及撰写科普文章，设立吸烟危害专栏以及戒烟警示牌。

（3）非药物干预　包括心理支持治疗和行为指导。大多数吸烟者认为自己想戒烟就能戒烟，没有意识到戒烟不仅是改变一种行为，而是改变一种生活状态。临床医生需要给予戒烟者行为指导。进行戒烟治疗之前，医生应首先了解戒烟者戒烟的通常模式（表 40-2），对尚未准备戒烟者和准备戒烟者需要给予不同的戒烟指导。

表 40-2　戒烟者戒烟的通常模式

戒烟阶段	认识和看法
尚未准备戒烟期	未来 6 个月内尚未打算戒烟
戒烟准备期	打算在未来 6 个月内开始戒烟
戒烟思考期	打算在未来 1 个月内开始戒烟
戒烟行动期	已经戒烟，但时间少于 6 个月
戒断维持期	保持无烟状态达 6 个月以上
复吸期	保持无烟状态一段时间后重新再吸

（4）药物干预　应用戒烟药物减轻戒断症状，增加戒烟成功率。WHO 和 2008 年美国戒烟指南建议：治疗烟草依赖除存在禁忌证或缺乏有效性充分证据的某些人群〔如妊娠女性、无烟烟草使用者、轻度吸烟者（每日吸烟量少于 10 支）、青少年〕以外，应鼓励所有尝试戒烟的患者使用戒烟药物。一线戒烟药物包括伐尼克兰、尼古丁替代治疗（NRT）相关制剂、安非他酮。

（5）随访和复吸处理　出院后 2 个月内是患者复吸的高发时间。随访可强化戒烟效果，戒烟后的头 1 个月内，戒断症状较严重，应注意安排随访，随访时间至少 6 个月。近期的随访应频繁，安排在戒烟日之后的第一周、第二周和第一个月内，总共随访次数不要少于 6 次。随访的形式可要求戒烟者到戒烟门诊复诊，或通过电话、短信、邮件形式了解其戒烟情况。

（五）心理处方和睡眠管理

1. 心理康复

目前的心脏康复主要关注体力活动的恢复，而忽略了患者心理因素对康复的影响。实际上，情绪管理应贯穿冠心病全程管理的始终。康复过程中，患者情绪变化波动，常伴躯体不适。运动康复可非常有效化解这种症状，同时有助于患者克服焦虑、抑郁情绪，提高自信心。

支持性心理帮助认知因素在决定患者的心理反应中起关键性因素，包括对病因和疾病结果的态度，对治疗预期作用的态度等。患者在获得诊断和治疗决策阶段，以及后续治疗和康复阶段，可能经历多种心理变化，主要的帮助手段是认知行为治疗和运动治疗。

（1）认知行为治疗

① 健康教育：心血管科患者常因对疾病不了解、误解和担忧导致情绪障碍，需要从心理上帮助患者重新认识疾病，合理解释患者心脏疾病转归和预后，纠正患者不合理的负性认知，恢复患者的自信心，可使很多患者的焦虑、抑郁情绪得到有效缓解。健康教育可通过定期讲课形式或一对一咨询方式进行。

② 心理支持：通过与患者充分交流沟通，重新取得患者信任，在对患者病情充分了解的情况下，结合本专业知识，对患者进行合情合理的安慰，打消其顾虑，使患者看到希望，恢复患者战胜疾病的勇气和信心。

③ 提高治疗依从性：以患者能够理解的方式进行，使用亲切的语言使患者感到宽慰，根据患者医疗需求和受教育程度提供浅显易懂的口头和书面信息，用药方案尽量适应患者的生活工作习惯，通过对患者健康教育过程提高患者对自身疾病的认识，正确理解治疗方案；促使患者家属积极配合，支持和监督患者接受治疗。同时鼓励患者家属和患者之间的感情互动，同时要对患者家属进行适当的健康教育，提醒患者家属避免过度紧张，以免给患者造成更大的精神压力。

④ 随访：有利于定期了解患者病情变化和指导患者进一步治疗，可提高治疗

依从性，提高患者对治疗的信心。随访中，主要观察患者治疗的效果及药物反应，并根据随访情况调整用药及支持性治疗内容。根据副作用的情况尽量把药物剂量加到有效值，同时鼓励患者治疗达到足够疗程，减少复发。随访方式可通过门诊咨询、电话或网络等方式进行。

（2）运动治疗　运动治疗在改善冠心病患者生存率的同时能够改善患者的焦虑、抑郁症状。建议患者进行运动评估，并结合患者的兴趣、需要及健康状态来制订运动处方，并遵循个体化的运动处方进行运动治疗，具体见上文运动处方。

2. 药物治疗

有影响力的药物临床试验：对于合并心理适应问题或精神障碍的心脏疾病患者，对症处理可改善患者的精神症状，提高生活质量。

（1）目前药物治疗主要有以下两个研究

① 选择性 5-羟色胺再摄取抑制剂（SSRI）药物干预。

② 去甲肾上腺素能和 5-羟色胺能抗抑郁剂（NaSSA 类）药物干预。

（2）药物治疗注意事项

① 治疗目标要确切，如针对明显焦虑症状或抑郁症状。

② 全面考虑患者的症状（如是否伴有失眠）、年龄、躯体疾病状况、有无合并症、药物的耐受性等，尽量做到个体化用药。

③ 剂量逐步递增，采用最低有效量，使出现不良反应的可能性降到最低。与患者有效地沟通治疗的方法、药物的性质、作用、可能的不良反应及对策，增加患者治疗的依从性。

④ 新型抗抑郁药物一般治疗在 2 周左右开始起效，如果足量治疗 6～8 周无效，应重新评估病情（咨询精神科）。

⑤ 治疗持续时间一般在 3 个月以上，根据具体病情决定后续康复措施和药物治疗角色。

3. 放松训练

放松训练可减少心血管事件及再发，促进病情恢复。接受简单放松训练的手术患者表现出术后谵妄减少，并发症减少，住院时间缩短。包括运用腹式呼吸和集中注意力的想象进行渐进性肌肉放松、自我催眠、沉思、冥想等。

4. 睡眠管理

冠心病与睡眠障碍关系密切，失眠（<6h）和睡眠过多（>9h）是年龄>35 岁无心脏病史成年人发生冠心病的独立危险因素，也是冠心病患者发生抑郁的标志之一。

（1）明确原因　处理失眠时首先需明确患者失眠原因，包括：因心血管疾病症状所致失眠、冠状动脉缺血导致心脑综合征、心血管药物所致失眠、心血管手术后不适所致失眠、因疾病继发焦虑、抑郁导致失眠、睡眠呼吸暂停以及原发性失眠。

（2）躯体治疗结合心理治疗　对因症状、疾病导致的失眠，建立良好的医患关系，取得就诊者的信任和主动合作很重要；对于初次诊断冠心病的患者要给予安慰、关心、保证与支持，使患者减轻因冠状动脉供血不足本身及其治疗而出现的适应不良；不少患者对心肌缺血及治疗怀有恐惧心理，常担忧治疗的后果，在治疗前应详细说明治疗的必要性、效果及可能发生的反应，使患者有充分心理准备，指导患者适当活动，有助于减轻患者的紧张情绪及改善睡眠；指导患者学会记录睡眠日记，了解患者睡眠行为，纠正患者不正确的失眠认知和不正确的睡眠习惯。

（3）药物干预　在发生失眠的急性期尽早使用镇静安眠药物，要短程、足量、足疗程治疗；用药不可同时饮酒、喝茶、饮用咖啡等，会增加药物成瘾的危险性；一种镇静催眠药疗效不佳时可并用另外两种镇静催眠药物；每种药物都尽量用最低有效剂量。

三、心脏康复时紧急情况处理

心脏康复必不可少的是运动治疗，而运动又是心脏病发作的诱因，因此心脏康复时需熟知运动疗法的危险性及突发事件时的应对措施。心脏康复中需考虑的突发事件包括：心搏骤停、心肌缺血、心力衰竭急性发作、意识障碍/休克。

（一）心搏骤停

心搏骤停包括室颤、无脉性室速、无脉性电活动。发生心搏骤停时，需迅速联系医师，有条件者把患者移送到重症监护室，根据病情实施基础生命支持。

（二）心肌缺血

心肌缺血的主要症状是胸痛，有时也会出现发冷、恶心、呕吐等现象。心内科疾病危险因素较多的患者若在运动时出现抚摸前胸的动作，应中断运动并行心电图检查，有条件时行心电监测动态观察变化。遵医嘱给氧、建立静脉通路、完善相关化验、给抗血小板药等。

（三）心力衰竭急性发作

患者如果在运动中出现异常的呼吸困难时，应评估脉搏、心率和血氧饱和度。血氧饱和度在 90% 以下，心率 120 次/min 以上时应立即中断运动，取半卧位并进行心电监测。后续处理参照第十章第一节急性心力衰竭。

（四）意识障碍/休克

导致患者意识丧失或意识水平下降的原因有很多，比如动脉瘤破裂、肺栓塞、低血糖等。意识水平下降时应迅速进行心电监测、给氧、保持静脉通道、完善化验检查。低血糖时，让有意识的患者服用 10~15g 砂糖，15min 后复查血糖；对意识完全丧失者，应立刻行心肺复苏。

第六篇

▶▶

教学科研

第四十一章 ▶▶ 教学

第一节 · 护理查房

一、概述

护理查房是护理部主任、科护士长或护士长通过查阅病历、查看患者以及询问患者和家属，系统地检验护理程序的实施，及时评价专业护士的工作情况和病历书写质量，提高各级护理人员的业务水平以及检验护理质量的重要手段。护理查房是既有实践指导意义又有临床教学意义的护理活动，也是提高护理质量和维护患者身心健康的重要环节。

二、分类

护理查房按查房的性质可分为临床业务性查房、教学指导性查房和常规评价性查房。按护理查房的形式和内容可分为：个案护理查房、教学查房、重危急救查房、质量查房、健康教育查房、护理科研查房、整体护理查房、管理查房等。按护理能级可分为：护理组长查房（责任护士查房）、护士长查房和护理部查房等。目前，我国占主导地位的两种查房方式是："以问题为基础"的护理查房和"以护理程序为框架"的护理查房，重点介绍如下。

1. "以问题为基础" 的护理查房

"以问题为基础"的护理查房指一切从实际出发，运用理论并联系实际以解决问题为主的查房方式。此查房方式是以"问题"为导向的护理查房，可促使护士真正做到以患者健康为服务宗旨，对患者病情、诊疗情况、护理措施等相关内容有全面的认识与了解，主动发现护理实施过程中存在的一些问题，制订针对性的解决方案并加以实施，从而最大限度地减少护理缺陷，提高护理安全性。

2. "以护理程序为框架" 的护理查房

"以护理程序为框架"的护理查房是指以患者为中心，从评估、诊断、计划、实施和评价五个阶段来实施的查房方式。主要包括五个步骤：①收集和整理患者的人口学资料、病史资料和健康资料；②准确评估患者病情；③正确提出护理诊断；④制订全面、系统的护理计划；⑤实施护理及评价、反馈实施效果。对患者的病情进行全面、及时和动态的评估，并在此过程中发现问题，分析和讨论问题并采取措施解决。

三、查房目的和形式

1. 查房目的

（1）对患者而言，得到更为全面优质的护理。

（2）对护士而言，激发学习兴趣，提高分析问题和解决问题的能力。

（3）对护理管理者而言，能及时了解护士对护理程序的应用情况，通过查房对责任护士的工作起到了指导和监督作用，同时也能及时了解危重患者的护理质量。

（4）对教学而言，能满足临床教学需要，提高教学质量。

2. 查房形式

（1）个案护理查房　　主要强调以患者为中心，以问题为导向，通过循证讨论寻找解决方案、追踪问题解决效果，来提高护士临床思维能力，提升专科护士实践水平。且将个案案例分析及质量追踪同步进行，共同汇报反馈，环环相扣，确保了护理质量。同时，患者从入院至出院接受全程、个体化、专业化、延续性的照护，有效促进患者康复，提高患者满意度。

（2）评价性护理查房　　主要以检讨、评价护理程序的实际情况、健康教育的有效程度、护理人员的服务立场、患者对护理工作的满意水平等，提高护理质量，保证患者安全，改善患者就医体验。

（3）对比性护理教学查房　　对所患疾病相同而病程、心理、文化、家庭等因素不同的患者进行健康资料的收集与对照，分析这些患者的共性问题和个性问题，从而实施个性化的护理教学查房。

（4）整体护理查房　　以患者为中心，按照生物-心理-社会医学模式，从生物、心理、社会、文化、精神等方面探讨患者存在的健康及行为问题，检查护理程序运行情况、整体护理的效果和护理质量等。

（5）护理行政查房　　护理管理者通过护理行政查房，对各个科室的实际情况进行查漏补缺，及时、全面地了解全院护理单元各项工作的开展和进度，提高护理的工作质量，降低护理风险。

（6）以案例教学为主的护理教学查房　　根据护理学员培养大纲要求，选取典型案例，开展教学查房，启发学生将理论知识与实际情况相结合，从而达到既巩固理论基础又提高临床实践技能的双重目的。

（7）以学生为主要对象的护理教学查房　　学生进行查房病例汇报，结合案例，带着问题，在老师的指导下去观察、发现和判断临床问题，将课堂上的理论知识与临床实践相结合，提高自身专业素质、护患沟通和健康教育能力，提升应用护理程序查找、分析、解决问题的综合能力，提高学习效果。

（8）以护理缺失为导向的护理查房　主要针对护理流程的缺失以及护理细节和护理管理的缺失而开展。通过护理查房对护理缺失原因进行个性化分析，继而拟定并实施相应的干预策略，满足护士和患者的实际需求，提高患者安全和护理质量。

四、查房中存在的问题及解决对策

1. 存在问题

（1）不注重整体护理　在制订护理计划时常易忽视患者的整体性，未从生理、心理、社会、精神各方面综合评估患者的健康问题，而往往在护士本人主观臆想下制订护理计划，使护理措施无法落实。

（2）护理对象不明确　在某些护理查房过程中存在"只见疾病不见患者"的现象，只侧重介绍患者现病史、发病机制、临床表现、治疗原则、观察患者治疗后的症状和体征变化，忽略患者的实际需要，以致护理查房流于形式，达不到预期的效果。

（3）主持者能力不足　在护理查房中，主持者同时也担任着组织者、教育者、治疗者及咨询者的角色，其资历、业务水平及组织能力都会影响护理查房的质量。

（4）护理程序运用不当　护理程序是一种科学的工作方法，评估、诊断、计划、实施、评价这5个步骤相互关联。在护理查房中，常出现主查人对患者病情评估不完善、查体简单化、诊断依据欠充分等问题；以及主查人对护理效果无评价、查房结束后无总结等情况。

（5）查房的形式单一　大多数护理人员仍习惯于对疾病知识进行系统性的回顾，而缺少与临床实践及护理新理论、新技术相结合的尝试；习惯于被动听讲，缺乏主动参与精神；对所提出的护理问题，习惯于运用以疾病为中心的思维模式去解决。

（6）缺乏系统的质量监控及评价标准　护理主管部门或护理部没有对护理查房进行质量监控，缺乏统一的评价标准，使部分护理查房达不到满意效果。

2. 解决对策

（1）加强护士综合素质的培养　提高护士的业务水平，不断提高工作质量，提高护理水平，减少和避免护理差错的发生，切实保证护理质量和安全。

（2）区分业务性查房与业务讲座　业务性查房是指在主查人的引导下，以患者为中心，以护理程序为框架，以解决护理问题为目的，突出对重点内容的深入讨论，并制订解决方案。而业务讲座则以主讲人讲解为主，主要是提高护理人员对某一疾病或问题的认识，拓宽其知识面。

（3）强化护理人员的信息意识　主查人选取所在病房疑难、危重及大手术患者为查房对象，必须提前告知参与查房的人员，查房前可查阅相关文献资料，了解最新护理动态。主查人在查房过程中引导大家对诊断依据、重点内容进行讨论，阐述国内外护理新进展，才能提高查房质量与效果。

（4）界定主查人范畴　担任护理查房主查人者，应具有丰富临床经验和较高学识水平，具有主管护师以上职称或是护理部主任、科护士长、护士长、专科护士等护理专家。

（5）采用多样的护理查房形式　将"以患者为中心"和"以问题为中心"的查房形式相结合，既开展分级护理查房，又开展教学查房、临床护理查房、行政查房和科研查房等。

（6）制订相应的质量监控及评价标准　护理主管部门或护理部应该对护理查房的形式、内容、质量控制等制订相应的评价标准，并就相关内容开展护理科研。

综上所述，今后，还需努力提高护理查房的科技含量，增强信息意识，学会利用信息检索、文献查阅和循证方法，了解国内、外最新护理学科进展，使这些前沿知识成为护理查房中的宝贵资源，同时完善信息网络化管理，达到信息资源的共享。

第二节 · 护理疑难病例讨论

一、概述

护理疑难病例讨论是召集护师、主管护师及以上职称人员就临床护理中的疑难护理问题从解剖、生理、病理、治疗及护理等各方面进行讨论分析，再根据患者的具体情况，以充分的理论依据，提出切实可行的护理措施。护理疑难病例讨论的开展对护理工作起到非常重要的作用，可提高危重疑难患者的护理质量，保证患者安全；提升护士思维能力及综合素质；促进新业务、新技术的交流与开展；更好地实施精细化护理等。

二、分类

（1）全院性疑难病例讨论　发言者将发言主题以幻灯片形式播放，把自己在护理患者时遇到的难点和疑点进行循证分析、讨论，分享各自的护理心得和感触。

（2）专科疑难病例讨论　科室针对危重患者如何密切观察病情动态变化，如何书写抢救记录、配合医生抢救，如何防止危重患者护理并发症发生等方面问题进行讨论，通过讨论、列举事例、互相传授经验，提高护士病情观察和处理问题的能力，保证护理质量，确保护理安全。

（3）疑难病例护理专家会诊讨论　专家对患者病历进行分析，应用国内外学术理论、专业新进展及针对患者的可行性护理方案做进一步讨论，改进护理措施，提高护理质量。

三、方法

1. 病例选择要求

疑难病例、危重病例、病情复杂且护理难度大的病例、抢救病例、死亡病例、新开展的手术病例及学科专业中护理问题较多病例等。重点强调选择正在护理的疑难病例，目的是使在院危重患者得到及时、有效的护理，进一步提高护理质量。

2. 病例内容要求

（1）病例汇报、现病史、查体结果、既往史。

（2）诊治经过、辅助检查、症状及治疗。

（3）入院诊断（出院诊断）。

（4）护理措施实施效果。

（5）护嘱内容。

（6）明确讨论的中心内容。

（7）提出需要讨论的护理问题，选择的问题要有讨论的意义，有一定的梯度，要照顾不同水平和能力的护士，给每个人创造发言的机会。

3. 注意事项

（1）讨论前应做好准备工作，应有讨论目的，可事先就某方面的问题请拟参加的人员进行思考、准备，必要时应查找文献进行循证，以确保达到讨论的目的。

（2）病例讨论时参加人员应积极参与，根据自身的工作经验提出意见或建议。

（3）病例讨论应做好记录，讨论资料归于业务技术管理档案中，作为业务技术考核内容。

第四十二章 ▶▶ 科研

第一节 · 循证护理

一、概述

循证护理是循证医学的分支之一，其定义是指护理人员在计划其护理活动过程中，审慎地、明确地、明智地将科研结论与其临床经验以及患者愿望相结合，获取证据，作为临床护理决策依据的过程。其核心思想是护理决策应以现有最佳研究成果为护理依据，且研究结果还将随时被更准确、更有效和更安全的新证据所取代，是一种自我否定，不断完善，使研究证据跟上现代科学发展的科学护理观。

二、基本要素

（1）所有可获得的来自最新研究的最佳证据。

（2）护理人员的专业判断。

（3）患者的需求和意愿。

（4）应用证据的场景。

三、证据的特征

1. 证据的等级性

2007 年加拿大 McMaster 大学的 Brian Haynes 教授在循证护理中首次提出"证据的 5s 金字塔模式"，强调证据的有力程度从高到低依次为：决策支持系统、临床实践指南报告、证据概要、系统评价、原始研究。

2. 证据来源的多元性

护理学科的科学性和人文性决定了护理研究既重视根本原因分析（RCA）等量性研究资料的价值，又注重质性资料和叙述性研究的意义。另外，专业共识和专家意见经过评鉴后，也可以成为证据的来源。

3. 证据应用的情景相关性

开展循证护理实践时，必须评估证据的情景相关性，即证据应用是否在客观条件和成本上具有可行性、是否体现公平性、医务人员和患者的接受度如何等，一味套用国外的证据，势必使循证护理实践失去发展的土壤。

4. 证据的动态性

卫生保健的发展日新月异，证据不是一成不变的，指南和流程等均应每 5 年定期更新 1 次。开展循证实践不能将证据固化，更不能认为证据是不能推翻的。例如《2010 年美国心脏协会的心肺复苏及心血管急救指南》就更新了心肺复苏流程，即将 2005 年指南中的（A—B—C）流程更改为胸外心脏按压—开放气道—人工呼吸（C—A—B）的流程。

四、循证护理实践的步骤

1. 明确需要循证的问题，并使之结构化

循证问题必然来源于临床问题，但循证问题是对临床问题进行结构化的整理和分析的结果，经典的 PICOS 的问题包括以下 5 个要素，即研究对象、干预措施或暴露因素、对照措施、结局指标和研究设计。质性研究领域的循证问题一般包括 PIC 3 个方面：①P——患者或服务对象；②I——感兴趣的现象；③C——具体情形。

2. 护理证据的系统检索

护理领域证据的检索包括最佳实践、临床护理实践指南、集束化护理方案、原始研究（量性研究或质性研究）等。首先应根据 PICO 确定明确的检索关键词，制订检索策略，然后先从一些循证资源库中查找证据，如果没有，则查找原始研究数据库。

3. 文献质量的评价

所检索的原始研究是否可以纳入，需进行该研究论文内部真实性（指某个研究结果接近真值的程度，即研究结果受各种偏倚的影响程度，偏倚主要来源于选择偏倚、实施偏倚、测量偏倚、失访偏倚、报告偏倚等）和外部真实性（即适用性，指研究结果能否推广应用到研究对象以外的人群，外部真实性主要与研究对象的特征、干预措施的实施方法、研究背景及结局评估标准等密切相关）的严格评价。

4. 通过系统评价汇总，整合文献

护理领域的系统评价包括对量性研究和质性研究的系统评价。对量性研究的系统评价遵循 Cochrane 的系统评价原则。对质性研究的 Meta 整合则强调在理解各质性研究哲学思想和方法论的前提下，反复阅读理解、分析和解释其各研究结果的含义，将相似结果组合归纳在一起，形成新的类别，然后将类别归纳为整合结果，形成新的概念或解释。

5. 传播证据

指通过发布临床实践指南、最佳实践信息册及证据整合等形式，由专业期刊、专业网站、教育和培训等媒介将证据传递到护理系统、护理管理者及护理实践者中。

6. 应用证据

包括引人证据、应用证据和评价证据应用效果 3 个环节。

第二节·护理论文撰写

一、概述

科研论文是科研工作者在科学研究基础上，运用归纳、综合、判断和推理的思维方法，对前人积累的和自己收集的研究资料进行整理、分析而撰写的文章，它是描述学术研究成果、进行学术交流的一种工具。

二、基本原则

护理科研工作者在撰写护理论文时，要遵循一些基本原则，主要有科学性、创新性、实用性、可读性和规范性等原则。

三、分类

护理论文可以分为科研论文（论著）、综述报告、个案护理、经验介绍等类型。

四、个案护理的撰写

1. 个案护理的概念

个案护理是针对临床实践中某个或某几个具有特殊性或典型代表性的成功病例，总结在护理过程中的经验和体会，是对一个病例的深入剖析，以探索疾病在医护工作中的个性特征和共性规律，属于经验总结。

2. 个案护理的写作步骤

（1）个案要求

① 选择的病例要有特殊性，少见，病情复杂，护理难度大，最后成功救治的案例。

② 护理个案的资料必须是护士收集并保存、完善，而不是使用医生病程记录。

③ 写自己参与护理的个案。

④ 在写作前先熟悉个案写作的条件、格式、写作要求，并充分阅读同类文献。

⑤ 用"怎么做"的语气介绍护理措施，因为病例特殊，所以临床上仅用常规护理往往解决不了问题，因此作者需要在个案护理中查阅大量相关文献，研究同行的做法与经验，再结合个案具体情况进行一些创新和尝试，使文章有特色、有内容。

（2）个案护理的撰写格式

① 题目：题名用字不宜超过 20 个汉字，文题中的数字均用阿拉伯数字。

② 摘要：即不阅读全文，就能获得必要的信息，包括个案病例的特殊性、采用的护理方法、结果数据、作者真正的体会等，一般200~250个汉字，不超过400字。

③ 关键词：一般3~5个，便于主题索引和自动检索。

④ 前言：介绍相关概念、病例特点及简单护理和结果（<300字）。

⑤ 正文：临床资料、护理、小结、后置部分四个内容。a. 临床资料重点介绍与护理有关的内容，不要过多介绍医生的诊断治疗措施，采集病例资料（准确、全面，通过访谈、观察、拍摄等形式）。b. 护理：重点是根据个体情况采取的一些创新尝试和独特做法，要详细具体介绍，以体现文章的特色。c. 小结：依据整个案例的护理过程，概括病例的特殊性，护理的特色，以及护理的效果，总结作者真正的护理体会，与题目、摘要、前言，必须保持逻辑上的一致性，写作上做到"前后呼应"。d. 后置部分：参考文献。

五、护理综述论文的撰写

1. 概念

护理综述是指以某一护理专题为中心，收集、查阅大量国内外近期文献资料，并对其进行整理、归纳、分析、整合后撰写而成的专题学术论文。"综"是指综合分析，也就是对收集的资料进行归纳整理，去粗取精，去伪存真，精炼、明确、客观地介绍本专题的有关内容；"述"则是指作者带有自己观点的论述与评价。

2. 写作步骤

（1）选题 护理综述的选题范围包括护理基础理论、临床护理、护理技术操作、护理管理、护理教育、社区护理等领域中某一分支、一种理论、一种学说或专科护理中的一个专题，还可以是一种护理操作或技术方法。选题原则力求立题创新，善用自己所长。

（2）检索文献 综述题目选定后，就要通过文献检索，大量收集与选题有关的中文和外文文献。这一过程称为资料收集过程。按"先综后单、先近后远、先中后外、先专后泛"的"四先四后"的"十六字"方法收集，即"先看综述文献后看单篇文献，先看近期文献后看远期文献，先看中文文献后看外文文献，先看专业文献后看相关文献"的方法来收集与阅读文献。

（3）整理资料与拟定提纲 在确定选题、收集和阅读文献之后，就应对文献进行综合分析、归纳整理并拟定写作提纲。提纲的重点是确定前言的内容和正文的各级标题，它要求紧扣主题、层次分明、提纲挈领，并把摘录文献的编号分别置于相应标题之下。

（4）成文与修改 综述初稿完成之后，应反复修改和补充，或请同行予以审定，避免在成文中可能出现的错误和不妥之处。

六、护理科研论文（论著）撰写

目前，国内各级各类护理期刊所载的护理论文多以科研类护理论文文体为主，按照期刊稿约规定，形成了比较公认的规范化书写格式。一般护理科研论文基本结构包括以下六部分。

1. 题目

题目的四大要素为研究对象、研究目的、研究范围、研究方法。要求准确、精炼、醒目、概念明确。在用词上必须能准确概括论文的观点或核心内容，能够使审稿者、读者从中获取有效信息。

2. 署名

署名是指论文的出处，来自何方、何人，署名的意义一方面是一种荣誉、著作权的声明，另一方面是表示文责自负，所以署名必须真实、可靠、实事求是。

3. 摘要

摘要又称为内容提要，位居作者署名下方，是将原文的中心内容进行加工、整理、浓缩后形成的一段高度概括、简洁精炼的文字，是一篇独立于全文而存在的短文。通过阅读摘要，编审人员可以初步决定对该文的基本评价和取舍，读者在最短时间内可对论文有一个大致的了解，以决定是否继续阅读，同时摘要在数据库收录和文献检索中发挥着重要作用。

4. 关键词

一般论文要求列出 3～10 个词或短语作为关键词，主要是用于数据库收录和文献检索，也便于读者了解全文的核心内容。关键词是从文稿中提取出来的最重要、最关键、最具有代表性的词汇，可以是单词、词组、短语。尽量参照美国国立医学图书馆编辑的最新版《医学索引》（IM）中的《医学主题词表》（MeSH）及中国科学技术研究所（北京图书馆）主编、科学技术文献出版社出版的《汉语主题词表》进行选词，以便图书馆收录。

5. 正文

撰写研究论文主要回答以下四个方面的问题：①你研究的问题是什么，这要靠前言来交代问题的由来和发展；②你是怎么解决这个问题的，这就要说清研究所采用的材料与方法；③通过研究发现了什么，这便是论文的结果部分；④你所得出的结果意味着什么，你需要结合联系前人的工作对结果加以解释和评价，这就是讨论部分。又称为四段式。

（1）前言　是正文的开场白。前言应力求简洁明快，开门见山，使读者一眼就看清作者依据什么理由，通过什么方法，想解决什么问题。前言语言要求自然、精炼、概括、准确，字数一般控制在 300～500 字，在介绍国内外现状时只须把与本次研究密切相关的背景知识进行介绍，使读者了解以往的研究成果和水平。

（2）材料与方法　"方法"是护理论文的重要部分，它应包括研究对象和研究方法，是阐述论点、论据，进行论证并得出结论的重要步骤。通常使用"材料与方法"或"资料与方法"作为小标题，而护理研究多以临床研究为主，常写成"对象与方法""临床资料""一般资料"，也可写成"资料与方法"等。

（3）结果　结果是论文的核心部分、是阐述作者观点的基础和依据、是临床或实验研究中的关键性数据和资料。结果的表达方式：论文结果一般用文、图、表三者来表达。三者应各尽所长、互相补充，但应避免过多地相互重复。一般来说，能用文字清晰表达的内容，就应少用或不用图表来表示；图表中一目了然的内容，就不要一一再用文字复述。结果尽可能用数量表示，避免仅用 P 值而缺乏定量信息；并说明分析资料所用的统计学方法。

（4）讨论　"讨论"是论文的中心内容，在一定程度上决定了论文的学术水平和实用价值，是论文写作中最有难度的部分，可根据研究的内容、结果、创新点或针对某一现象、某一数据等从理论与事实方面展开论述，可借助参考文献作为论据证明论点。

（5）结论　是对主体论述的总结。经过前文的论证、整理、分析、总结得出最后的观点或论断。结论需要指出原理的普遍性，表明研究结果的重要性，提出新问题、研究方向，回答前言中提出的问题，前后呼应。

（6）参考文献　参考文献是一篇论文的必要组成部分，主要作用是指导论文立题，旁证论文的观点，指明信息来源。

附表 1 · 心功能不全生活质量量表

填表说明：以下评估内容为一个月内，您的心功能不全对您的影响，根据影响程度进行评估，"0"代表不受影响，"1"代表受很小的影响，"5"代表受很大的影响。总分越大，心功能对生活的影响越严重。

受影响程度	不受影响	影响很少	影响较少	影响中等	影响较多	影响很多
1. 您的踝关节或腿出现肿胀	0分	1分	2分	3分	4分	5分
2. 使您白天被迫坐下或者躺下休息	0分	1分	2分	3分	4分	5分
3. 使您在步行或者上楼梯困难	0分	1分	2分	3分	4分	5分
4. 使您在家中或院子里工作困难	0分	1分	2分	3分	4分	5分
5. 使您离开家出门困难	0分	1分	2分	3分	4分	5分
6. 使您晚上睡眠状况困难	0分	1分	2分	3分	4分	5分
7. 使您和您的朋友或家人一起做事困难	0分	1分	2分	3分	4分	5分
8. 使您做获得收入的工作困难	0分	1分	2分	3分	4分	5分
9. 使您做娱乐体育活动或喜爱的事情困难	0分	1分	2分	3分	4分	5分
10. 使您的性生活困难	0分	1分	2分	3分	4分	5分
11. 使您对喜欢的食物也吃得很少	0分	1分	2分	3分	4分	5分
12. 使您有呼吸困难	0分	1分	2分	3分	4分	5分
13. 使您疲劳乏力或者没有精力	0分	1分	2分	3分	4分	5分
14. 使您在医院住院	0分	1分	2分	3分	4分	5分
15. 使您因就医花钱	0分	1分	2分	3分	4分	5分
16. 使您因为治疗出现了副作用	0分	1分	2分	3分	4分	5分
17. 使您觉得自己是家人或朋友的负担	0分	1分	2分	3分	4分	5分
18. 使您觉得不能控制自己的生活	0分	1分	2分	3分	4分	5分

续表

受影响程度	不受影响	影响很少	影响较少	影响中等	影响较多	影响很多
19. 使得您担心	0分	1分	2分	3分	4分	5分
20. 使您不能集中注意力或者记忆力下降	0分	1分	2分	3分	4分	5分
21. 使您情绪低落	0分	1分	2分	3分	4分	5分
总分						

附表 2 · 躯体化症状自评量表

您发病过程中可能出现以下症状，请根据发病过程中的实际情况选择对应的分值。

没有：发病或不舒服时，没有该症状。轻度：发病或不舒服时，有症状但不影响日常生活。中度：发病或不舒服时，有症状且希望减轻或治愈。重度：发病或不舒服时，有症状且严重影响日常生活。

症状程度	没有	轻度	中度	重度
1. 发病时的症状	1分	2分	3分	4分
2. 头晕、头痛	1分	2分	3分	4分
3. 睡眠障碍（入睡困难、多梦、易惊醒、早醒、失眠）	1分	2分	3分	4分
4. 易疲劳乏力	1分	2分	3分	4分
5. 情绪不佳、兴趣减退	1分	2分	3分	4分
6. 心血管症状（心慌、胸闷、胸痛、气短）	1分	2分	3分	4分
7. 易紧张不安或担忧害怕	1分	2分	3分	4分
8. 易产生消极想法、多思多虑	1分	2分	3分	4分
9. 记忆力减退、注意力下降	1分	2分	3分	4分
10. 胃肠道症状（腹胀、腹痛、食欲下降、便秘、腹泻、口干、恶心）	1分	2分	3分	4分
11. 肌肉酸痛（颈部、肩部、腰部、背部）	1分	2分	3分	4分
12. 易伤心哭泣	1分	2分	3分	4分
13. 手脚或身体某部发麻、刺痛、抽搐	1分	2分	3分	4分
14. 视物模糊	1分	2分	3分	4分
15. 易激动烦躁、对声音过敏	1分	2分	3分	4分
16. 强迫感（强迫思维、强迫行为）	1分	2分	3分	4分
17. 肢体易出汗、颤抖或忽冷忽热	1分	2分	3分	4分
18. 经常会担心自己生病	1分	2分	3分	4分
19. 呼吸困难、喜大叹气	1分	2分	3分	4分
20. 咽部不适、喉咙有阻塞感	1分	2分	3分	4分
21. 易尿频、尿急	1分	2分	3分	4分
总分				

附表 3 · 综合医院焦虑抑制筛查量表（HAD）

评分项目	分值	
1. 我感到紧张（或痛苦）	3分：几乎所有时候 1分：有时	2分：大多数时候 0分：根本没有
2. 我对以往感兴趣的事情还是有兴趣	3分：基本上没有了 1分：不像以前那样多	2分：只有一点儿 0分：肯定一样
3. 我感到有点害怕，好像预感到有什么可怕事情要发生	3分：非常肯定和十分严重 1分：有一点，但并不使我苦恼	2分：是有，但并不太严重 0分：根本没有
4. 我能够哈哈大笑，并看到事物好的一面	3分：根本没有 1分：现在已经不打这样了	2分：现在肯定是不太多了 0分：我经常这样
5. 我的心中充满烦恼	3分：大多数时间 1分：有时，但不经常	2分：常常如此 0分：偶然如此
6. 我感到愉快	3分：根本没有 1分：有时	2分：并不经常 0分：大多数
7. 我能够安闲而轻松地坐着	3分：根本没有 1分：经常	2分：并不经常 0分：肯定
8. 我对自己的仪容（打扮自己）失去兴趣	3分：肯定 1分：我可能不是非常关心	2分：并不像我应该做到的那样关心 0分：我仍像以往一样关心
9. 我有点坐立不安，好像感到非要活动不可	3分：确实非常多 1分：并不很多	2分：是不少 0分：根本没有
10. 我对一切都是乐观地向前看	3分：几乎从来不这样做 1分：并不完全是这样做的	2分：很少这样做 0分：差不多是这样做的
11. 我突然发现恐慌感	3分：确实很经常 1分：并非经常	2分：时常 0分：根本没有
12. 我好像感到情绪在渐渐低落	3分：几乎所有的时间 1分：有时	2分：很经常 0分：根本没有
13. 我感到有点害怕，好像某个内脏器官变坏了	3分：非常经常 1分：有时	2分：很经常 0分：根本没有
14. 我能欣赏一本好书或一项好的广播或电视节目	3分：很少 1分：有时	2分：并非经常 0分：常常
总分		

附表4 · 简易精神状态量表（MMSE）

评分项目					分值/分	
定向力（10分）	1. 今年是哪一年？				1	0
	现在是什么季节？				1	0
	现在是几月份？				1	0
	今天是几号？				1	0
	今天是星期几？				1	0
	2. 你住在哪个省？				1	0
	你住在哪个县（区）？				1	0
	你住在哪个乡（街道）？				1	0
	咱们现在在哪个医院？				1	0
	咱们现在在第几层楼？				1	0
记忆力（3分）	3. 告诉你三种东西，我说完后，请你重复一遍并记住，待会还会问你（各1分，共3分）			3	2	1	0
注意力和计算机（5分）	4. 100−7＝？连续减五次（93、86、79、72、65，共5分，若错了，但下一个答案正确，只记一次错误）	5	4	3	2	1	0
回忆能力（3分）	5. 现在请你说出我刚才告诉你让你记住的那些东西			3	2	1	1
语言能力（9分）	6. 命名能力					
	出示手表，问这个是什么东西？				1	0
	出示钢笔，问这个是什么东西？				1	0
	7. 复述能力 我现在说一句话，请跟我清楚地重复一遍（四十四只石狮子）				1	0
	8. 阅读能力 （闭上你的眼睛）请你念念这句话，并按上面的意思去做				1	0
	9. 三步命令 我给您一张纸请您按我说的去做，现在开始："用右手拿着这张纸，用两只手将它对折起来，放在您的左腿上。"（每个动作1分，共3分）			3	2	1	0
	10. 书写能力：要求受试者自己写一句完整的句子				1	0
	11. 结构能力 （出示图案）请你照上面图案画下来				1	0
总分						

判断标准：

1. 认知功能障碍：最高得分为30分，分数在27～30分为正常，分数<27分为认知功能障碍。

2. 痴呆划分标准：文盲≤17分，小学程度≤20分，中学程度（包括中专）≤22分，大学程度（包括大专）≤23分。

3. 痴呆严重程度分级：轻度 MMSE≥21分；中度 MMSE 10～20分；重度 MMSE≤9分。

附表 5 · 世界卫生组织生活质量测定量表 及简表（WHOQOL-BREF）

填表说明：请您根据两周来您从他人处获得所需要的支持程度在最合适处打√。

1. 您怎样评价您的生存质量？	1分:很差	2分:差	3分:不好也不差	4分:好	5分:很好
2. 您对自己的健康状况满意吗？	1分:很不满意	2分:不满意	3分:既非满意 也不满意	4分:满意	5分:很满意

下面的问题是关于您两周来经历某些事情的感觉

对应分值	1分	2分	3分	4分	5分
3. 您觉得疼痛妨碍您去做自己需要做的事吗？	根本不妨碍	很少妨碍	有妨碍	比较妨碍	极妨碍
4. 您需要依靠医疗的帮助进行日常生活吗？	根本不需要	很少需要	需要	比较需要	极需要
5. 您觉得生活有乐趣吗？	根本没乐趣	很少有乐趣	有乐趣	比较有乐趣	极有乐趣
6. 您觉得自己的生活有意义吗？	根本没意义	很少有意义	有意义	比较有意义	极有意义
7. 您能集中注意力吗？	根本不能	很少能	能	比较能	极能
8. 日常生活中您感觉安全吗？	根本不安全	很少安全	安全	比较安全	极安全
9. 您的生活环境对健康好吗？	根本不好	很少好	好	比较好	极好

下面的问题是关于两周来您做某些事情的能力

对应分值	1分	2分	3分	4分	5分
10. 您有充沛的精力去应付日常生活吗？	根本没精力	很少有精力	有精力	多数有精力	完全有精力
11. 您认为自己的外形过得去吗？	根本过不去	很少过得去	过得去	多数过得去	完全过得去
12. 您的钱够用吗？	根本不够用	很少够用	够用	多数够用	完全够用
13. 在日常生活中您需要的信息齐备吗？	根本不齐备	很少齐备	齐备	多数齐备	完全齐备
14. 您有机会进行休闲活动吗？	根本没机会	很少有机会	有机会	多数有机会	完全有机会

下面的问题是关于两周来您对自己日常生活各个方面的满意程度

对应分值	1分	2分	3分	4分	5分
15. 您行动的能力如何？	很差	差	不好也不差	好	很好
16. 您对自己的睡眠情况满意吗？	很不满意	不满意	既非满意 也非不满意	满意	很满意
17. 您对自己做日常生活事情的能力满意吗？	很不满意	不满意	既非满意 也非不满意	满意	很满意
18. 您对自己的工作能力满意吗？	很不满意	不满意	既非满意 也非不满意	满意	很满意

续表

对应分值	1分	2分	3分	4分	5分
19. 您对自己满意吗?	很不满意	不满意	既非满意也非不满意	满意	很满意
20. 您对自己的人际关系满意吗?	很不满意	不满意	既非满意也非不满意	满意	很满意
21. 您对自己的性生活满意吗?	很不满意	不满意	既非满意也非不满意	满意	很满意
22. 您对自己从朋友那里得到的支持满意吗?	很不满意	不满意	既非满意也非不满意	满意	很满意
23. 您对自己居住地条件满意吗?	很不满意	不满意	既非满意也非不满意	满意	很满意
24. 您对得到的卫生保健服务的方便程度满意吗?	很不满意	不满意	既非满意也非不满意	满意	很满意
25. 您对自己的交通情况满意吗?	很不满意	不满意	既非满意也非不满意	满意	很满意

下面的问题是关于两周来您经历某些事情的频繁程度

对应分值	1分	2分	3分	4分	5分
26. 您有消极感受吗?(如情绪低落、绝望、焦虑、忧郁)	没有消极感受	偶尔有消极感受	时有时无	经常有消极感受	总有消极感受
27. 家庭摩擦影响您的生活吗?	根本不影响	很少影响	影响	有比较大的影响	有极大影响
28. 您的食欲怎么样?	很差	差	不好也不差	好	很好

29. 如果让您综合以上各方面(心理健康、生理健康、社会关系和周围环境等方面)给自己的生存质量打一个总分,您打(　　)分?(满分100分)

30. 您是在别人的帮助下填完这份调查表的吗?	是	否

31. 您花了多长时间来填完这份调查表?(　　)min

32. 您对本问卷有何建议:

附表 6 · Borg 评分量表——6min 步行试验登记表

姓名		性别	年龄		病案号
入院日期		记录日期			
试验前	心率/(次/min)	血压/mmHg	呼吸频率/(次/min)		血氧饱和度/%
试验后	心率/(次/min)	血压/mmHg	呼吸频率/(次/min)		血氧饱和度/%
6min 步行距离/m		是否完成实验	是	否	
试验后 Borg 呼吸困难评分:					

续表

姓名		性别		年龄		病案号	

试验后症状：

Borg 呼吸困难评分标准：

0 分：完全没有，"没有"代表您没有感觉到任何费力，没有肌肉劳累，没有气喘吁吁或呼吸困难

0.5 分：刚刚感觉到（非常微弱，刚刚有感觉）

1 分：非常轻微（"很轻微"代表很轻微的费力。按照您自己的步伐，你愿意走更近的路程）

2 分：轻微（"微弱"）

3 分：中等（代表有些但不是非常的困难，感觉继续进行是尚可、不困难的）

4 分：稍微严重

5 分：严重（"强烈-严重"非常困难、劳累，但是继续进行不是非常困难，该程度大约是"最大值"的一半）

6 分：5～7 之间

7 分：非常严重（"非常强烈"您能够继续进行，但是您不得不强迫自己而且您非常的劳累）

8 分：7～9 之间

9 分：非常非常严重（几乎达到最大值）

10 分：最大值（"极其强烈-最大值"是极其强烈的水平，对大多数人来讲这是他们以前生活中所经历的强烈的程度）

6MWT 注意事项：可能在步行过程中气喘或精疲力竭，你可以减缓步行速度或停止步行，并得到必须的休息，你可以在休息时靠墙站立，但是你必须尽可能地在可以步行的时候继续步行，这个试验中最重要的事情是您应该尽量在 6min 之内走尽可能长的距离，但不可以奔跑或慢跑，我会告诉您时间，并在 6min 时让您知道，当我喊停的时候，请站在您当时的位置不动。

附表 7 · 健康调查量表（SF-36）

评分项目	评分标准	计算公式
（1）重体力活动，如跑步举重、参加剧烈运动等	1 分：限制很大　　2 分：有些限制　　3 分：毫无限制	
（2）适度的活动，如移动一张桌子、扫地、打太极拳、做简单体操等	1 分：限制很大　　2 分：有些限制　　3 分：毫无限制	
（3）手提日用品，如买菜、购物等	1 分：限制很大　　2 分：有些限制　　3 分：毫无限制	
（4）上几层楼梯	1 分：限制很大　　2 分：有些限制　　3 分：毫无限制	1. 生理功能： $PF=$（实际得分-10）/20×100
（5）上一层楼梯	1 分：限制很大　　2 分：有些限制　　3 分：毫无限制	
（6）弯腰、屈膝、下蹲	1 分：限制很大　　2 分：有些限制　　3 分：毫无限制	
（7）步行 1500m 以上的路程	1 分：限制很大　　2 分：有些限制　　3 分：毫无限制	

续表

评分项目	评分标准	计算公式
(8)步行 1000m 的路程	1分:限制很大　2分:有些限制　3分:毫无限制	
(9)步行 100m 的路程	1分:限制很大　2分:有些限制　3分:毫无限制	
(10)自己洗澡、穿衣	1分:限制很大　2分:有些限制　3分:毫无限制	
(1)减少了工作或其他活动时间	1分:是　　2分:否	2. 生理职能:$RF=$(实际得分-4)/4×100
(2)本来想要做的事情只能完成一部分	1分:是　　2分:否	
(3)想要干的工作或活动种类受到限制	1分:是　　2分:否	
(4)完成工作或其他活动困难增多(比如需要额外的努力)	1分:是　　2分:否	
(1)在过去 4 周里,您有身体疼痛吗?	6分:完全没有影响　4.75分:完全没有影响 3.5分:中等影响　2.25分:影响很大　1分:影响非常大	3. 躯体疼痛:$BF=$(实际得分-2)/10×100
(2)在过去 4 周里,您的身体疼痛影响了您的工作和家务吗?	6分:完全没有影响　4.75分:完全没有影响 3.5分:中等影响　2.25分:影响很大　1分:影响非常大	
(1)总体来讲,您的健康状况是	1分:非常好　2分:很好　3分:好　4分:一般　5分:差	
(2)我好像比别人容易生病	1分:绝对正确　2分:大部分正确　3分:不能肯定　4分:大部分错误　5分:绝对错误	
(3)我跟周围人一样健康	1分:绝对错误　2分:大部分错误　3分:不能肯定　4分:大部分正确　5分:绝对正确	4. 一般健康状态 $GH=$(实际得分-5)/20×100
(4)我认为我的健康状况在变坏	1分:绝对正确　2分:大部分正确　3分:不能肯定　4分:大部分错误　5分:绝对错误	
(5)我的健康状况非常好	1分:绝对错误　2分:大部分错误　3分:不能肯定　4分:大部分正确　5分:绝对正确	
(1)您觉得生活充实	1分:没有这种感觉　2分:小部分时间 3分:一部分时间　4分:比较多时间 5分:大部分时间　6分:所有的时间	5. 精力 $VI=$(实际得分-4)/20×100
(2)您做事精力充沛	1分:没有这种感觉　2分:小部分时间 3分:一部分时间　4分:比较多时间 5分:大部分时间　6分:所有的时间	

续表

评分项目	评分标准	计算公式
(3)您觉得筋疲力尽	1分:没有这种感觉　2分:小部分时间 3分:一部分时间　4分:比较多时间 5分:大部分时间　6分:所有的时间	
(4)您感觉厌烦	1分:没有这种感觉　2分:小部分时间 3分:一部分时间　4分:比较多时间 5分:大部分时间　6分:所有的时间	
(1)在过去4周里,您的健康或情绪不好在多大程度上影响了您与家人、朋友、邻居或集体的正常社会交往?	2分:影响非常大　3分:影响很大 4分:中等影响　5分:有一点影响 6分:完全没有影响	6. 社会功能 $VI = ($实际得分$-4)/$ 8×100
(2)不健康影响了您的社会活动(如走亲访友)	1分:所有的时间　2分:大部分时间 3分:比较多时间　4分:一部分时间 5分:小部分时间　6分:没有这种感觉	
在过去4周里,您的工作和日常活动有无因为情绪的原因(如压抑或忧虑)而出现以下这些问题?		7. 情感职能 $RE = ($实际得分$-3)/$ 3×100
(1)减少了工作或活动时间	1分:是　　2分:否	
(2)本来想要做的事情只能完成一部分	1分:是　　2分:否	
(3)干事情不如平时仔细	1分:是　　2分:否	
(1)您是一个敏感的人	1分:所有的时间　2分:大部分时间 3分:比较多时间　4分:一部分时间 5分:小部分时间　6分:没有这种感觉	
(2)您的情绪非常不好,什么事都不能使您高兴起来	1分:所有的时间　2分:大部分时间 3分:比较多时间　4分:一部分时间 5分:小部分时间　6分:没有这种感觉	
(3)您的心理很平静	1分:所有的时间　2分:大部分时间 3分:比较多时间　4分:一部分时间 5分:小部分时间　6分:没有这种感觉	8. 精神健康 $MH = ($实际得分$-5)/$ 25×100
(4)您的情绪低落	1分:所有的时间　2分:大部分时间 3分:比较多时间　4分:一部分时间 5分:小部分时间　6分:没有这种感觉	
(5)您是个快乐的人	1分:所有的时间　2分:大部分时间 3分:比较多时间　4分:一部分时间 5分:小部分时间　6分:没有这种感觉	
跟一年前相比,您觉得您现在健康状况是	1分:比一年前好多了　2分:比一年前好一些 3分:比一年前差不多　4分:比一年前差一些 5分:比一年前差多了	9. 健康变化 $MH = ($实际得分$-1)/$ 4×100

附表 8 · 尼古丁依赖程度评估表(FTND)

评分项目	0 分	1 分	2 分	3 分
晨起后多长时间吸第一支烟	>60min	31～60min	6～30min	≤5min
在禁烟场所是否很难控制吸烟需求	否	是		
您认为哪一支烟最不愿放弃	其他时间	晨起第一支烟		
每天吸多少支烟	≤10 支	11～20 支	21～30 支	>30 支
晨起第一个小时是否比其他时间吸烟多	否	是		
卧病在床时仍吸烟吗	否	是		
总分				

注:分值范围 0～10 分。0～3 分为轻度烟草依赖,4～6 分为中度烟草依赖,≥7 分提示高度烟草依赖。

附表 9 · 匹兹堡睡眠质量指数量表（PSQI）

填表说明:下面一些问题是关于您最近一个月的睡眠状况,这仅仅与您的睡眠习惯有关。请选择或填写最符合您近一个月白天和晚上实际情况的选项,并尽可能地做精确回答。其中括号部分需要自己填写。(1)～(4) 分别计 0～3 分。

1. 在最近一个月中,您晚上上床睡觉通常是( )点钟

2. 在最近一个月中,您每晚通常要多长时间才能入睡(从上床到入睡):( )min

3. 在最近一个月中,您每天早上通常( )点钟起床

4. 在最近一个月中,您每晚实际睡眠的时间为( )h(注意不等同于卧床时间,可以有小数)

5. 在最近一个月中,您是否因下列情况而影响睡眠,根据频次从中选择一项并打"√"

    a. 入睡困难(不能在 30min 内入睡)　0 分:无　1 分:不足 1 次/周　2 分:1～2 次/周　3 分:3 次或以上/周

    b. 夜间易醒或早醒　0 分:无　1 分:不足 1 次/周　2 分:1～2 次/周　3 分:3 次或以上/周

    c. 夜间去厕所　0 分:无　1 分:不足 1 次/周　2 分:1～2 次/周　3 分:3 次或以上/周

    d. 呼吸不畅　0 分:无　1 分:不足 1 次/周　2 分:1～2 次/周　3 分:3 次或以上/周

    e. 大声咳嗽或鼾声高　0 分:无　1 分:不足 1 次/周　2 分:1～2 次/周　3 分:3 次或以上/周

    f. 感觉冷　0 分:无　1 分:不足 1 次/周　2 分:1～2 次/周　3 分:3 次或以上/周

    g. 感觉热　0 分:无　1 分:不足 1 次/周　2 分:1～2 次/周　3 分:3 次或以上/周

    h. 做噩梦　0 分:无　1 分:不足 1 次/周　2 分:1～2 次/周　3 分:3 次或以上/周

    i. 疼痛不适　0 分:无　1 分:不足 1 次/周　2 分:1～2 次/周　3 分:3 次或以上/周

    j. 其他影响睡眠的事情()　0 分:无　1 分:不足 1 次/周　2 分:1～2 次/周　3 分:3 次或以上/周

6. 近 1 个月您的睡眠质量　　0分:很好　1分:较好　2分:较差　3分:很差

7. 近 1 个月您是否经常使用催眠药物才能入睡　0分:无　1分:不足 1 次/周　2分:1~2 次/周　3分:3 次或以上/周

8. 近 1 个月您是否经常感到困倦　0分:无　1分:不足 1 次/周　2分:1~2 次/周　3分:3 次或以上/周

9. 近 1 个月您是否经常感到做事精力不足　0分:无　1分:不足 1 次/周　2分:1~2 次/周　3分:3 次或以上/周

评分思维导图:

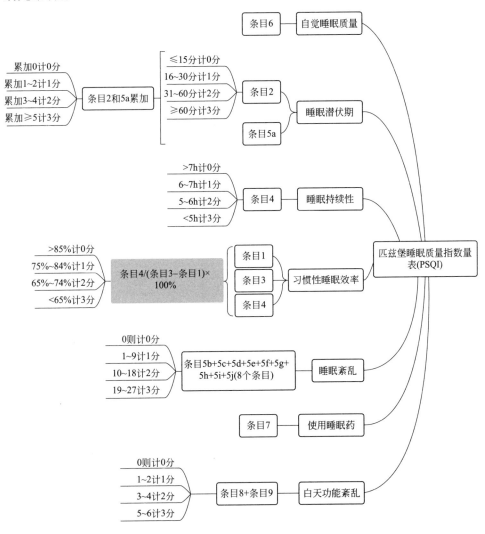

附表 10 · 西雅图心绞痛量表 90

过去四周内,由于胸痛、胸部紧缩感和心绞痛所致下列各项受限程度 得分＝(实际得分－该方面最低分)/(该方面最高分－该方面最低分)×100			得分/分
躯体活动 受限程度	1a 自行穿衣	1分:重度受限　　2分:中度受限 3分:轻度受限　　4分:稍受限 5分:不受限　　　6分:因其他原因受限	
	1b 室内散步	1分:重度受限　　2分:中度受限 3分:轻度受限　　4分:稍受限 5分:不受限　　　6分:因其他原因受限	
	1c 淋浴	1分:重度受限　　2分:中度受限 3分:轻度受限　　4分:稍受限 5分:不受限　　　6分:因其他原因受限	
	1d 爬小山或上楼梯	1分:重度受限　　2分:中度受限 3分:轻度受限　　4分:稍受限 5分:不受限　　　6分:因其他原因受限	
	1e 提起或移动重物	1分:重度受限　　2分:中度受限 3分:轻度受限　　4分:稍受限 5分:不受限　　　6分:因其他原因受限	
	1f 慢跑(1km)	1分:重度受限　　2分:中度受限 3分:轻度受限　　4分:稍受限 5分:不受限　　　6分:因其他原因受限	
	1g 户外活动或提携杂物	1分:重度受限　　2分:中度受限 3分:轻度受限　　4分:稍受限 5分:不受限　　　6分:因其他原因受限	
	1h 轻快行走一段路	1分:重度受限　　2分:中度受限 3分:轻度受限　　4分:稍受限 5分:不受限　　　6分:因其他原因受限	
	1i 剧烈运动(游泳、打球)	1分:重度受限　　2分:中度受限 3分:轻度受限　　4分:稍受限 5分:不受限　　　6分:因其他原因受限	
躯体活动 受限程度	2. 与四周前比较,作最大强度活动时,胸痛、胸部紧榨感和心绞痛发作情况	1分:明显增加　　2分:轻微增加 3分:相同　　　　4分:轻微减少 5分:明显减少	
心绞痛 受限程度	3. 过去四周内,胸痛、胸部紧榨感和心绞痛的平均发作次数	1分:≥4次/天　　2分:1～3次/天 3分:≥3次/周　　4分:1～2次/周 5分:<1次/周　　6分:无发作	
	4. 过去四周内,胸痛、胸部紧榨感和心绞痛服用硝基药物平均次数	1分:≥4次/天　　2分:1～3次/天 3分:≥3次/周　　4分:1～2次/周 5分:<1次/周　　6分:没使用	

续表

过去四周内,由于胸痛、胸部紧缩感和心绞痛所致下列各项受限程度 得分＝(实际得分－该方面最低分)/(该方面最高分－该方面最低分)×100			得分/分
治疗 满意程度	5. 因胸痛、胸部紧榨感和心绞痛遵守医嘱服药带来的烦恼	1分:严重　　2分:中度 3分:轻微　　4分:极少 5分:无　　　6分:医生未给药	
	6. 对治疗胸痛、胸部紧榨感和心绞痛的各种措施的满意程度	1分:不满意　　2分:大部分不满意 3分:部分满意　4分:大部分满意 5分:高度满意	
	7. 对医生胸痛、胸部紧榨感和心绞痛的解释满意程度	1分:不满意　　2分:大部分不满意 3分:部分满意　4分:大部分满意 5分:高度满意	
	8. 总的来说,对目前胸痛、胸部紧榨感和心绞痛的治疗满意程度	1分:不满意　　2分:大部分不满意 3分:部分满意　4分:大部分满意 5分:高度满意	
疾病 认知程度	9. 过去4周内,胸痛、胸部紧榨感和心绞痛的影响生活乐趣的程度	1分:不满意　　2分:大部分不满意 3分:部分满意　4分:大部分满意 5分:高度满意	
	10. 在您的未来生活中如果还有胸痛、胸部紧榨感和心绞痛,你会感觉怎样	1分:不满意　　2分:大部分不满意 3分:部分满意　4分:大部分满意 5分:高度满意	
	11. 对心脏病发作和突然死亡的担心程度	1分:一直担心　2分:经常担心 3分:有时担心　4分:很少担心 5分:绝不担心	

附表 11 · 患者健康问卷 9 项（PHQ-9） 评估表

填表说明: 过去的两周内,是否有以下情况以及影响的程度如何?(用√表示你的回答)

总分: 0~4分正常;5~7分抑郁倾向;8~14分轻度抑郁;15~21分中度抑郁;22~27分重度抑郁。

症状出现频率	从没有	有几天	一半天数以上	几乎每天
1. 对事情没有兴趣	0分	1分	2分	3分
2. 感到情绪低下、抑郁、没有希望	0分	1分	2分	3分
3. 无法入睡或睡眠时间过长	0分	1分	2分	3分
4. 感到疲倦或没有精力	0分	1分	2分	3分
5. 没有胃口或狂吃	0分	1分	2分	3分
6. 感到对自己内疚或感到自己是失败者或造成家人不成功	0分	1分	2分	3分
7. 做事时无法精力集中,如读报或看电视	0分	1分	2分	3分
8. 走动或说话相当慢或超出寻常的兴奋和走动	0分	1分	2分	3分
9. 想到最好死了算了或自我伤害	0分	1分	2分	3分

附表 12 · 广泛性焦虑 7 项评估表（GAD-7）

填表说明：过去的两周内，是否有以下情况以及影响的程度如何？（用√表示你的回答）

总分：0～4 分正常；5～6 分焦虑倾向；7～10 分轻度焦虑；11～17 分中度焦虑；18～21 分重度焦虑。

症状出现频率	从没有	有几天	一半天数以上	几乎每天
1. 感到不安、担心、烦躁或者易怒	0 分	1 分	2 分	3 分
2. 不能停止或无法控制担心	0 分	1 分	2 分	3 分
3. 对各种各样的事情担忧过多	0 分	1 分	2 分	3 分
4. 很紧张，无法放松	0 分	1 分	2 分	3 分
5. 非常焦躁，以至无法静坐	0 分	1 分	2 分	3 分
6. 变得很易怒或躁动	0 分	1 分	2 分	3 分
7. 担忧会有不祥的事情发生	0 分	1 分	2 分	3 分

参考文献

[1] 《中国心血管健康与疾病报告 2020》编写组.《中国心血管健康与疾病报告 2020》要点解读 [J]. 中国心血管杂志, 2021, 26 (03): 209-218.

[2] 王辰, 肖丹, 池慧.《中国吸烟危害健康报告 2020》概要 [J]. 中国循环杂志, 2021, 36 (10): 937-952.

[3] 吴超群, 李希, 路甲鹏, 等. 中国居民心血管疾病危险因素分布报告 [J]. 中国循环杂志, 2021, 36 (01): 4-13.

[4] 中国心血管健康与疾病报告编写组. 中国心血管健康与疾病报告 2020 概要 [J]. 中国循环杂志, 2021, 36 (06): 521-545.

[5] 中国心血管病风险评估和管理指南编写联合委员会. 中国心血管病风险评估和管理指南 [J]. 中国循环杂志, 2019, 34 (01): 4-28.

[6] 胡大一, 韩雅玲, 宁光, 等. 中国心血管病一级预防指南 [J]. 中华心血管病杂志, 2020, 48 (12): 1000-1038.

[7] 杨珍珍, 彭瑜, 张钲. 营养状态评估与心血管疾病关系的研究进展 [J]. 心血管康复医学杂志, 2018, 27 (05): 599-602.

[8] 中国康复学会心血管病专业委员会, 中国老年学会心脑血管病专业委员会. 在心血管科就诊患者的心理处方中国专家共识 [J]. 中华心血管病杂志, 2014, 42 (01): 6-13.

[9] Lloyd-Jones D M, Hong Y, Labarthe D, et al. Defining and setting national goals for cardiovascular health promotion and disease reduction: the American Heart Association's strategic Impact Goal through 2020 and beyond [J]. Circulation, 2010, 121 (4): 586-613.

[10] 中华预防医学会, 中华预防医学会心脏病预防与控制专业委员会, 中华医学会糖尿病学分会, 等. 中国健康生活方式预防心血管代谢疾病指南 [J]. 中华预防医学杂志, 2020, 54 (03): 256-277.

[11] 岳丽青, 李幸, 刘鹏, 等. 多参数监护仪临床警报管理实践指南（2020 版）[J]. 中国护理管理, 2021, 21 (05): 758-765.

[12] 周红. 阿托品试验的临床探析 [J]. 首都医药, 2012, 19 (12): 16-17.

[13] 尹建红, 张绍果. 原发性醛固酮增多症患者卧立位试验预防跌倒的护理安全管理 [J]. 护理研究, 2013, 27 (36): 4161-4162.

[14] 汪晶彩, 王志谦, 惠学志, 等. 原发性醛固酮增多症最新进展 [J]. 世界最新医学信息文摘, 2018, 18 (16): 63-67.

[15] 中国高血压联盟委员会. 2020 中国动态血压监测指南 [J]. 中国循环杂志, 2021, 36 (04): 313-328.

[16] 薄椿茂. 右心声学造影及经食管超声心动图在卵圆孔未闭中的临床应用价值 [D]. 山西医科大学, 2021.

[17] 李燕, 莫伟, 葛静萍. 抗凝剂皮下注射护理规范专家共识 [J]. 介入放射学杂志, 2019, 28 (08): 709-716.

[18] 周诗, 韩辉武, 唐雪婷, 等. 开展品管圈活动降低低分子肝素钙腹壁皮下出血的效果研究 [J]. 护理学杂志, 2015, 30 (13): 55-58.

[19] 陈灏珠. 实用心脏病学 [M]. 5 版. 上海: 上海科学技术出版社, 2016.

[20] 葛均波, 马爱群, 王建安. 心血管系统与疾病 [M]. 2 版. 北京: 人民卫生出版社, 2021.

[21] 刘绍辉, 张学军. 实用专科护士丛书·心血管内科分册 [M]. 长沙: 湖南科学技术出版社, 2004.

[22] 何国平, 王红红. 实用护理学 [M]. 2 版. 北京: 人民卫生出版社, 2018.

[23] 周茂金, 苏美英, 张卫东. 心血管药物分册 [M]. 北京: 中国医药科技出版社, 2013.

[24] 黄霞, 魏丽丽, 冷敏. 心血管内科专科护士手册 [M]. 北京: 科学出版社, 2018.

[25] 丁淑贞, 姜秋红. 心血管内科临床护理 [M]. 北京: 中国协和医科大学出版社, 2016.

[26] 李树仁, 党懿, 荀丽颖. 心内科急危重症 [M]. 北京: 军事医学科学出版社, 2011.

[27] 伊东春树. 程姝娟, 张兰, 译. 心脏康复口袋指南 [M]. 北京: 科学技术文献出版社, 2018.

[28] 王春英. ICU 护理查房 [M]. 杭州: 浙江大学出版社, 2017.

[29] 邹荣华. 以问题为导向的三级护理查房对提高护理质量及患者满意度的效果分析 [J]. 内科, 2018, 13 (03): 436-438.

[30] 吕巧萍, 贾勤, 洪凌, 等. 学生主导的多学科联合教学查房的临床实践 [J]. 护理与康复, 2019, 18 (08): 81-83.

[31] 陈萍云, 陈丽芳, 李海艳, 等. 基于护理缺失的查房模式在 ICU 的应用研究 [J]. 护理学报, 2020, 27 (02): 30-32.

[32] 蓝婉婕, 黄娟娟, 韩苗, 等. 标准化个案护理查房在老年髋关节骨折患者护理中的应用 [J]. 护理实践与研究, 2018, 15 (07): 76-78.

[33] 马又嘉, 袁顺琼, 李霞, 等. 日常评价性查房在本科实习护生中的临床应用 [J]. 重庆医学, 2019, 48 (11): 1959-1961.

[34] 郑绪梅, 王琳. 查房模式改革对科室个案护理查房质量及护士工作能力的效果评价 [J]. 实用临床护理学电子杂志, 2019, 4 (27): 148-151.

[35] 潘玉珍. 我国护理查房的研究现状及存在的问题 [J]. 护理管理杂志, 2011, 11 (9): 641-642.

[36] 王海霞, 等. 儿科全院疑难病例护理讨论方法探讨 [J]. 吉林医学, 2011, 32 (14): 2888-2889.

[37] 丁志兰, 张丽芬. 疑难护理病例讨论在先天性心脏病患儿护理中的应用及效果观察 [J] 中国药物与临床, 2021, 21 (13): 2395-2396.

[38] 杨益, 张秀华. 临床护理病例讨论内涵质量的重视与实践 [J]. 新疆医科大学学报, 2008 (7): 902-903.

[39] 周玉虹, 屈波, 丁玲. 疑难护理病例讨论的组织管理与实践 [J]. 中华现代护理杂志, 2014, 20 (12): 1438-1440.

[40] 卢彩霞, 叶志霞. 全院性危重疑难病例护理讨论在专科护士业务培训中的作用 [J]. 护士进修杂志, 2008, 23 (21): 1949-1950.

[41] 《中国高血压防治指南》修订委员会. 中国高血压防治指南 2018 年修订版 [J]. 中国心血管杂志, 2019, 24 (1): 24-56.

[42] 国家卫生健康委员会疾病预防控制局, 中华心血管病杂志编辑委员会, 国家心血管病中心, 等. 中国高血压健康管理规范 (2019) [J]. 中华心血管病杂志, 2020, 48 (1): 10-46.

[43] 姚俊英, 李刚. 2020 年美国基层高血压诊断和管理指南简介 [J]. 中华高血压杂志, 2021, 29 (12): 1176-1180.

[44] 中华医学会, 中华医学会杂志社, 中华医学会全科医学分会, 等. 稳定性冠心病基层诊疗指南 (2020 年) [J]. 中华全科医师杂志, 2021, 20 (3): 265-273.

[45] 《中成药治疗优势病种临床应用指南》标准化项目组. 中成药治疗冠心病临床应用指南 (2020 年) [J]. 中西医结合心脑血管病杂志, 2021, 19 (9): 1409-1435.

[46] 中华医学会老年医学分会, 心血管疾病学组, 《老年慢性心力衰竭诊治中国专家共识》编写组. 老年人慢性心力衰竭诊治中国专家共识 (2021). 中华老年医学杂志, 2021, 40 (5): 550-561.

[47] 中国康复医学会心血管病预防与康复专业委员会. 慢性心力衰竭心脏康复中国专家共识 [J]. 中华内科杂志, 2020, 59 (12): 942-952.

[48] 纪宇佳, 石晨燕. 心力衰竭治疗进展及护理的研究现况 [J]. 心电图杂志 (电子版), 2020, 9 (01): 256-257.

[49] 中华医学会心血管病学分会, 中华心血管病杂志编辑委员会. 冠心病合并心房颤动患者抗栓管理中国专家共识 [J]. 中华心血管病杂志, 2020, 48 (07): 552-564.

[50] 中华医学会心电生理和起搏分会, 中国医师协会心律学专业委员会. 2020 室性心律失常专家共识

（2016 共识升级版）［J］. 中华心脏起搏与心电生理杂志，2020，34（3）：188-258.

［51］ The American College of Cardiology/American Heart Association Task Force on Clinical Practice Guide-lines. 2018 AHA/ACC Guideline for the Management of Adults With Congenital Heart Disease. ［J］. Circulation，2019：e698-e800.

［52］ 国家卫生健康委员会国家结构性心脏病介入质量控制中心，国家心血管病中心结构性心脏病介入质量控制中心，中华医学会心血管病学分会先心病经皮介入治疗指南工作组，等. 常见先天性心脏病经皮介入治疗指南（2021 版）［J］. 中华医学杂志，2021，101（38）：3054-3076.

［53］ 中国医疗保健国际交流促进会精准心血管病分会，心肌病抗凝治疗中国专家共识专家组，宋雷，等. 心肌病抗凝治疗中国专家共识［J］. 中国循环杂志，2021，36（12）：1148-1157.

［54］ 赵雪梅，张宇辉，张健，等. 2020 美国心脏协会（AHA）/美国心脏病学会（ACC）肥厚型心肌病诊疗指南解读［J］. 中华心力衰竭和心肌病杂志，2020，4（4）：272-274.

［55］ 王骏. 2015 欧洲心脏病学会心包疾病诊断和治疗指南解读［J］. 世界临床药物，2016，37（5）：293-299.

［56］ 卢彦娜，田天，唐群中，等. 缩窄性心包炎诊治现状及进展［J］. 中华老年多器官疾病杂志，2019，18（7）：557-560.

［57］ 中华医学会心血管病学分会大血管学组，中华心血管病杂志编辑委员会. 急性主动脉夹层合并冠心病的诊断与治疗策略中国专家共识［J］. 中华心血管病杂志，2021，49（11）：1074-1080.

［58］ 中国医师协会心血管外科分会大血管外科专业委员会. 主动脉夹层诊断与治疗规范中国专家共识［J］. 中华胸心血管外科杂志，2017，33（11）：641-654.

［59］ 王斌，杨杰，王焱.《2020 ACC/AHA 心脏瓣膜病管理指南》解读［J］. 华西医学，2021，36（9）：1184-1190.

［60］ 张倩，王墨扬，吴永健. 2021 ESC/EACTS 心脏瓣膜病管理指南解读［J］. 中华心血管病杂志，2021，49（12）：1256-1260.

［61］ 中华医学会心血管病学分会，中华心血管病杂志编辑委员. 成人感染性心内膜炎预防、诊断和治疗专家共识［J］. 中华心血管病杂志，2014，42（10）：806-816.

［62］ 陈禹志. 感染性心内膜炎——2016 年 AATS 专家共识与 2015 年 ESC 指南对比阅读［J］. 吉林医学，2018，39（7）：1353-1356.

［63］ 刘若一，王瑞婷，徐立，等. 心脏神经症的诊疗要点［J］. 中国临床医生杂志，2021，49（10）：1144-1146.

［64］ 中国医师协会精神科医学分会综合医院工作委员会，"医学难以解释的症状"临床实践中国专家共识组. "医学难以解释的症状"临床实践中国专家共识［J］. 中华内科杂志，2017，56（2）：150-156.

［65］ 中国医师协会风湿免疫科医师分会风湿病相关肺血管/间质病学组，国家风湿病数据中心，国家皮肤与免疫疾病临床医学研究中心. 2020 中国结缔组织病相关肺动脉高压诊治专家共识［J］. 中华内科杂志，2021，60（5）：406-420.

［66］ 姜礼杰，梁伟涛，岳洪华，等. 欧洲呼吸病学会"慢性血栓栓塞性肺动脉高压专家共识"解读［J］. 中华结核和呼吸杂志，2021，44（11）：1021-1024.

［67］ 中华医学会呼吸病学分会肺栓塞与肺血管病学组，中国医师协会呼吸医师分会肺栓塞与肺血管病工作委员会，全国肺栓塞与肺血管病防治协作组，等. 中国肺动脉高压诊断与治疗指南（2021 版）［J］. 中华医学杂志，2021，101（1）：11-51.

［68］ 中国医师协会心血管内科分会先心病工作委员会. 常见先天性心脏病介入治疗中国专家共识三、动脉导管未闭的介入治疗［J］. 介入放射学杂志，2011，20（3）：172-176.

［69］ 孙丽杰，李静. 经导管封堵卵圆孔未闭预防卒中复发的研究进展［J］. 中国心血管杂志，2021，26（4）：394-398.

［70］ 张玉顺，蒋世良，朱鲜阳. 卵圆孔未闭相关卒中预防中国专家指南［J］. 心脏杂志，2021，33（1）：1-10.

[71] 夏炜聪，朱政斌，丁风华，等. 国产经皮左心室隔离装置治疗心肌梗死后充血性心力衰竭 1 例 [J]. 介入放射学杂志，2017，26（11）：1019-1021.

[72] 朱天宇，朱政斌，丁风华，等. 国产左心室隔离装置治疗左心室壁瘤动物实验研究 [J]. 介入放射学杂志，2016，25（09）：803-809.

[73] 杨跃进，胡奉环，宋雷. 左心衰竭介入治疗的热点——经导管心室隔离成形术 [J]. 中国循环杂志，2015，30（06）：513-515.

[74] 张阳，张庆勇，陈侃，等. 血管迷走性晕厥患者常规电生理检查及左心房高频刺激对比研究 [J]. 临床心血管病杂志，2020，36（01）：70-72.

[75] 张波，桂莉. 急危重症护理学 [M]. 4 版. 北京：人民卫生出版社，2017.

[76] 孙玉梅，张立立. 健康评估 [M]. 4 版. 北京：人民卫生出版社，2017.

[77] Grouzi E. Update on argatroban for the prophylaxis and treatment of heparin-induced thrombocytopenia type Ⅱ [J]. Journal of Blood Medicine，2014，13（5）：131-141.

[78] 刘莹，王玲，曹荣，等. 肝素诱导的血小板减少伴血栓形成综合征患者的护理体会 [J]. 沈阳部队医药，2012，25（3）：231-232.

[79] 张峥，毛燕君，胡亚琴，等. 经导管主动脉瓣膜置换术的介入护理配合 [J]. 护士进修杂志，2012，27（15）：1433-1435.

[80] 邓娟丽. 1 例经导管主动脉瓣膜置换术联合胸主动脉腔内修复术后并发症观察及护理 [J]. 护理学报，2019，26（18）：61-62.

[81] 靳辞辞，陈海莲. 超高龄患者行经导管主动脉瓣膜植入术的围手术期护理 [J]. 护理与康复，2020，19（01）：32-34.

[82] 刘会，吴强，谭洪文，等. 弹簧圈栓塞冠状动脉间隔支治疗梗阻性肥厚型心肌病的疗效观察 [J]. 中华心血管病杂志，2017，45（12）：1044-1048.

[83] 华伟，楚建民，唐闽，等. 在心内三维超声指导下经皮心内膜室间隔射频消融术治疗梗阻性肥厚型心肌病 [J]. 中国循环杂志，2020，35（07）：634-637.

[84] 贾玉和，华伟，姚焰，等. 经皮心内膜肥厚室间隔射频消融术的临床应用现状与展望 [J]. 中国心血管病研究，2021，19（04）：381-384.

[85] 毛越，杨丹燕，冯佳，等. 1 例超声引导下经皮心肌内室间隔射频消融术患者的护理 [J]. 中华护理杂志，2021，56（04）：589-593.

[86] 韩辉武，唐韬，赖娟，等. 图式康复操对永久起搏器植入术后患者康复的效果评价 [J]. 中国现代医学杂志，2014，24（04）：55-58.

[87] 李为民，李悦，等. 心脏介入治疗并发症防治 [M]. 北京：北京大学医学出版社，2011.

[88] 侯桂华，霍勇. 心血管介入治疗护理实用技术 [M]. 2 版. 北京：北京大学医学出版社，2017.